どんなに硬い体も柔らかくなる！

名医が教える すごいストレッチ

北里大学大学院医療系研究科
整形外科学／スポーツ医学
教授
高平 尚伸

痛み こわばり
こり 可動域制限
すべて解決

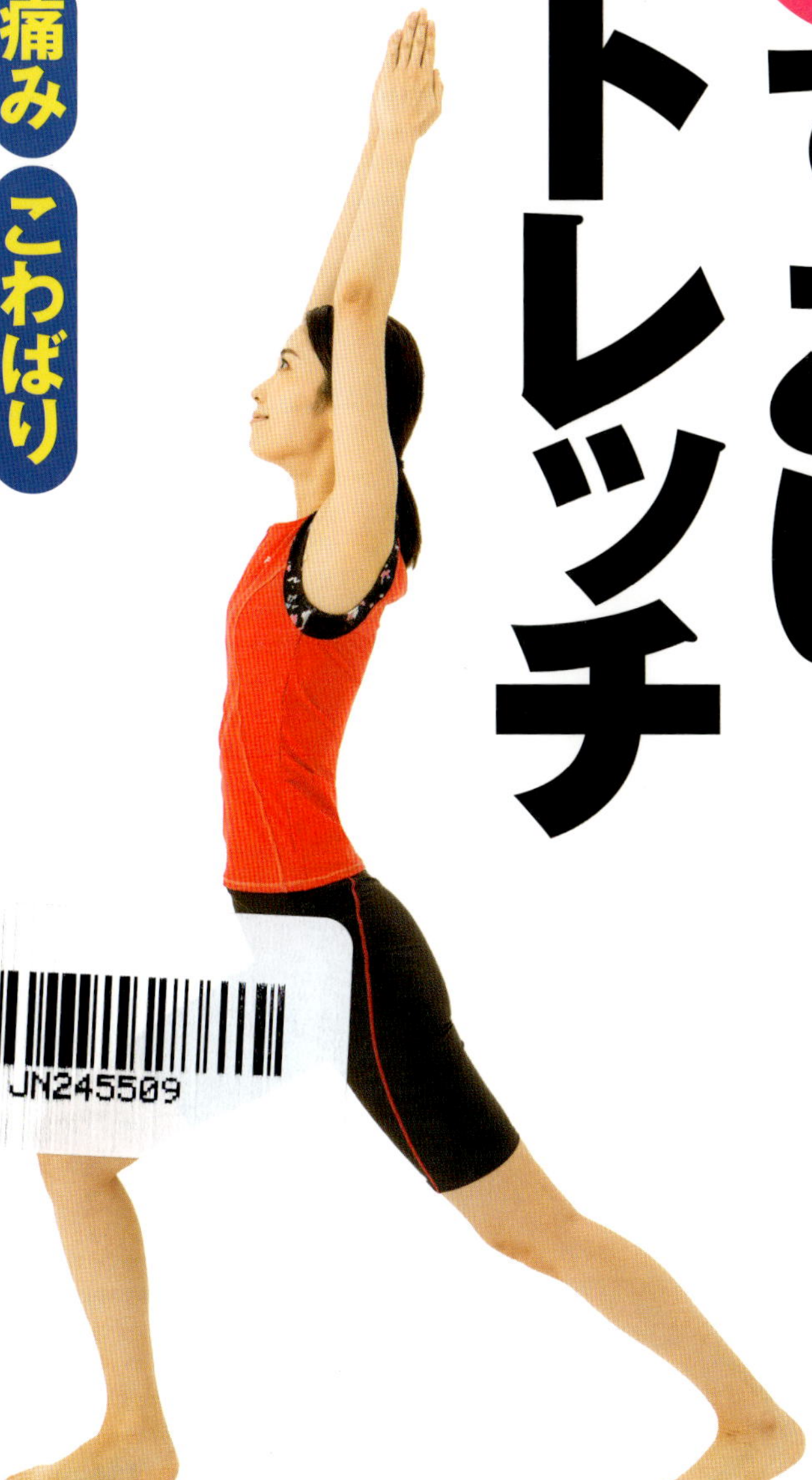

文響社

はじめに

私の専門は変形性股《こ》関節症の治療ですが、ひと昔前、私のところに股関節の痛みを訴える患者さんがひっきりなしに訪れたことがありました。くわしく話を聞いてみると、当時、はやっていた１８０度開脚にあこがれて、無理に開脚をしようとして股関節を傷めたという人ばかりでした。

私たちの体の関節には、傷害なく動かせる限界（可動域）があります。可動域には個人差があり、訓練によって広げることもできますが、急に広げようとすれば関節を傷めてしまいます。股関節の左右の可動域は90度ですから、その倍の１８０度というのがいかに危険な領域であるかがわかるでしょう。生まれつき関節が柔らかい人や幼少期から特別な訓練をしている人でなければ、ケガや故障を招くだけです。

とはいえ、狭くなった関節の可動域をストレッチで広げるのは、健康にとってとてもいいことです。大事なのは、決して無理をしないことです。例えば開脚なら「今の限界＋５度」「＋10度」と小さな目標を立てて、毎日ストレッチすることです。ほんのちょっと可動域が広がるだけでも、体は驚くほど軽くなり、痛みやこり、こわばりといった不調も改善します。

ストレッチというと、筋肉を１つずつ伸ばしていくものと思っているかもしれません。しかし、筋肉を覆う筋膜は全身にわたってつながっていて、そのどこか1ヵ所に不調が生じると、それにつながるほかの場所にも不調が連動して伝わります。この連動して伝わるラインを筋膜ライン（※）と呼んでいます。実は、この筋膜ラインを意識してストレッチを行うと、非常に効率よく全身の柔軟性を高めることができるのです。

本書では、筋膜ラインを意識したストレッチの中でも、より効率的なストレッチとして、たった2ポーズで全身の筋膜ラインを伸ばせる「全身連動ストレッチ」を紹介しています。そのほかにも、症状別のストレッチや、日常生活での不具合を解消するシチュエーション別のストレッチも取り上げました。体が硬くて不調に悩んでいるという人は、ぜひ試してみてください。もちろん、今は健康という人にも、病気や姿勢悪化の予防におすすめです。何より、ストレッチをするだけで全身の血流がよくなり、体も心も健康になって人生が充実します。毎日の習慣として、全身連動ストレッチを取り入れてみてください。

北里大学大学院医療系研究科整形外科学／スポーツ医学教授
北里大学医療衛生学部リハビリテーション学科教授
高平尚伸

※「ファシア」の代表的な組織が「筋膜」や「腱膜」ですが、
本書では「筋膜」や「腱膜」などをファシアの呼称で説明します。

目次

はじめに …… 2

第1章

「体が硬い」「腰痛や関節痛が治らない」「疲れやすい」など全身の不調の原因は体を覆う筋膜のつながり「筋膜ライン」の固縮が原因だった！ …… 9

- 体の柔軟性は健康のバロメーターで硬い人ほど動脈硬化や心臓病・脳卒中を招きやすく死亡リスクは約5倍 …… 10
- 「運動をしても体が柔軟にならない」「腰痛や関節痛になりやすい」人は筋肉を覆う筋膜（ファシア）が癒着している可能性大 …… 13
- 筋膜は体じゅうに張りめぐらされた網目状の結合組織＝ファシアの一種で、周囲の組織と癒着し固縮すると体の動きが硬くなる …… 16
- 筋膜は特定の筋膜どうしでつながり合ってネットワーク＝筋膜ラインを作り、力や情報を伝え合うことで効率よい動きを実現 …… 18
- 筋膜ラインは「フロント」「バック」「ラテラル」「スパイラル」「アーム」に大別でき、関節痛やこりなど体の不調にも影響 …… 19
  - 体の前面でつながるフロントライン …… 20
  - 体の背面でつながるバックライン …… 21
  - 体の側面でつながるラテラルライン …… 22
  - 体にらせん状に巻きつくスパイラルライン …… 23
  - 体幹の中心から指先につながるアームライン …… 24
- 体が硬い人は5つの筋膜ラインに合わせて筋膜をほぐす「全身連動ストレッチ」を行えば柔軟性が驚くほど回復 …… 25
- あなたの筋膜ラインがどれだけ硬く固縮しているかをチェックする「5大筋膜ライン別・柔軟性チェック」 …… 26

第2章 簡単かつ無理のない動きで関節が柔らかくなり体の痛みも改善！ 5つの筋膜ラインすべてを伸ばす「全身連動ストレッチ」……29

●伸ばしすぎなど無理なストレッチは危険！「180度開脚」にあこがれて無理な開脚を行い股関節を傷める人が急増……30

●「硬い関節は無理に伸ばさない」「呼吸を止めない」「反動をつけない」などケガをせず正しい効果を得るための「ストレッチ5原則」……32

●ストレッチは一部の筋肉を局部的に伸ばすよりも筋膜どうしのつながり＝筋膜ラインに合わせて行うと効果大……34

●全身の柔軟性を高めるには5つの筋膜ラインを伸ばすことが重要で「全身連動ストレッチ」なら全ラインを一挙に伸ばせる……35

●たった2ポーズで5つの筋膜ラインすべての固縮をゆるめ全身が柔軟になる全身連動ストレッチのやり方完全図解……36

全身連動ストレッチ① 壁押し3ライン伸ばし……38

全身連動ストレッチ② 全身ねじり伸ばし……40

◆全身ねじり伸ばしが難しい人のストレッチ

体幹ひねり（スパイラルライン・ストレッチ）……42

片手ワイパー（ラテラルライン・ストレッチ）……44

第3章 「腰痛・ひざ痛・股関節痛が改善」「ねこ背が解消」など「全身連動ストレッチ」実例集……45

ストレートネックによる首痛に悩んだが、自ら考案した「全身連動ストレッチ」と「首反らし」で治り激痛も消えた……46

症例報告① 全身連動ストレッチで股関節唇損傷による股関節痛が2ヵ月で消失し、歩幅が伸び130度まで開脚できた……48
症例報告② ねこ背で首や肩のこりに悩んだが、全身連動ストレッチで背すじをまっすぐ伸ばせるようになり、こりも改善……50
症例報告③④ 腕を上げられないほどの肩の痛みが全身連動ストレッチで改善し、5ヵ月で痛みなく自由自在に動かせた……51
症例報告⑤⑥ 全身連動ストレッチで姿勢がよくなって股関節の痛みも解消し、朝の速歩や趣味の社交ダンスを満喫……52

第4章
股関節痛・ひざ痛・こむら返りなど病気の症状別に効く！
「全身連動ストレッチ」の効果をさらに高める症状別・消痛ストレッチ一覧……53

●関節の可動域には個人差があり、ストレッチを行うさいは「現在の可動域」＋10度、＋20度という目標を立てるといい……54
●あなたの症状にどんなストレッチが効くかすぐわかる！ 症状別ストレッチ一覧……55

腰痛①（フロントラインを伸ばすストレッチ）
とんがり体操……56
おなか伸ばし……58
腸腰筋伸ばし……59

腰痛②（バックラインを伸ばすストレッチ）
だんご虫ストレッチ……60
壁押し背中伸ばし……62

ひざ痛
ひざ裏伸ばし……64
壁押し背中反らし……66

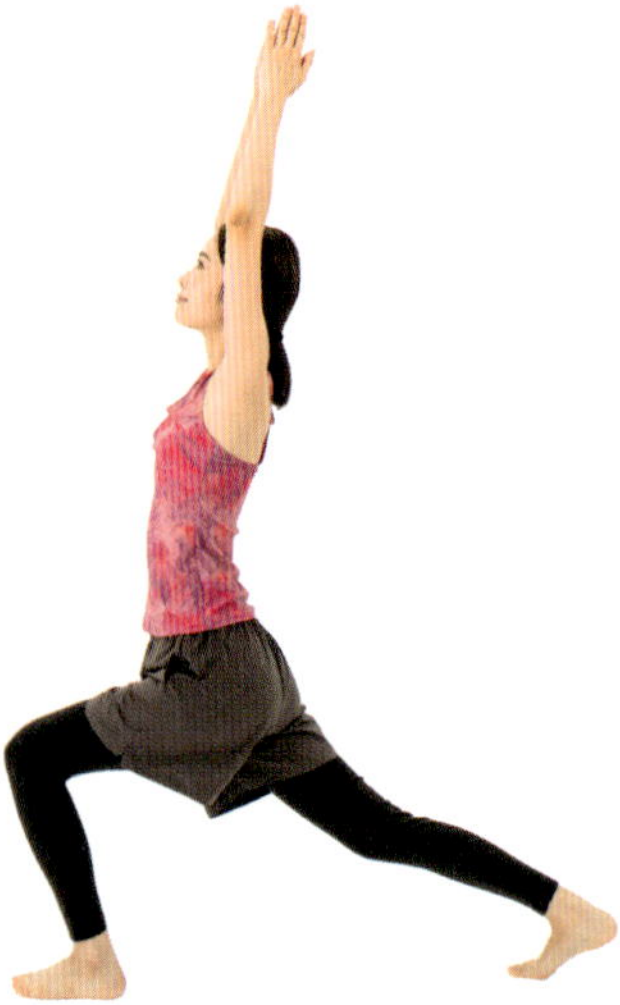

股関節痛

体側ストレッチ……68

3Dジグリング……70

パカパカ体操……72

首痛（ストレートネック）

首倒し（前屈）……73

首倒し（側屈）……74

首反らし……75

肩こり・肩の痛み（四十肩・五十肩・背部痛・巻き肩）

両手ねじり……76

タオル引き……78

四十肩ストレッチ

（肩の上げ下げ／腕ブラブラ／肩甲骨回し／腕支え上げ／段階的胸反らし）……80

足裏痛・こむら返り（足底筋膜炎）

足裏ボール……85

ふくらはぎ2段階伸ばし……86

足じゃんけん……87

O脚・X脚・外反母趾

すね伸ばし……88

開脚ひねり……89

ひざ立て上体ひねり……90

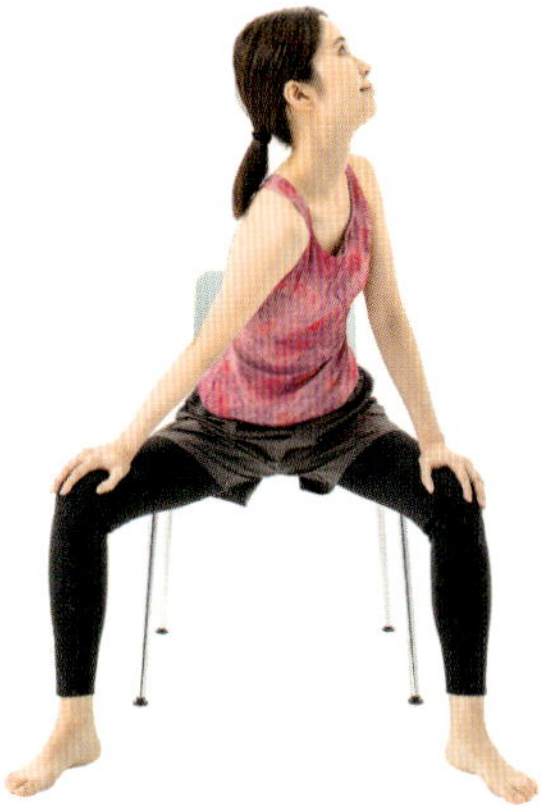

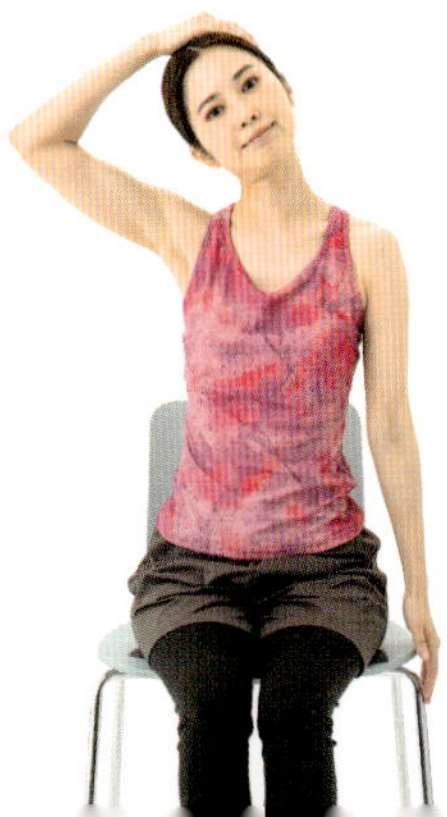

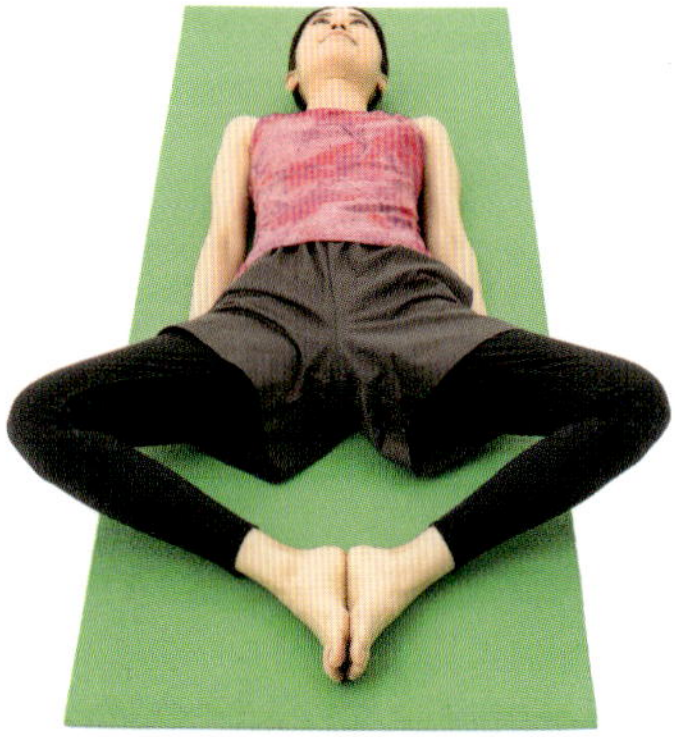

手指・ひじの痛み
胸反らし……91
小胸筋ストレッチ……92
手首曲げ……93
ヘバーデン・ストレッチ（指押し／全指ローリング／指輪っか）……94

第5章
靴が楽に履けた！高いところに手が届いた！日常生活での「つらい」「しんどい」「困った」が楽になる「シチュエーション別ストレッチ・ガイド」……97

●さまざまな生活動作に合わせて筋膜ラインを集中的にストレッチするシチュエーション別ストレッチ一覧……98
*立ち上がったり座ったりするのがしんどくなった人に効くストレッチ……100
*階段の上り下りがしんどくなった人に効くストレッチ……104
*歩くとふらつくようになった人に効くストレッチ……106
*動くとすぐに息切れがするようになった人に効くストレッチ……109
*背すじがピンと伸びなくなった人に効くストレッチ……111
*買い物やゴミ出しがしんどくなった人に効くストレッチ……114
*高いところの物が取りづらくなった人に効くストレッチ……117
*服を着るときにもたつくようになった人に効くストレッチ……120
*靴や靴下を履くときにしんどくなった人に効くストレッチ……124

著者紹介……128

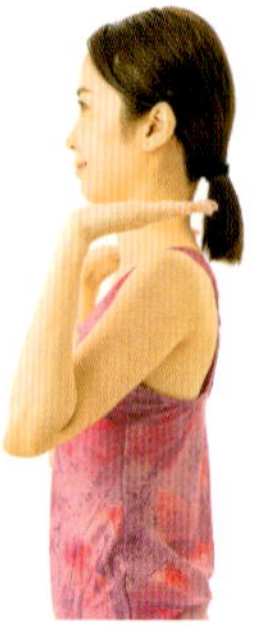

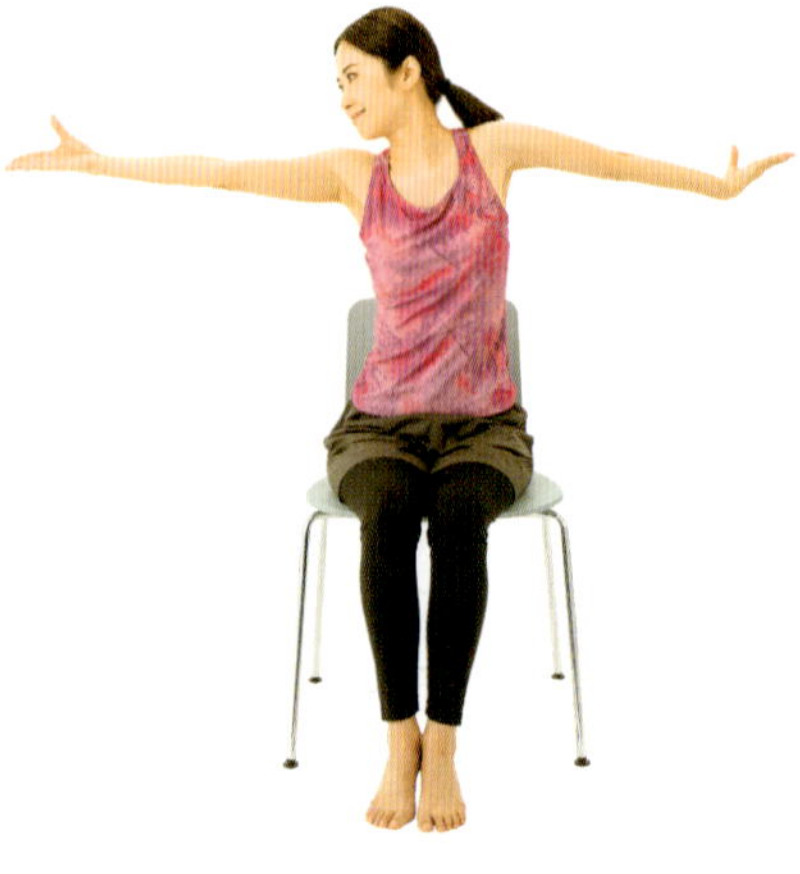

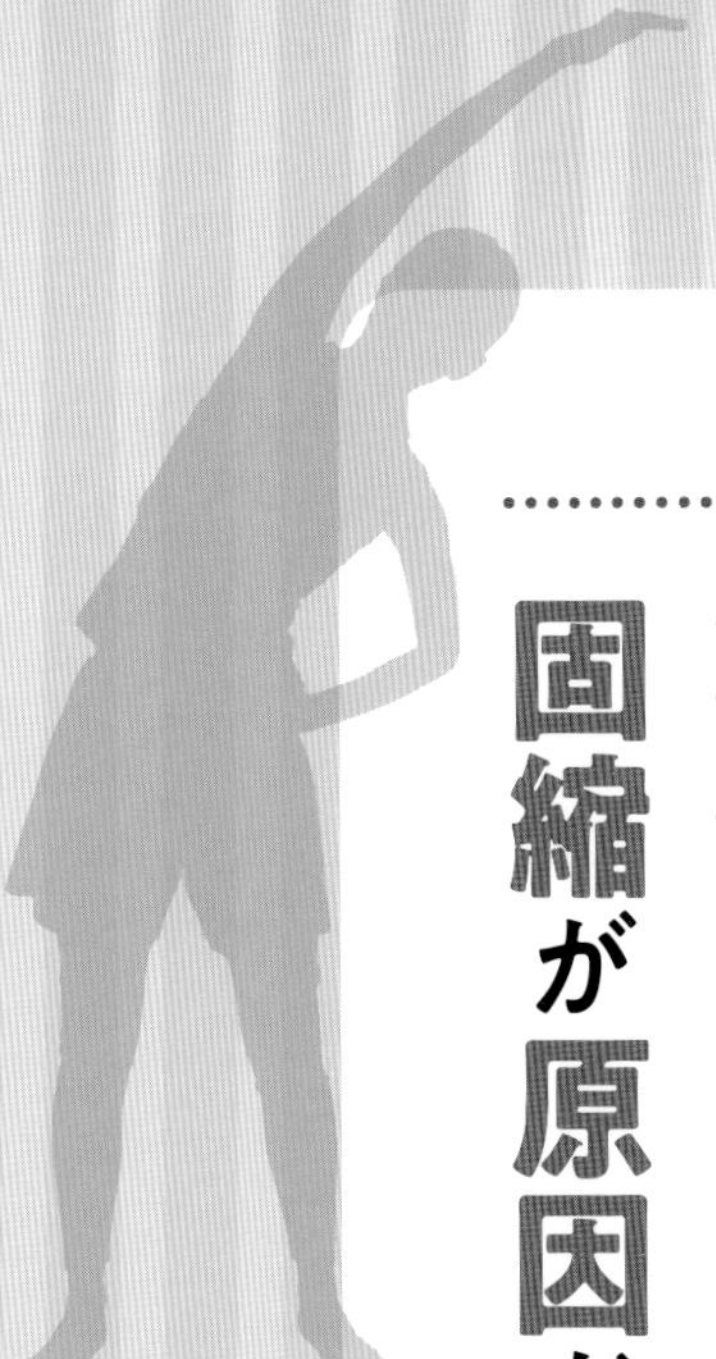

第1章

「体が硬い」「腰痛や関節痛が治らない」「疲れやすい」など全身の不調の原因は体を覆う筋膜のつながり「筋膜ライン」の固縮が原因だった！

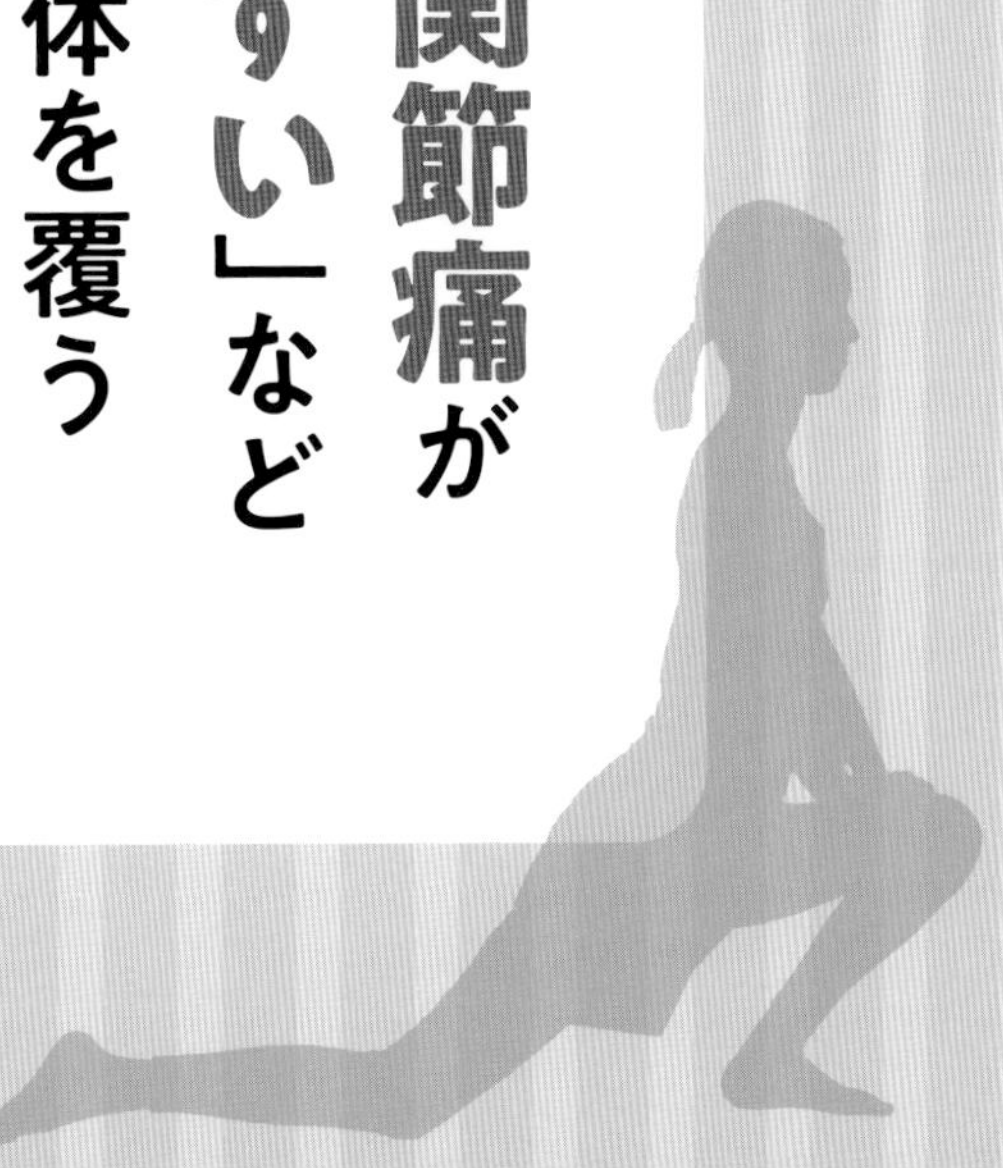

体の柔軟性は健康のバロメーターで硬い人ほど動脈硬化や心臓病・脳卒中を招きやすく死亡リスクは約5倍

これまで体の柔軟性の低下は、**「ＡＤＬ」（日常生活動作）**を衰えさせ、立ったり、歩いたりすることが困難になる**「ロコモティブシンドローム」（運動器症候群）**に深くかかわる要因と考えられてきました。そうした運動器の問題に加え、体の柔軟性は循環器の健康にも影響を与えることが近年の研究で判明しています。具体的には、**体の柔軟性が低下すると動脈硬化（血管の老化）が進行し、心臓病や脳卒中など致命的な病気が起こりやすくなる**と考えられるのです。

まず、体の柔軟性と動脈硬化の関連についての研究を紹介しましょう。

国立健康・栄養研究所や早稲田大学、さらに立命館大学などの研究グループは、５２６人の対象者を体の柔軟性が高い人、低い人に分けて、心臓の拍動が上腕から足首まで伝播《でんぱ》する速度である「ｂａＰＷＶ」（上腕足首脈波伝播速度）を調べました。ｂａＰＷＶが遅ければ全身の動脈が柔らかく、速ければ動脈硬化が進

体が硬い人ほど動脈硬化のリスクが高い

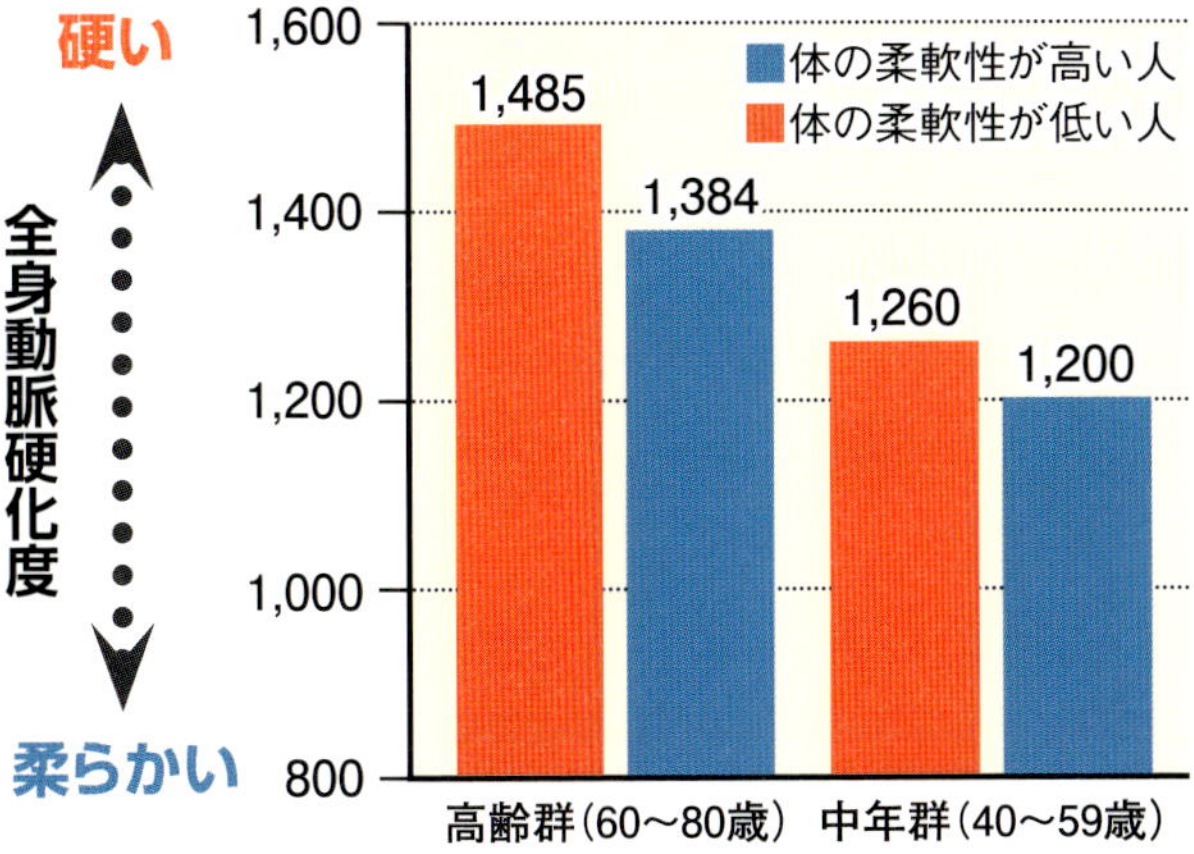

体の柔軟性が低い人は高い人に比べ、動脈硬化の進行度を示すbaPWV（上腕足首脈波伝播速度）の値が高い。

※数値はbaPWV(cm/s)。心臓の拍動が、上腕から足首に伝播する速度を示す。

行していることになります。試験の結果、中年群（40～59歳）、高齢群（60～80歳）ともに**体の柔軟性が低い人は高い人に比べてbaPWVが速く、動脈硬化が進んでいる**と判定されました（上のグラフ参照）。中年群の年齢以上の人は、体の柔軟性が血管の健康に大きく影響するようになると考えられます。

次に、体の柔軟性と死亡リスクの関連を調べたコホート研究（特定の集団を長期間観察して健康状態の変化や病気の発生を調べる疫学研究）を紹介しましょう。

ブラジルの研究グループ（Ｃｌｉｎｉｍｅｘ）は、約３１００人の中高年男女を対象に、体の柔軟性と死亡リスク（自然死および新型コロナ以外の病気による死亡）の関連を28年（平均追跡期間は12・9年）にわたって入手したデータから分析しました。この研究では、体の総合的な柔軟性を評価する「フレックスインデックス」という尺度を採用し、点数が高いほど体の

出典：Am J Physiol Heart Circ Physiol. 2009;297(4):H1314-8

体の軟らかい人と硬い人の生存率

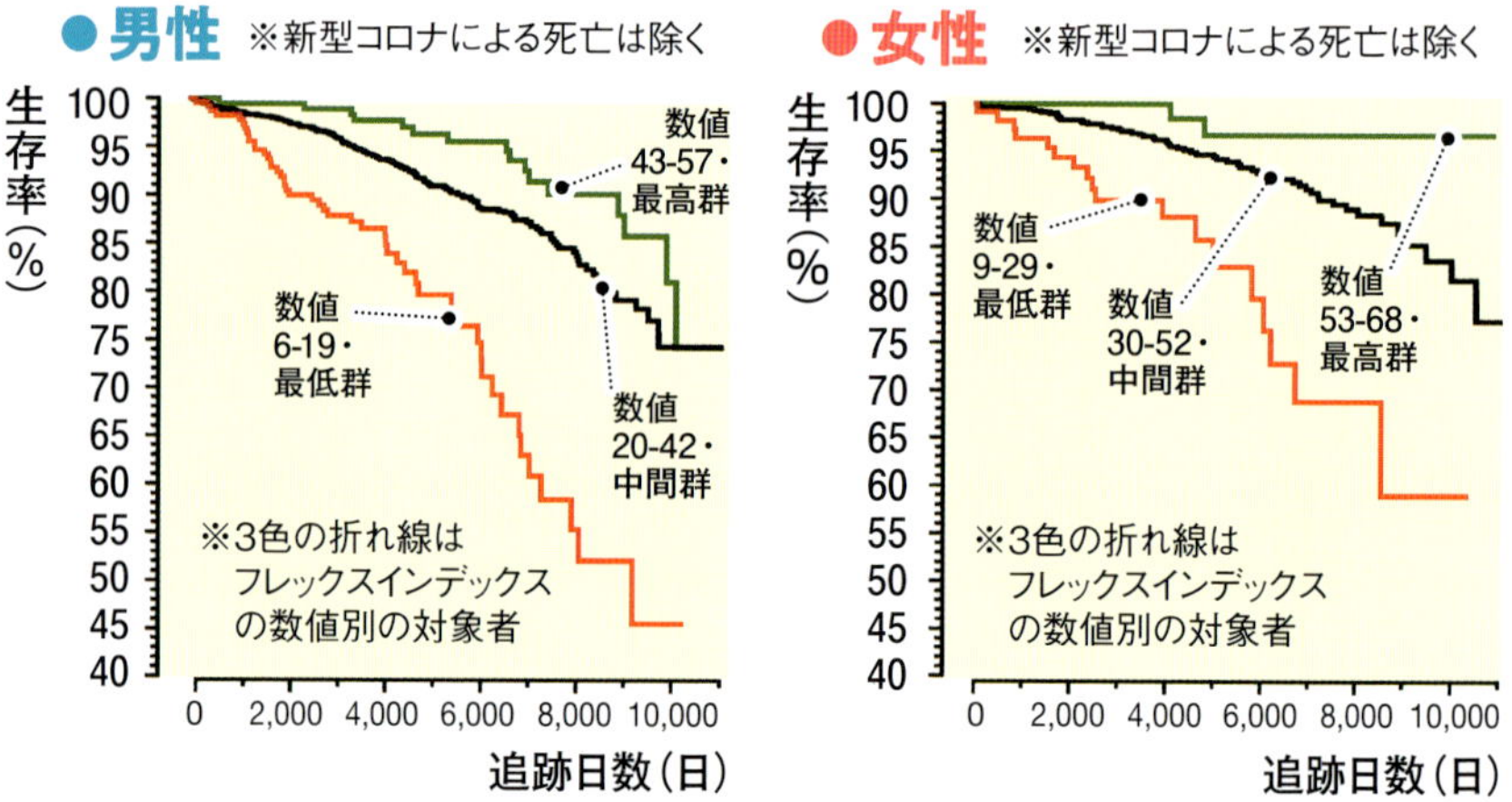

●男性 ※新型コロナによる死亡は除く
生存率（%）
100
95
90
85
80
75
70
65
60
55
50
45
40
0
2,000
4,000
6,000
8,000
10,000
追跡日数（日）
数値 43-57・最高群
数値 20-42・中間群
数値 6-19・最低群
※3色の折れ線はフレックスインデックスの数値別の対象者
●女性 ※新型コロナによる死亡は除く
生存率（%）
100
95
90
85
80
75
70
65
60
55
50
45
40
0
2,000
4,000
6,000
8,000
10,000
追跡日数（日）
数値 53-68・最高群
数値 30-52・中間群
数値 9-29・最低群
※3色の折れ線はフレックスインデックスの数値別の対象者

フレックスインデックス（体の柔軟性の尺度）を最高群（緑の線）、中間群（黒の線）、最低群（赤の線）に分けた生存率の比較。最低群の生存率は顕著に低い。

柔軟性が高いと判断します。試験の結果、男女ともに点数が高い群は生存率が高く、点数が低い群は生存率が低い傾向が見られました（上のグラフ参照）。特に、**女性は男性よりも体の柔軟性と死亡リスクの関連性が強く、フレックスインデックスの最高群と最低群の生存率の差（死亡ハザード比）は約４・８倍もあったのです**。

なお、このコホート研究で調査期間に死亡した対象者は３０２人で、自然死以外の死因で多かったのは心血管疾患《しっかん》（心筋梗塞《こうそく》など）とがんでした。この２つの病気のうち、体の柔軟性の低下と因果関係があるのは心血管疾患のほうと考えられます。恐らく体の柔軟性が低下して動脈硬化が進行し、心血管疾患が多発したのでしょう。

出典：Scand J Med Sports.2024 Aug;34(8):e14708

「運動をしても体が柔軟にならない」「腰痛や関節痛になりやすい」人は筋肉を覆う筋膜（ファシア）が癒着している可能性大

関節痛やこりなど整形外科領域の疾患《しっかん》は、原因が見つからないことが少なくありません。例えば、腰痛の85％が原因不明の非特異的腰痛であると診療ガイドラインで定義されています。そうした中、体の不調の重大原因として注目を集めているのが**「筋膜」（ファシアの一種）**です。食用肉の表面を覆っている薄い膜といえばわかりやすいでしょう（上の写真参照）。以下、本書では筋膜をファシアの呼称で説明していきます。

ファシアは、筋肉だけでなく内臓、骨、血管、神経などを包む薄い編み目状の結合組織です。さまざまな臓器のファシアが全身でつながっていると考えればいいでしょう（17ページの図参照）。

筋肉を覆うファシア

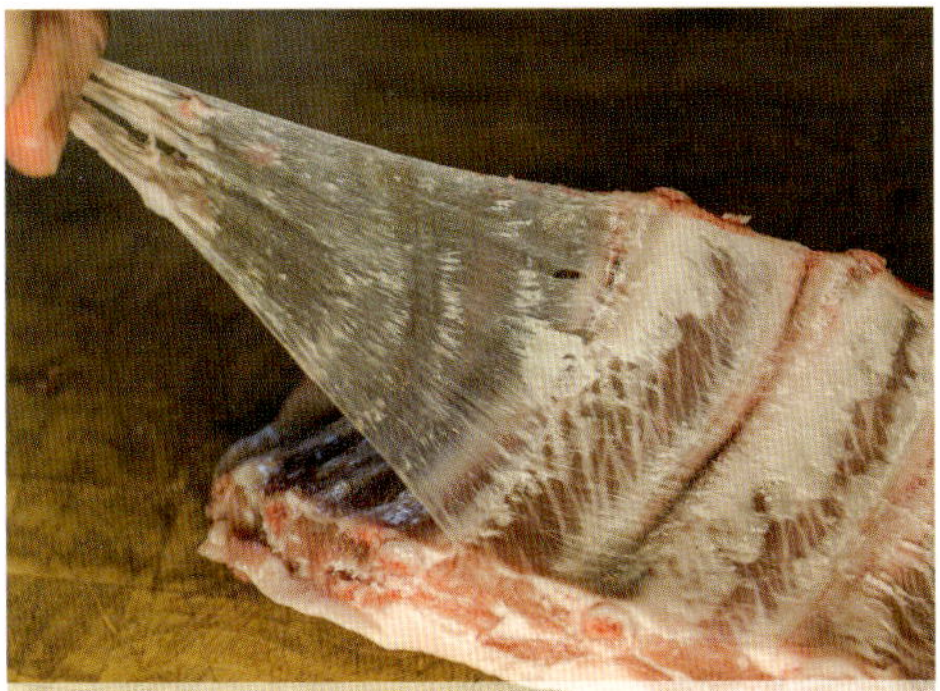

ファシアは筋肉や内臓を覆う伸縮性に富んだ薄い膜。食用肉の表面にもある。

ファシアの構造

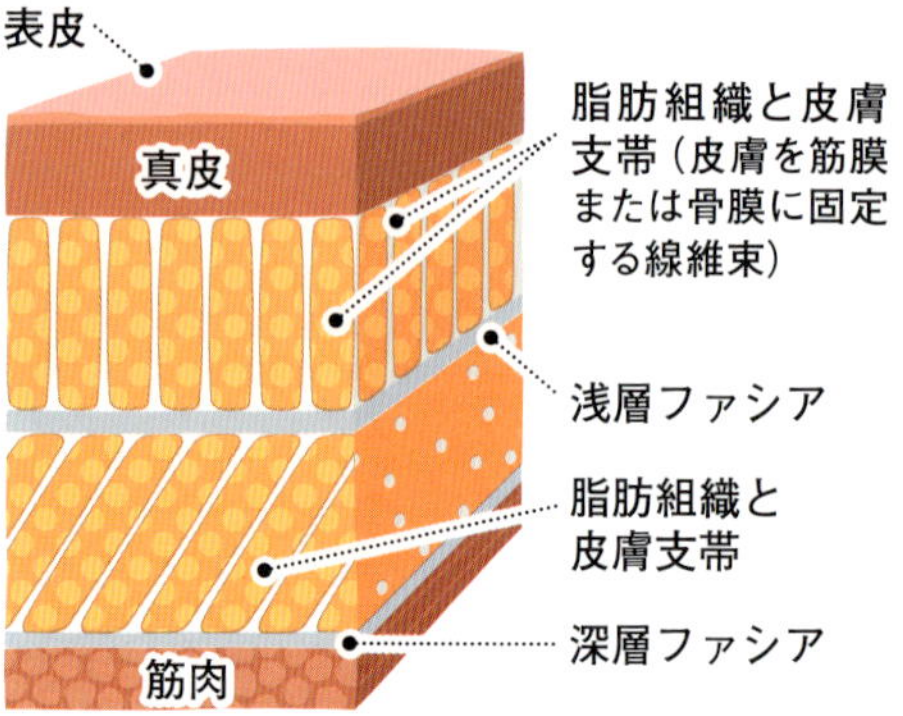

ファシアには浅いところで層を形成している浅層ファシアと、深いところで層を形成する深層ファシアがある。

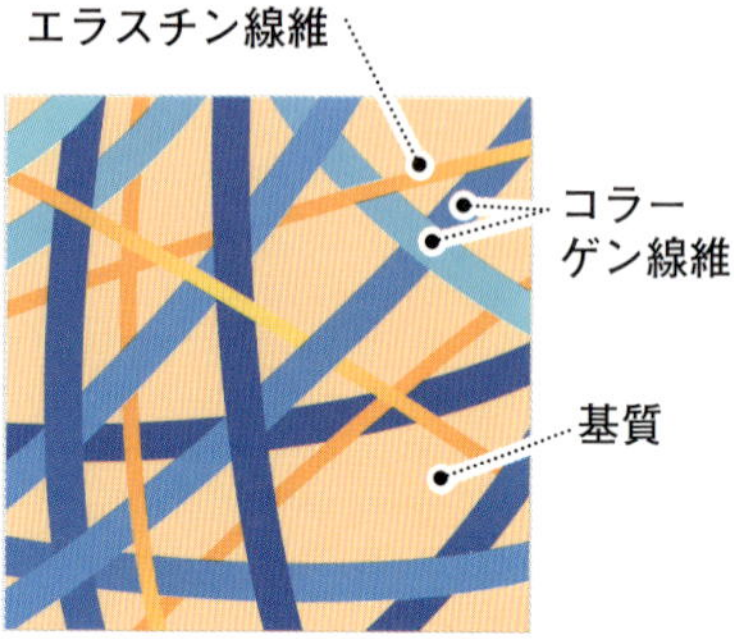

ファシアはエラスチン線維やコラーゲン線維と弾力のある基質から構成される。

ファシアは、コラーゲン線維やエラスチン線維などのたんぱく質と、基質と呼ばれる部分から構成されます。基質は適度の水分を含んだゼリー状の組織で、柔らかくて弾力性があり、すべりがいい滑走性も備えています。**筋肉が滑らかに動くのは、ファシアが備える滑走性のおかげです**。

食用肉の表面にあるファシアを剥《は》がしてみればわかりますが、伸縮性に富み、とても丈夫で多少力を入れても引きちぎることはできません。このファシアのおかげで、私たちは自由自在に体を動かすことができるのです。

全身でつながっているファシアの中でも、筋肉のファシアは体の柔軟性に深くかかわっています。体の中には、約４００個もの骨格筋（骨とつながって体を動かす筋肉）があり、筋肉の数だけファシアが存在します。しかも、筋肉の総量は体

ファシアの癒着で体が硬くなる

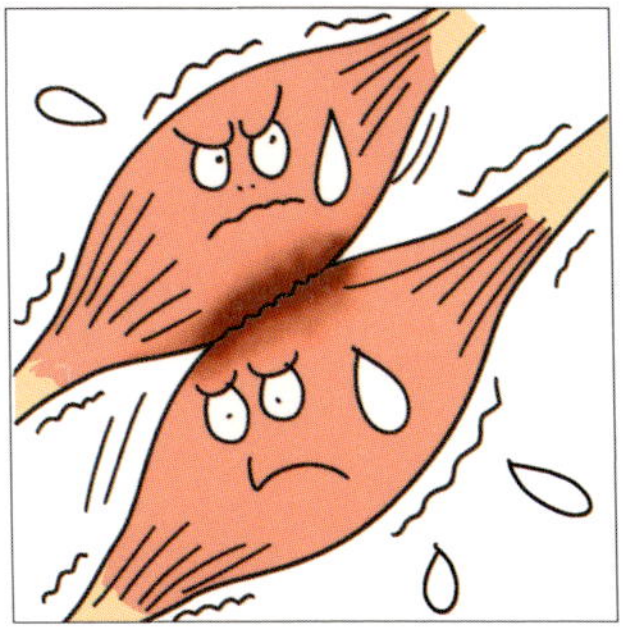

ファシアが癒着すると、筋肉の動きが妨げられる。

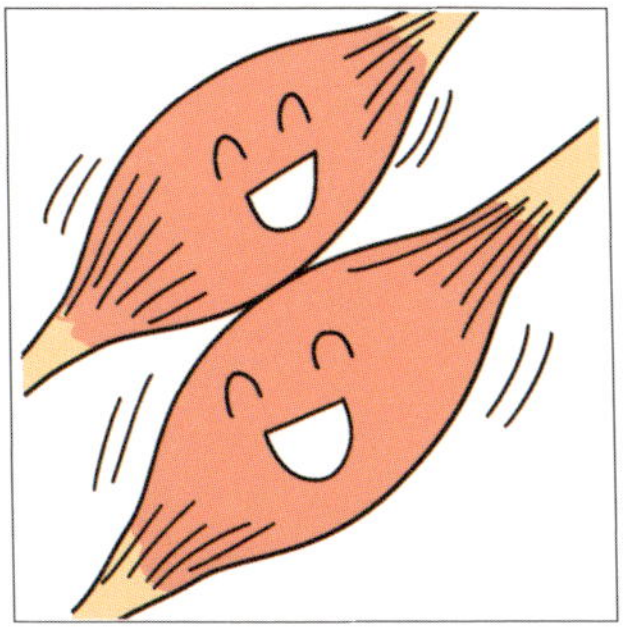

ファシアの癒着がなければ、筋肉は滑らかに動く。

重の約40%を占めており、人体最大の臓器と言っても過言ではありません。そのため、筋肉のファシアの状態は体の柔軟性に大きな影響を与えるのです。

具体的には、**筋肉のファシアが隣の筋肉のファシアに癒着《ゆちゃく》すると、筋肉の正常な動きが妨げられて体の柔軟性が低下します**（上の左図参照）。また、筋肉のファシアには、痛みやこりを感じる感覚受容器があり、癒着によって関節痛などの症状が現れやすくなります。

ですから、ファシアどうしの癒着を解消すれば筋肉が滑らかに動くようになり（上の右図参照）、関節痛やこりも回復するのです。

ところで、ファシアどうしの癒着は、やみくもにストレッチで体を伸ばしても解消しません。**筋肉を包むファシアはつながっており、その連結に合わせてストレッチをしなければ癒着した部分にうまくアプローチできないのです**。「運動をしても体が柔軟にならない」「腰痛や関節痛になりやすい」という人は、ファシアどうしが癒着している可能性が高いでしょう。

筋膜は体じゅうに張りめぐらされた網目状の結合組織＝ファシアの一種で、周囲の組織と癒着し固縮すると体の動きが硬くなる

すでに述べたように、筋肉を包む筋膜は薄い網目状の結合組織であるファシアの一種です。結合組織であるファシアは、それぞれが個別に存在するわけではありません。筋肉、内臓、骨、血管、神経などを包むファシアは、密接につながり連動しています。体じゅうに張りめぐらされたファシアは、例えていうなら何枚ものボディースーツを重ね着したようなものです（左㌻の図参照）。

従来、ファシアは臓器を包んで支えたり、保護したりする組織と考えられてきました。それが近年の研究によると、ファシアの働きが体を動かす機能面に深く関係していることがわかってきたのです。具体的には、ファシアが筋肉を包むことで、ほかの筋肉と分離しつつもファシアどうしではつながっており、体の動作が特定の筋肉のつながりの中で行われているのです。**このように筋肉の動きを伝えるファシアのネットワークを「筋膜ライン」といいます**。

ファシアは全身の結合組織

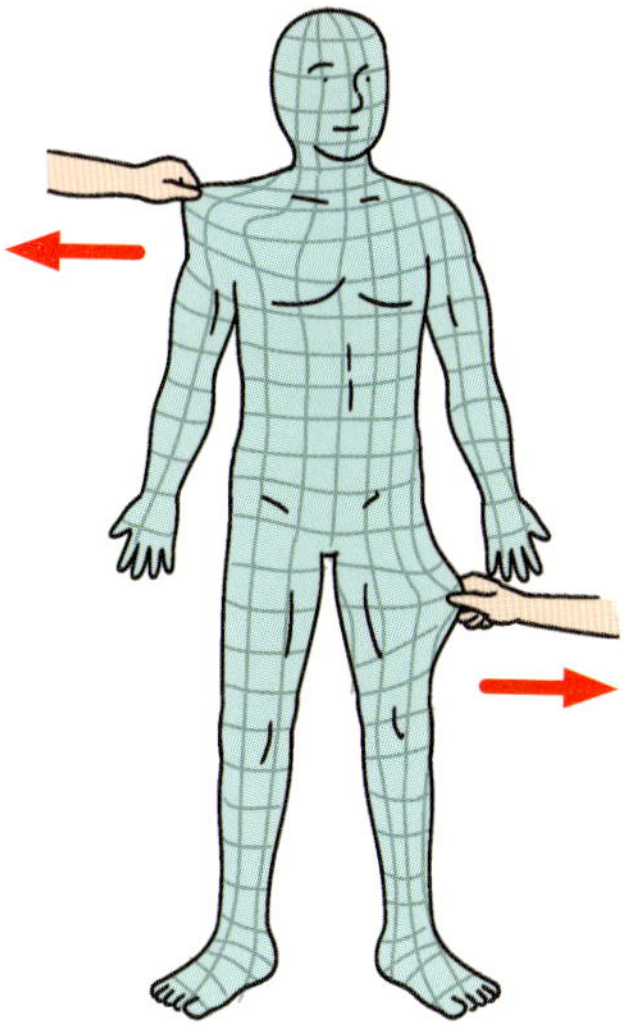

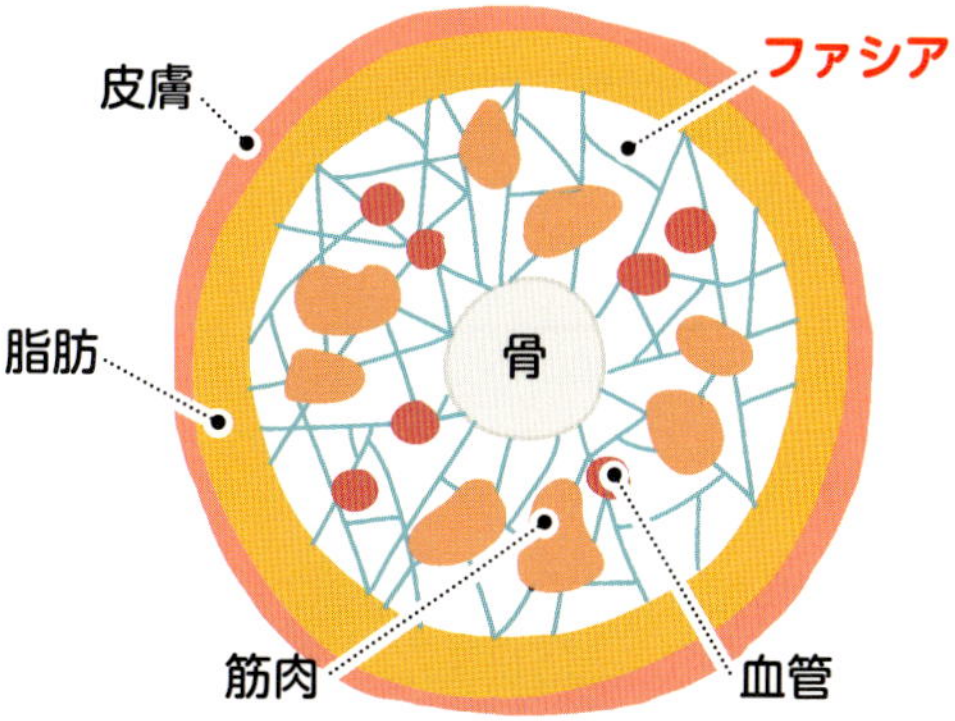

上はファシアの結合をイメージした体の断面図。ファシアの結合は左のボディースーツのように全身でつながっている。

しかし、筋肉を包むファシアがほかのファシアと癒着《ゆちゃく》すると、筋膜ラインが固縮（こわばって固くなること）し、全身の動きが悪くなったり、腰痛などの関節痛が起こったりします。

筋肉を包むファシアどうしが癒着する原因としては、**運動不足**や**加齢**、**姿勢不良**、**ストレス**などによって組織の水分が不足し、柔らかさ、弾力性、滑走性が低下することが挙げられます。筋肉のファシアが1つでも変性して癒着すると、そのファシアが属している筋膜ライン全体に影響が及ぶことになります。

ファシアどうしの癒着を解消するためには、本書で紹介する**「全身連動ストレッチ」**などのセルフケアを行って筋膜ラインをほぐし、本来の体の柔らかさ、弾力性、滑走性を回復することが大切です。

筋膜は**特定の筋膜どうし**でつながり合って**ネットワーク＝筋膜ライン**を作り、力や情報を伝え合うことで**効率よい動き**を実現

特定の筋肉どうしでファシアがつながっている**筋膜ライン**は、**力や情報を伝え合い、筋肉の効率的な動きを生み出すネットワーク**です。

ポイントは、筋膜ラインが体の中に何種類もあること。いくつかの筋膜ラインが、お互いに力や情報を伝え合いながら連鎖的に機能することで、さまざまな動作が可能になります。

16ページではファシアのつながりをボディスーツを重ね着しているようなものと説明しましたが、厳密には**いくつもの筋膜ラインが連係している**と表現したほうが適切かもしれません。

筋膜ラインが連係

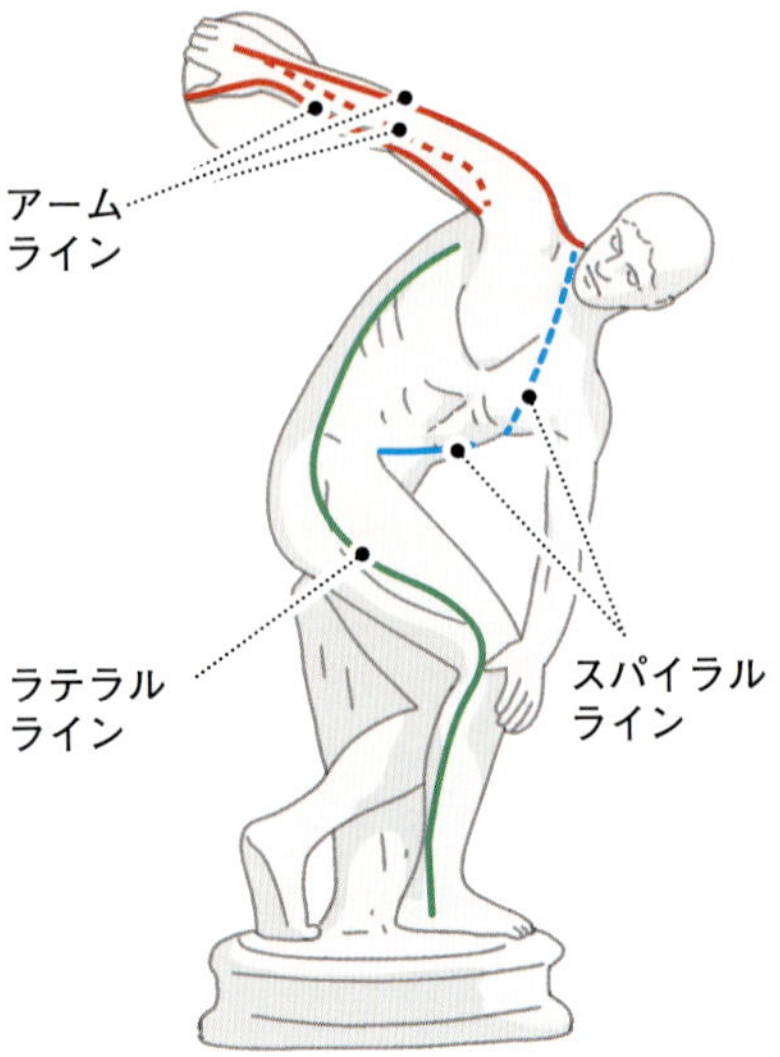

有名な円盤投げ像の人物は、複数の筋膜ラインを巧みに使っている。

筋膜ラインは「フロント」「バック」「ラテラル」「スパイラル」「アーム」に大別でき、関節痛やこりなど体の不調にも影響

ファシアのつながりである筋膜ラインの理論は、米国のボディワークの専門家であるトーマス・マイヤースによって提唱されました。彼の理論によると、筋膜ラインの種類は細かく分かれます。

本書では理解しやすいように、筋膜ラインの種類を5つに大別しました。それは、**❶体の前面でつながる「フロントライン」**（20ページの図参照）、**❷体の背面でつながる「バックライン」**（21ページの図参照）、**❸体の側面でつながる「ラテラルライン」**（22ページの図参照）、**❹体にらせん状に巻きつく「スパイラルライン」**（23ページの図参照）、**❺体幹の中心から指先につながる「アームライン」**（24ページの図参照）です。

それぞれの筋膜ラインには、姿勢の維持や体の回旋《かいせん》にかかわるなど特定の役割があり、いずれかの筋膜ラインに固縮が起こると体の不調を招くことがあります。次のページから、それぞれの筋膜ラインの特徴を見ていきましょう。

筋膜ライン 1

体の前面でつながる
フロントライン

※イラストの青い部分、赤い線は筋膜ラインを表す。

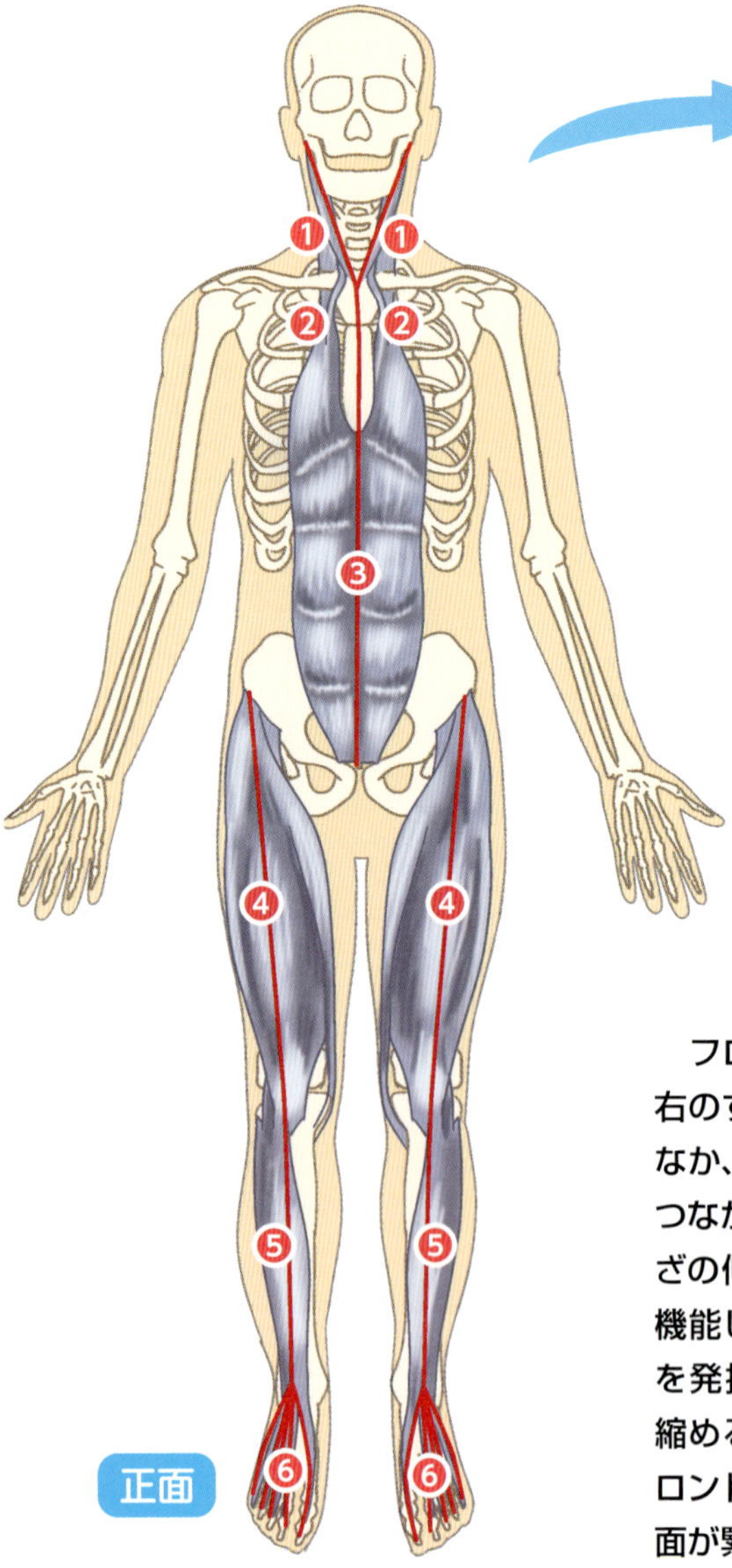

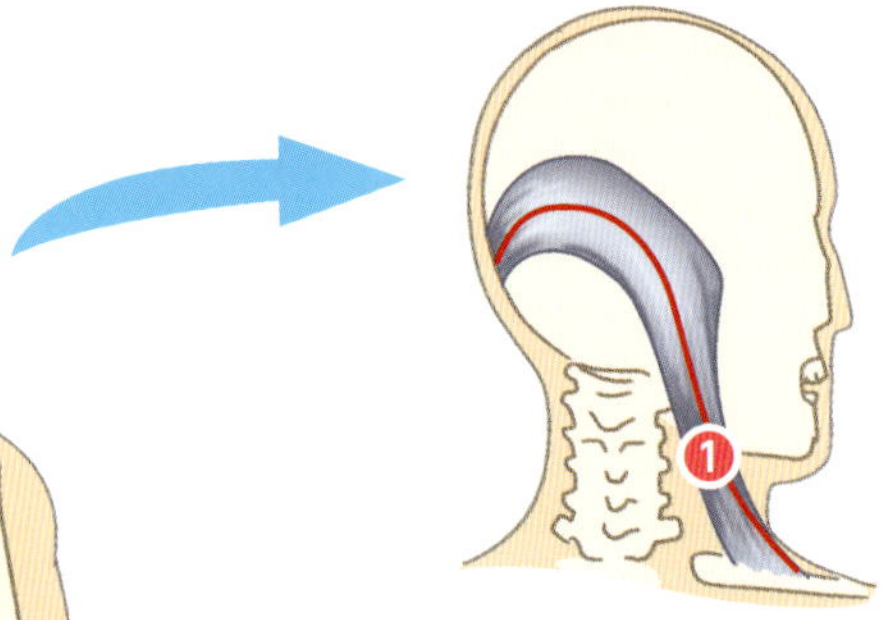

斜め後ろ／後頭部、頸部

フロントラインの筋肉

1. 胸鎖乳突筋
2. 胸骨筋
3. 腹直筋
4. 大腿直筋、大腿四頭筋
5. 前脛骨筋、長趾伸筋
6. 短趾伸筋

　フロントラインは、つま先から左右のすね、ひざ、太ももを通り、おなか、胸、うなじを通って後頭部につながる。体幹と股関節の屈曲、ひざの伸展、足の背屈といった動きで機能し、速筋の働きによって瞬発力を発揮する。また、ハッとして身を縮めるときの反応にもかかわる。フロントラインに障害が起こると、背面が緊張して痛みが起こりやすい。

筋膜ライン 2 体の背面でつながる バックライン

※イラストの青い部分、赤い線は筋膜ラインを表す。

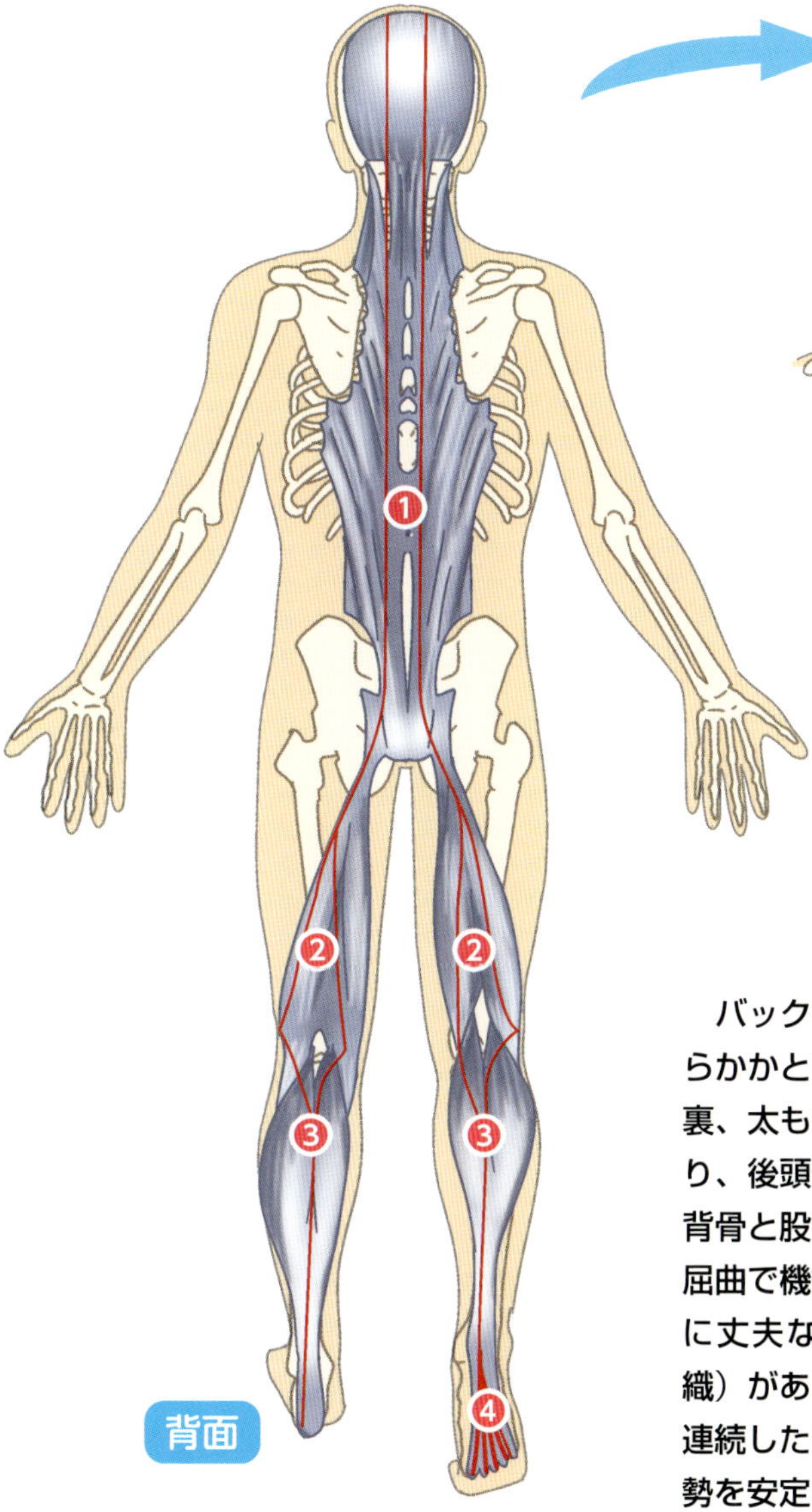

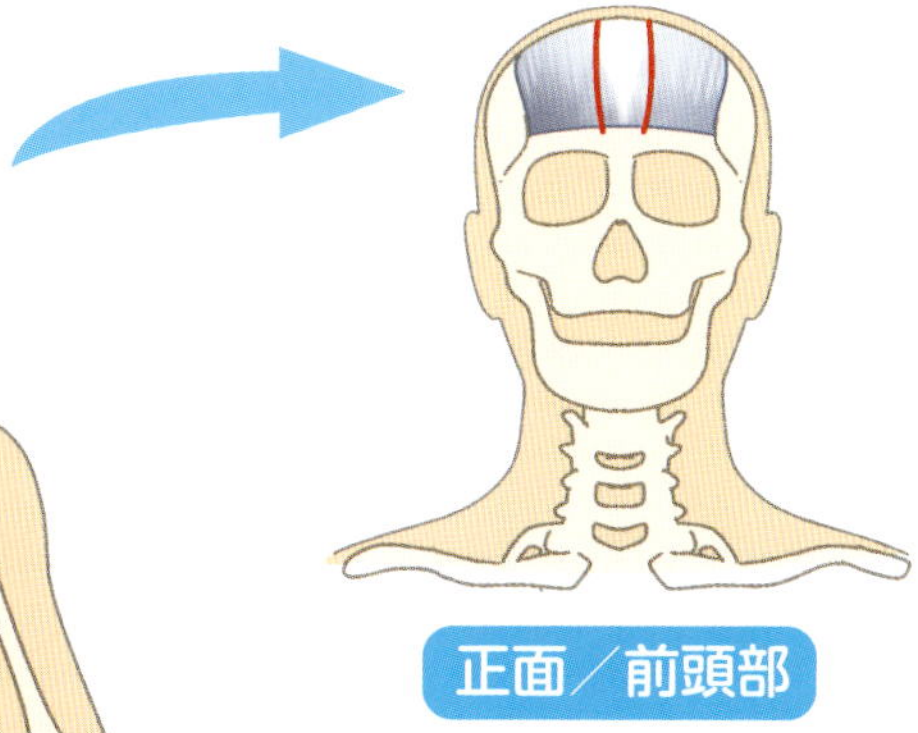

バックラインの筋肉

1. 脊柱起立筋
2. ハムストリングス
3. 腓腹筋
4. 短趾屈筋

バックラインは、つま先の底部からかかとを回り、ふくらはぎ、ひざ裏、太ももの裏側、骨盤、背中を通り、後頭部につながる。動作面では背骨と股関節の伸展、ひざと足首の屈曲で機能する。足と背中（脊柱）に丈夫な靱帯（骨と骨をつなぐ組織）があり、直立したときに1本の連続したラインが形成され、立ち姿勢を安定させる役割もある。

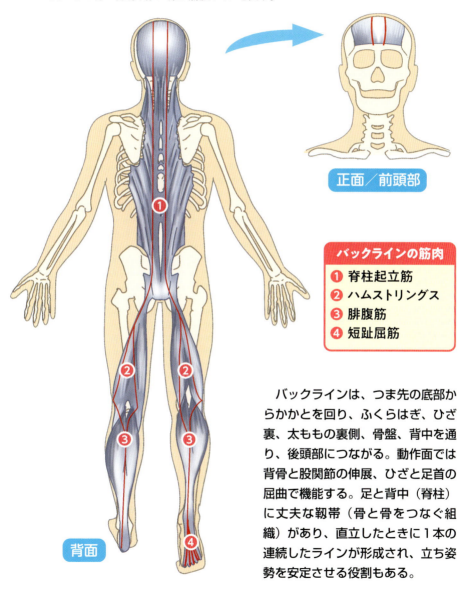

筋膜ライン 3

体の側面でつながる

ラテラルライン

※イラストの青い部分は筋膜ラインを表す。

ラテラルラインの筋肉

1. 胸鎖乳突筋
2. 頭板状筋
3. 内肋間筋、外肋間筋
4. 内腹斜筋、外腹斜筋

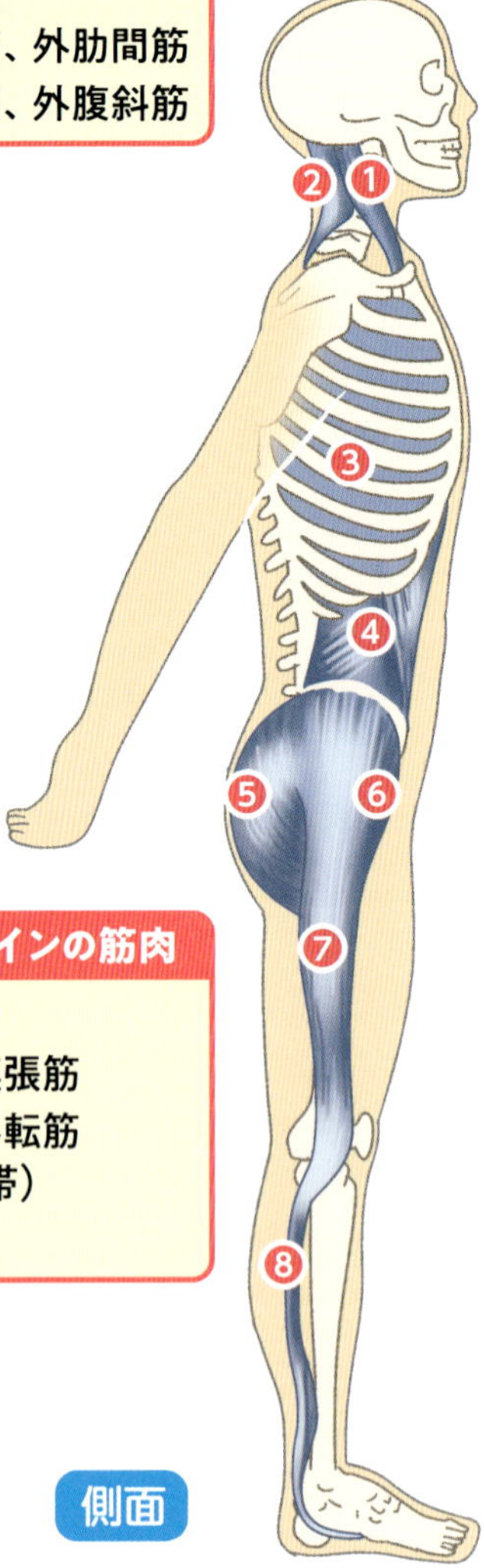

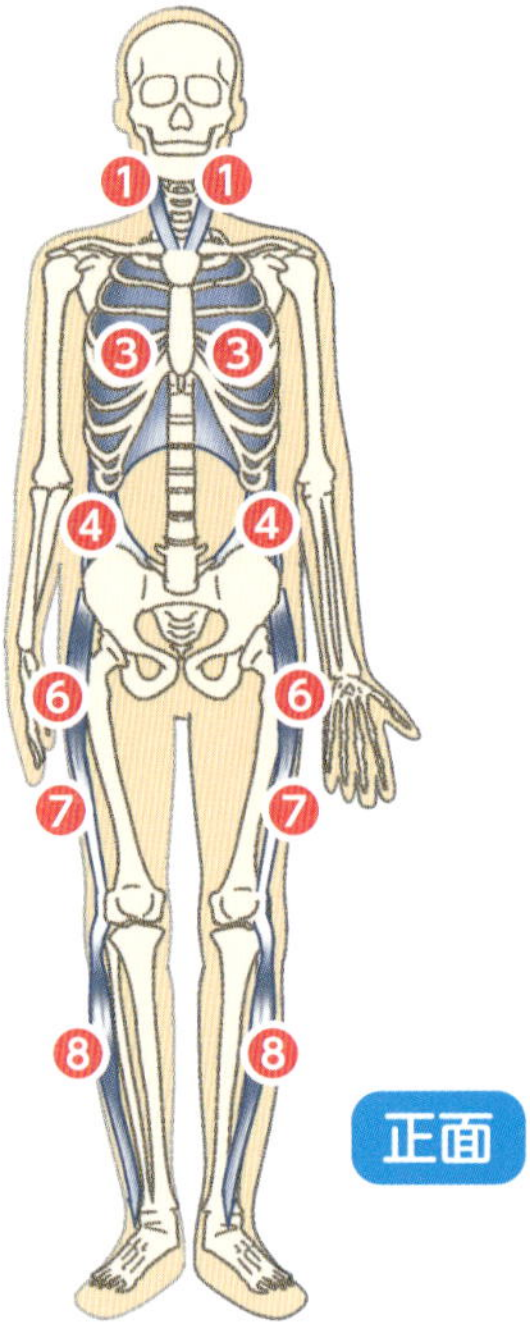

ラテラルラインの筋肉

5. 大殿筋
6. 大腿筋膜張筋
7. 股関節外転筋（腸脛靱帯）
8. 腓骨筋

ラテラルラインは、体の両側にある筋膜のつながり（ラテラルは外側の意味）。足の内側から外くるぶしを回り、ふくらはぎ、太もも、体幹を通り頭蓋骨につながる。動きの面では背骨（脊柱）の側屈、股関節の外転、足の挙上（位置を上げること）、体幹の運動のブレーキとして機能する。姿勢の面では、テントのワイヤーのように左右のバランスを取る役割を担う。

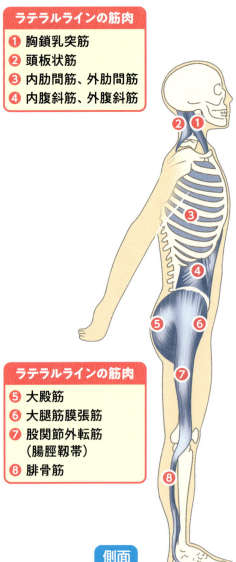

筋膜ライン4 体にらせん状に巻きつく スパイラルライン

※イラストの青い部分、赤い線は筋膜ラインを表す。

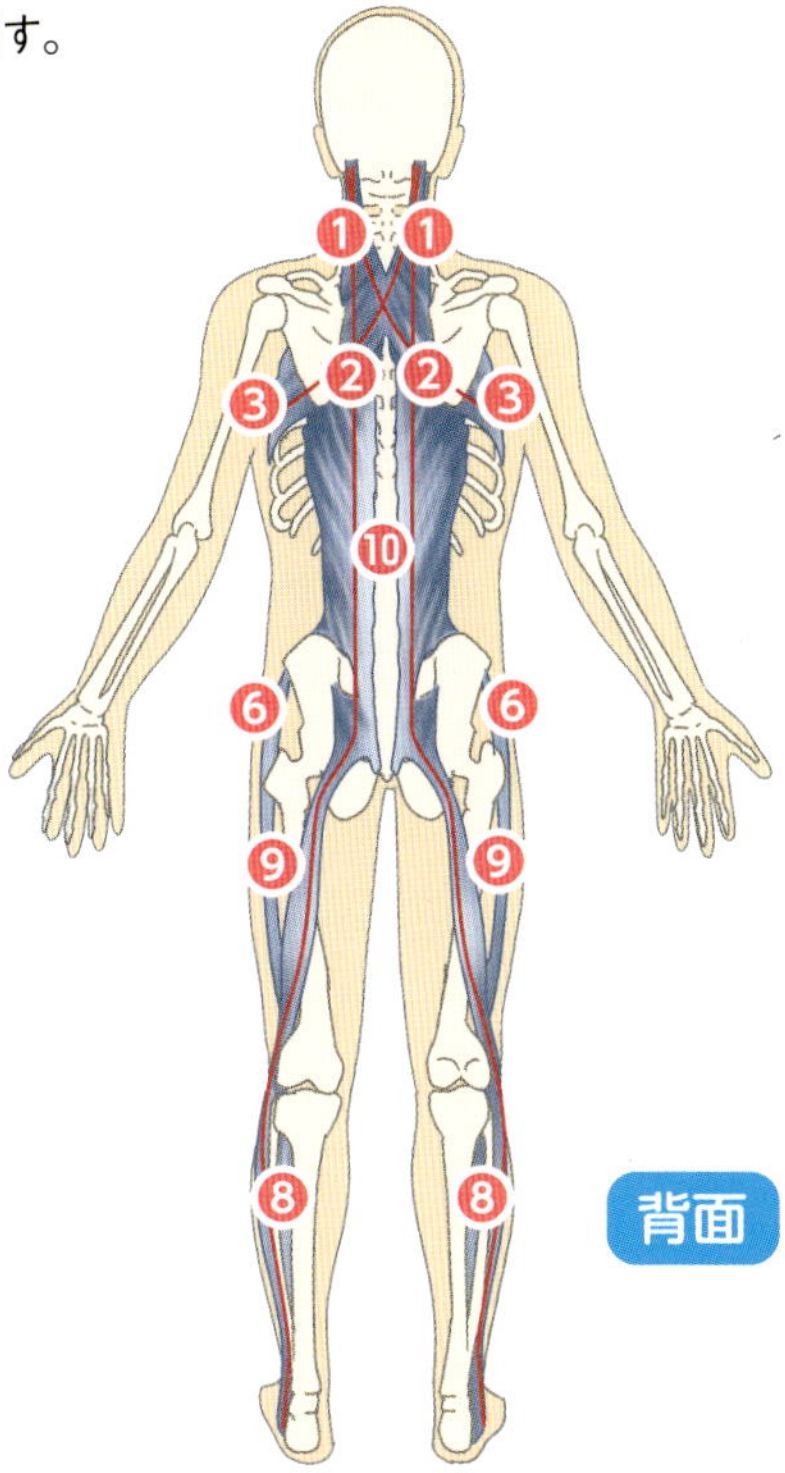

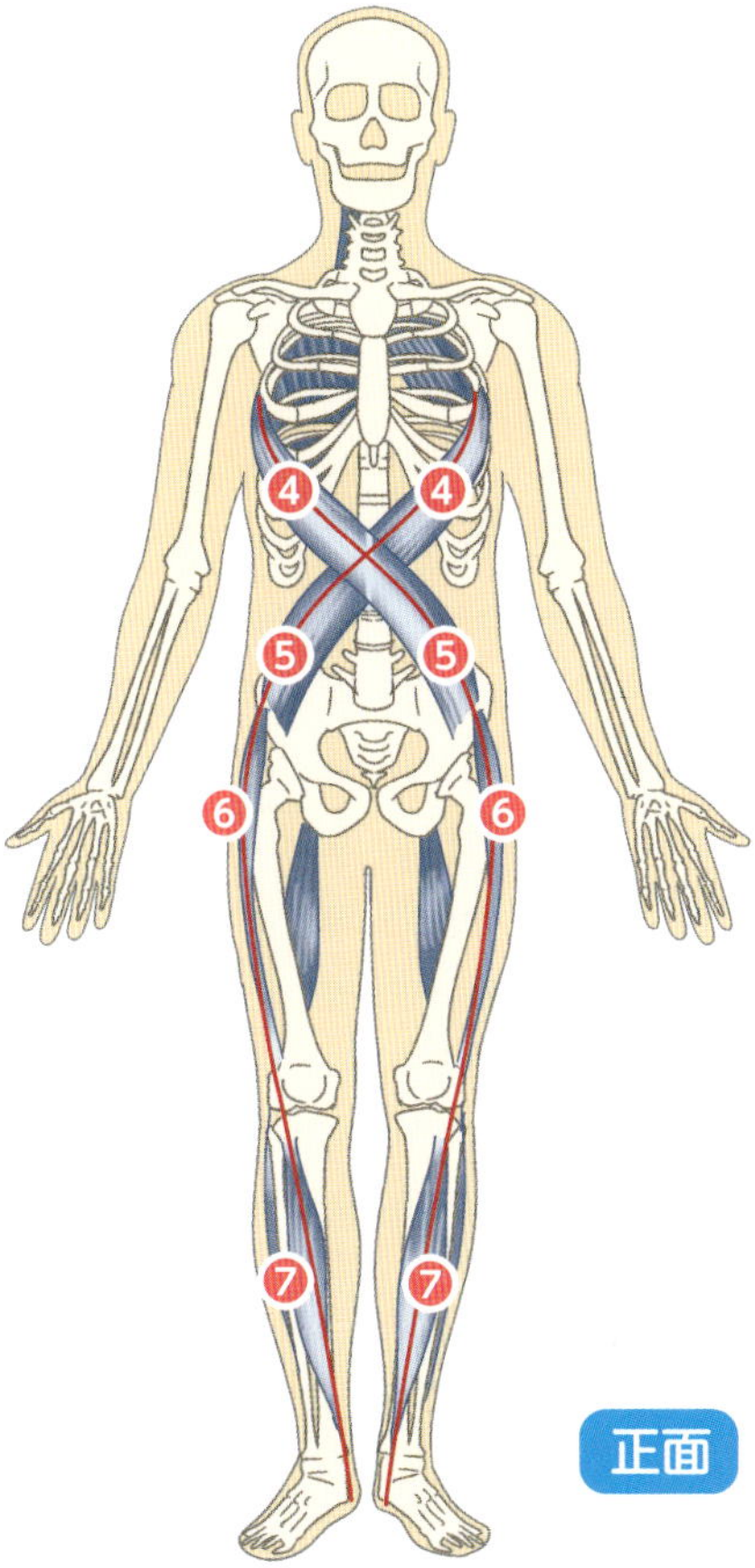

スパイラルラインの筋肉

1. 頭板状筋、頚板状筋
2. 大菱形筋、小菱形筋
3. 前鋸筋
4. 外腹斜筋
5. 内腹斜筋
6. 大腿筋膜張筋
7. 前脛骨筋
8. 長腓骨筋
9. 大腿二頭筋
10. 脊柱起立筋

スパイラルラインは、体幹や足に巻きつく筋膜のつながり(スパイラルはらせんの意味)。後頭部の一方から反対側の肩に抜け、体の前側を斜めにクロスして股関節、ひざ、土踏まずへ伸び、背中を上がって頭に戻る。動きの面では体幹の回旋を担い、姿勢の面では背骨(脊柱)のバランスをサポートする。

筋膜ライン 5

体幹の中心から指先につながる
アームライン

※イラストの青い部分は筋膜ラインを表す。

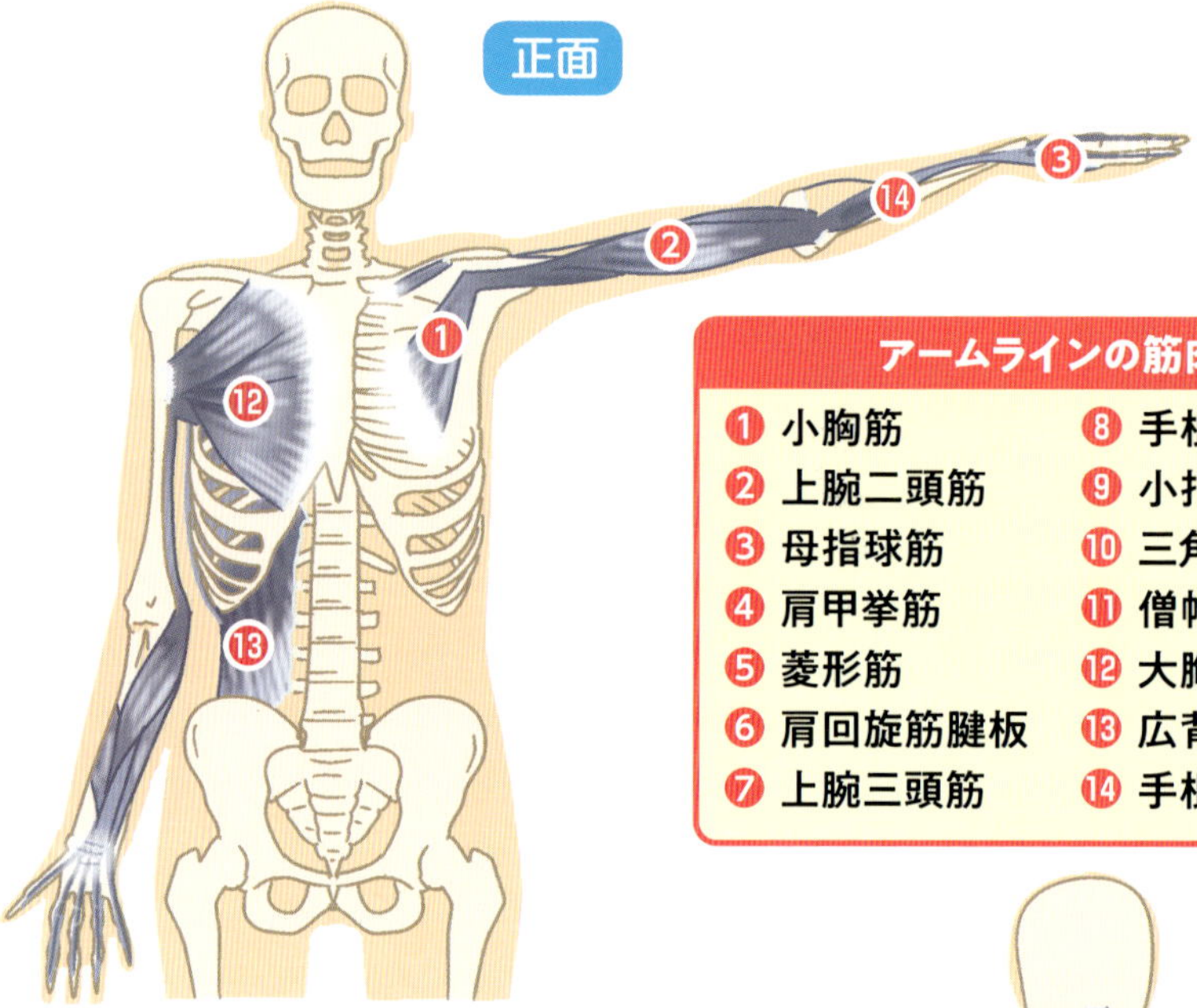

アームラインの筋肉

① 小胸筋	⑧ 手根伸筋群
② 上腕二頭筋	⑨ 小指球筋
③ 母指球筋	⑩ 三角筋
④ 肩甲挙筋	⑪ 僧帽筋
⑤ 菱形筋	⑫ 大胸筋
⑥ 肩回旋筋腱板	⑬ 広背筋
⑦ 上腕三頭筋	⑭ 手根屈筋群

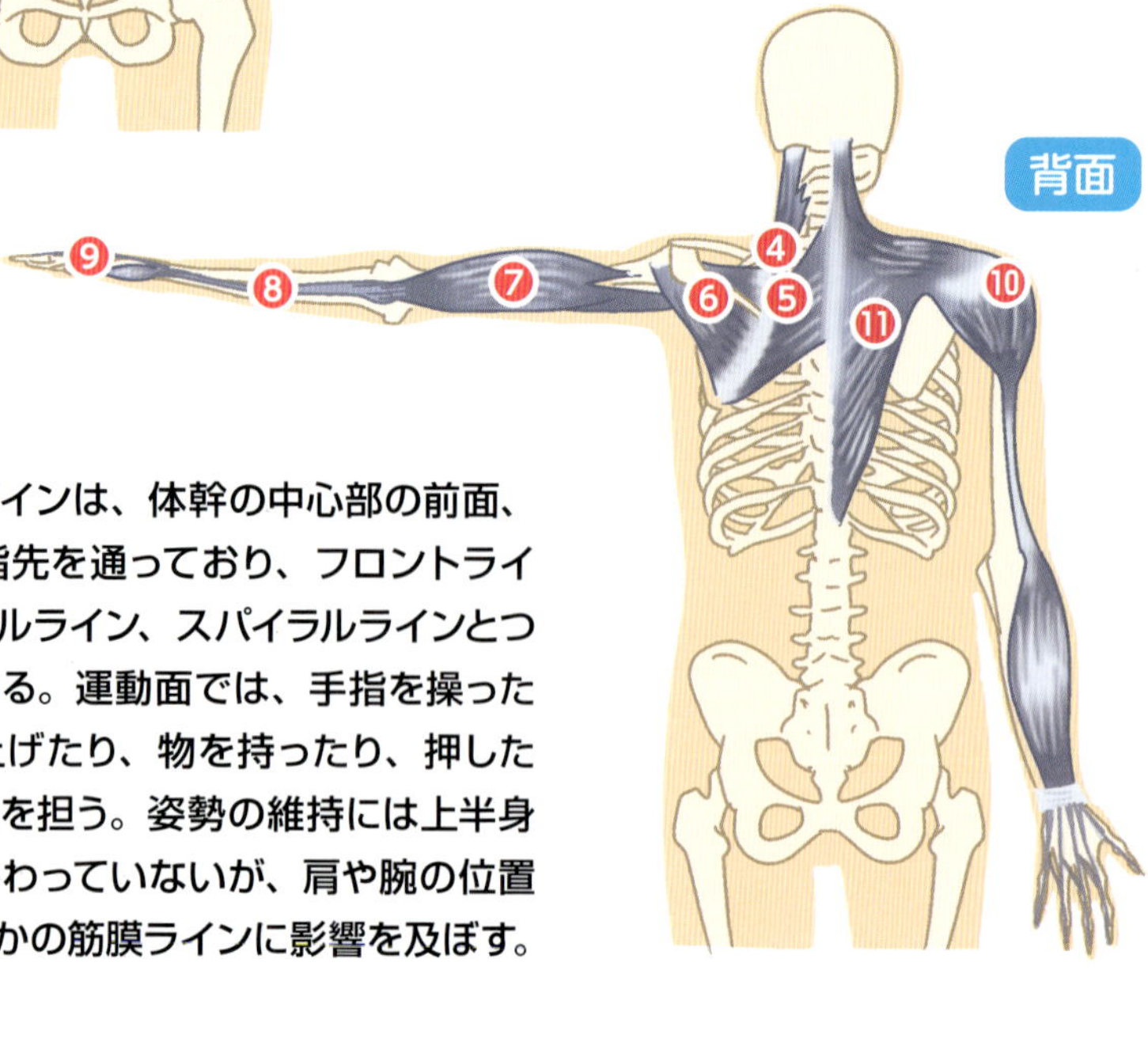

アームラインは、体幹の中心部の前面、背面から指先を通っており、フロントライン、ラテラルライン、スパイラルラインとつながっている。運動面では、手指を操ったり、腕を上げたり、物を持ったり、押したりする動きを担う。姿勢の維持には上半身にしかかかわっていないが、肩や腕の位置によってほかの筋膜ラインに影響を及ぼす。

体が硬い人は5つの筋膜ラインに合わせて筋膜をほぐす「全身連動ストレッチ」を行えば柔軟性が驚くほど回復

体が硬い人は、筋肉を包むファシアどうしが癒着《ゆちゃく》しており、力や情報を伝える筋膜ラインが固縮し、スムーズに機能しなくなっています。筋膜ラインの固縮を改善するためには、ファシアどうしのつながりに合わせてストレッチを行わなければなりません。そこで私は、5つの筋膜ラインに合わせて実行できるセルフケアとして**「全身連動ストレッチ」**(やり方は第2章参照)を考案しました。

全身連動ストレッチを行うと、**癒着したファシアがリセットされて筋膜ラインの固縮が改善**し、体をしなやかにする**弾力性や滑走性が回復**します。その結果、身体機能がアップして**動きやすい体**、**疲れにくい体**に変化し、**関節痛やこりなどの症状の改善**も期待できるのです。さらに、「症状別・消痛ストレッチ」(やり方は第4章参照)、「シチュエーション別ストレッチ」(やり方は第5章参照)を併せて行えば、全身連動ストレッチの効果をいっそう高めることができます。

あなたの筋膜ラインがどれだけ硬く固縮しているかをチェックする「5大筋膜ライン別・柔軟性チェック」

筋膜ラインの固縮は、ファシアのつながりに問題があるので医療機関でレントゲン検査を受けても異常を発見することはできません。体の硬さや動きにくさは、本人の実感でしかわからないのです。

そこで役に立つのが**「5大筋膜ライン別・柔軟性チェック」**。これは、**❶フロントライン**、**❷バックライン**、**❸ラテラルライン**、**❹スパイラルライン**、**❺アームライン**の5つの筋膜ラインで固縮があるかどうかを調べる自己チェック法です。やり方は、❶が後屈、❷が前屈、❸が腕の伸展と股関節の内転、❹が回旋《かいせん》、❺が腕の伸展で、筋膜ラインの流れに沿って体を動かします。それぞれ特定の動作を試して、うまくできなければその筋膜ラインに固縮があると判定します。

どこに固縮があるのかがわかったら、該当する筋膜ラインを伸ばせる全身連動ストレッチを行ってください。

5大筋膜ライン別
柔軟性チェック

❶ フロントライン

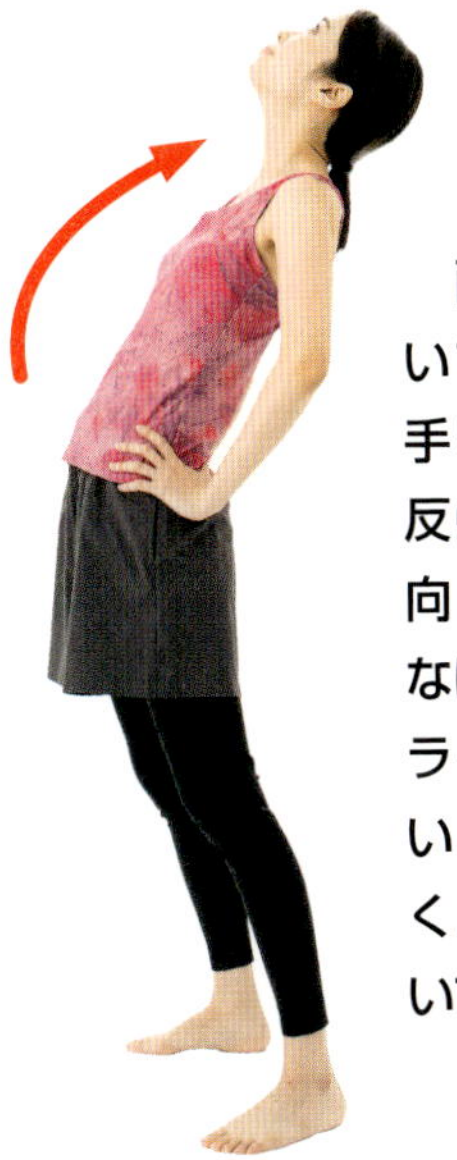

両足を肩幅に開いて立ち、腰に両手を当てて上体を反らす。顔を天井に向けることができなければ、フロントラインが固縮している。体がふらつく人は壁に手をついて行うといい。

❷ バックライン

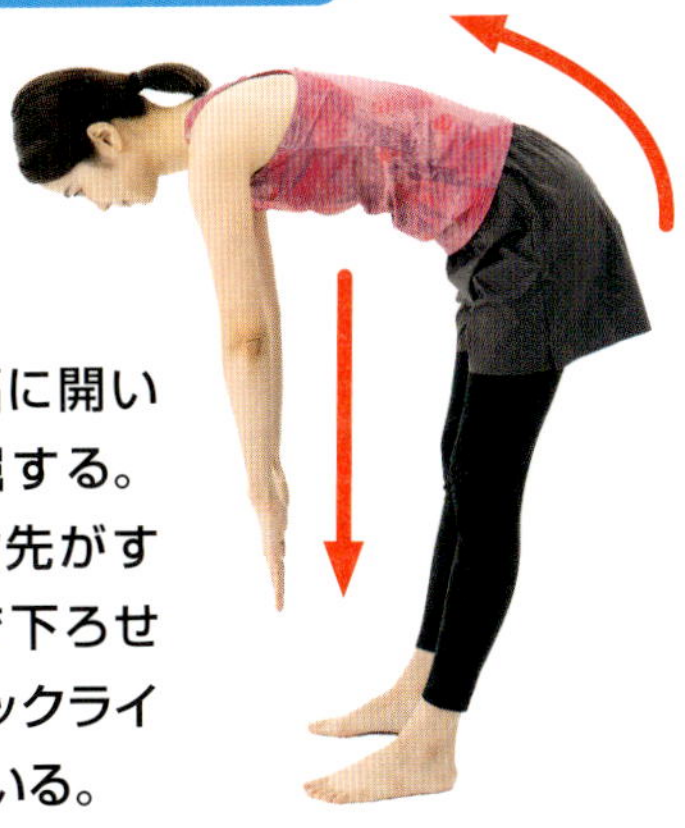

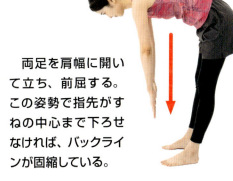

両足を肩幅に開いて立ち、前屈する。この姿勢で指先がすねの中心まで下ろせなければ、バックラインが固縮している。

❸ ラテラルライン

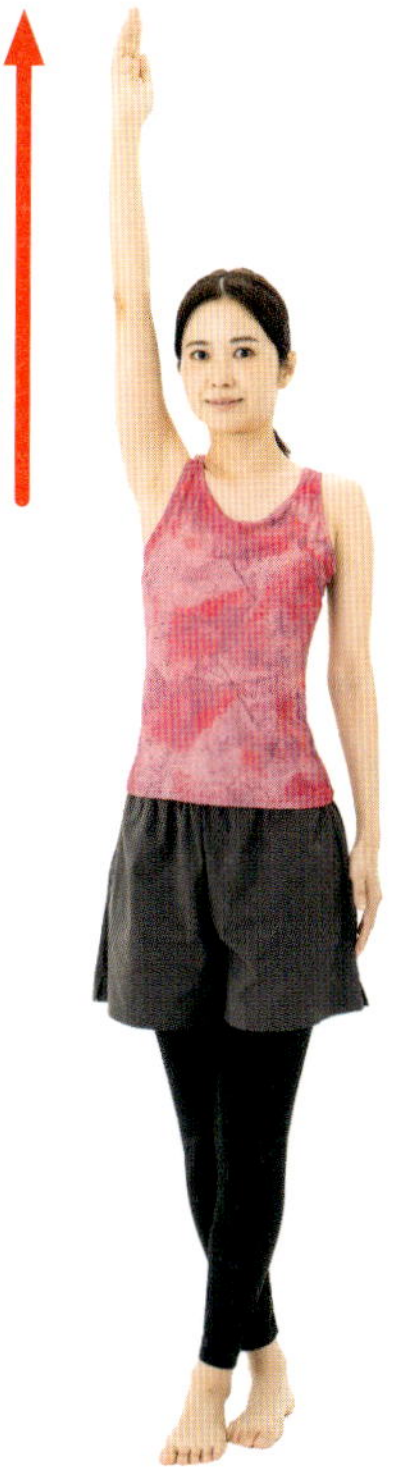

片足がもう片方の足の小指側につくように両足をクロスさせて立ち、片腕を真上に伸ばす。この姿勢でまっすぐ立つことができなければ、ラテラルラインが固縮している。もう片方の腕でも試す。

④ スパイラルライン

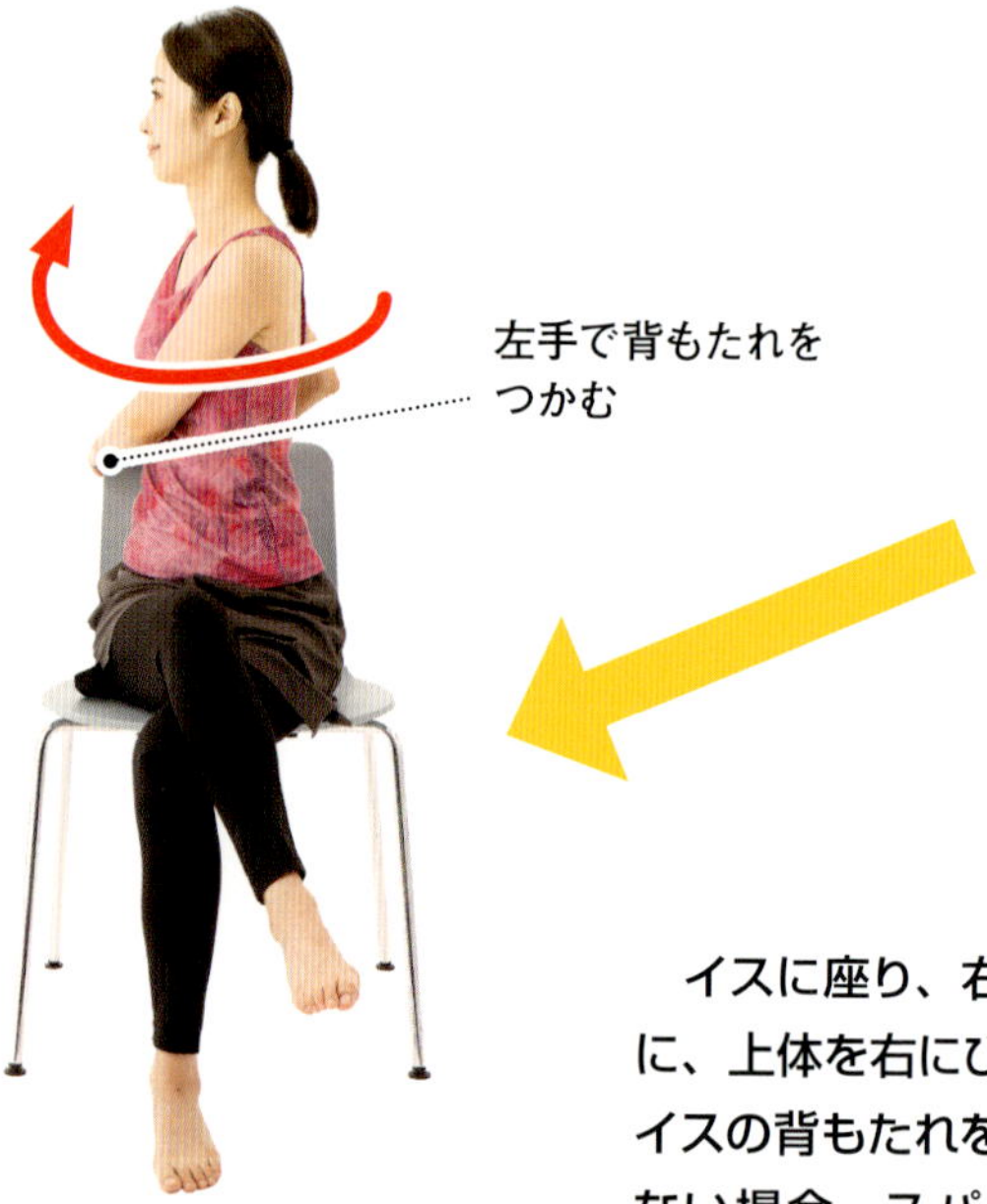

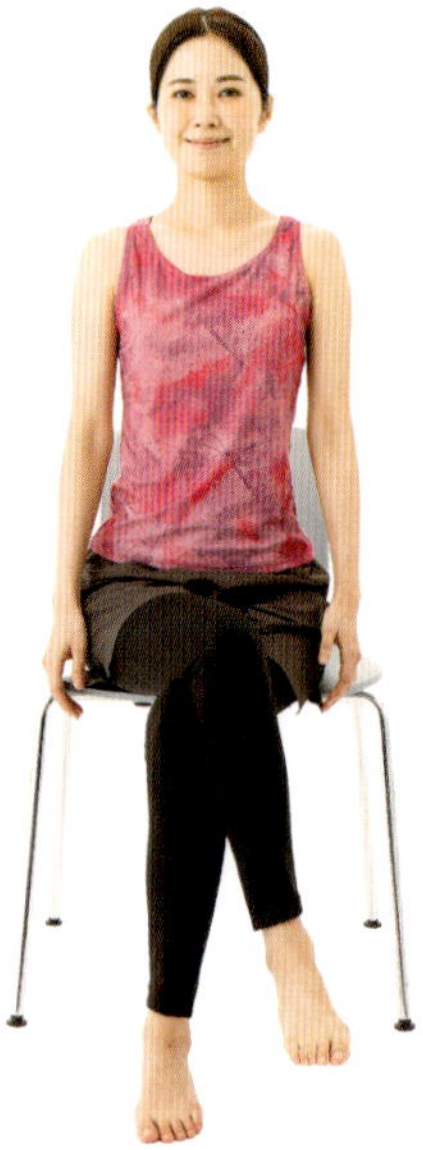

イスに座り、右足を上にして足を組む。次に、上体を右にひねって（回旋して）、左手でイスの背もたれをつかむ。背もたれにさわれない場合、スパイラルラインが固縮している。左右逆にして左側への回旋も試す。

⑤ アームライン

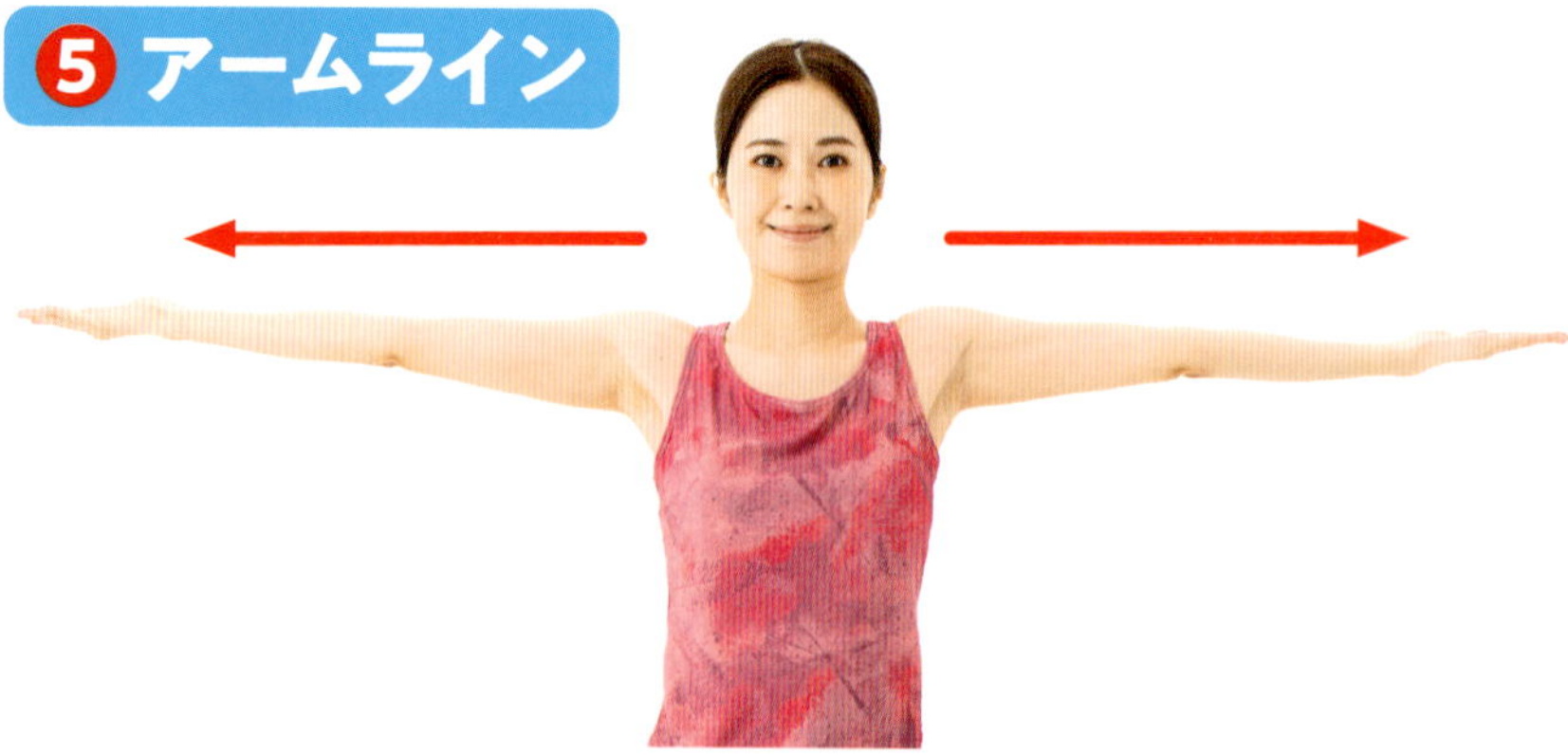

両腕を左右に肩から水平に伸ばし、手のひらを上に向ける（親指を後ろ側にする）。胸をピンと張った姿勢で腕がまっすぐに伸びなければ、アームラインが固縮している。

第2章

簡単かつ無理のない動きで関節が柔らかくなり体の痛みも改善！5つの筋膜ラインすべてを伸ばす「全身連動ストレッチ」

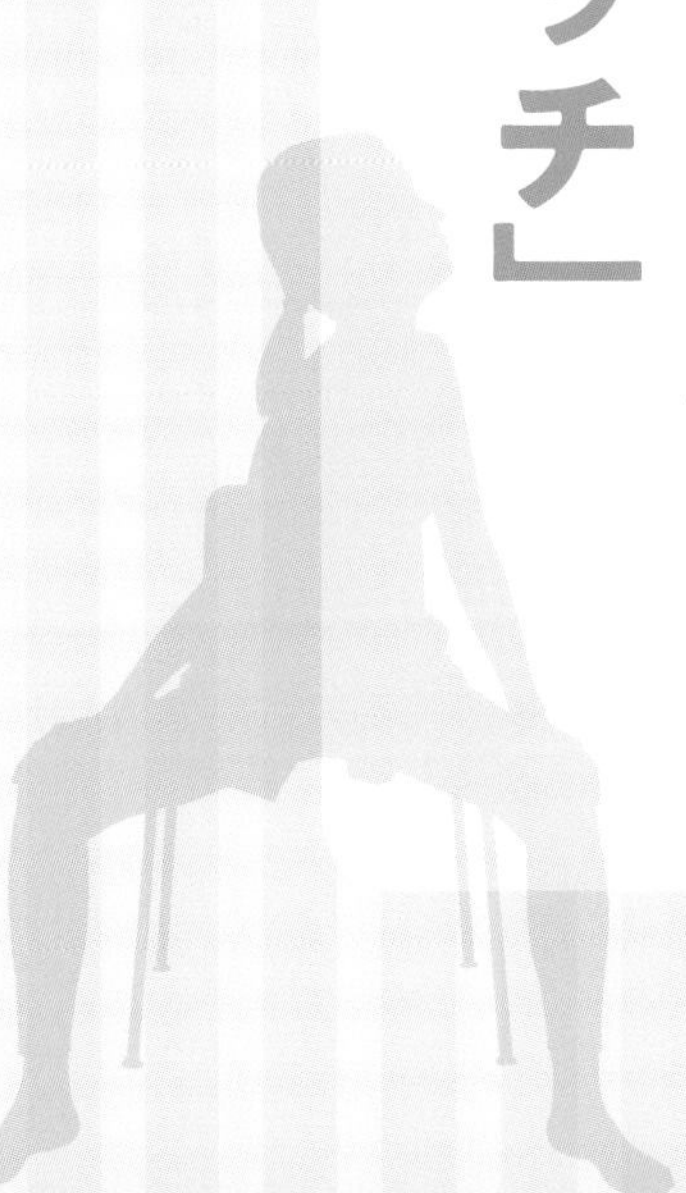

伸ばしすぎなど無理なストレッチは危険！
「180度開脚」にあこがれて無理な開脚を行い股関節を傷める人が急増

関節の可動域（動く範囲）には限界があり、伸展、屈曲、回旋《かいせん》といった動きは一定の範囲内でしかできません。しかし、ストレッチで体の柔軟性を高めればいくらでも関節の可動域が広がると誤解している人が少なくありません。

数年前、バレリーナや新体操選手のように両足を180度に開脚して床につけることがブームになりました。**180度開脚は十分なトレーニングを行っているプロの競技者だからこそできる動きであり、一般の人が行ったら股《こ》関節の靱《じん》帯や腱《けん》を損傷する危険があります。**実際に、180度開脚で股関節を傷めてしまい、私の外来を受診する患者さんがおおぜいいました。**股関節は左右開脚で90度、前後に140度まで開く**のがふつうなので180度開脚は無茶な行為なのです。

ストレッチを行う場合は、それぞれの関節がどれくらいの角度まで可動するのかを把握しておくことが肝心です（左㌻の図参照）。

主な関節の可動域一覧

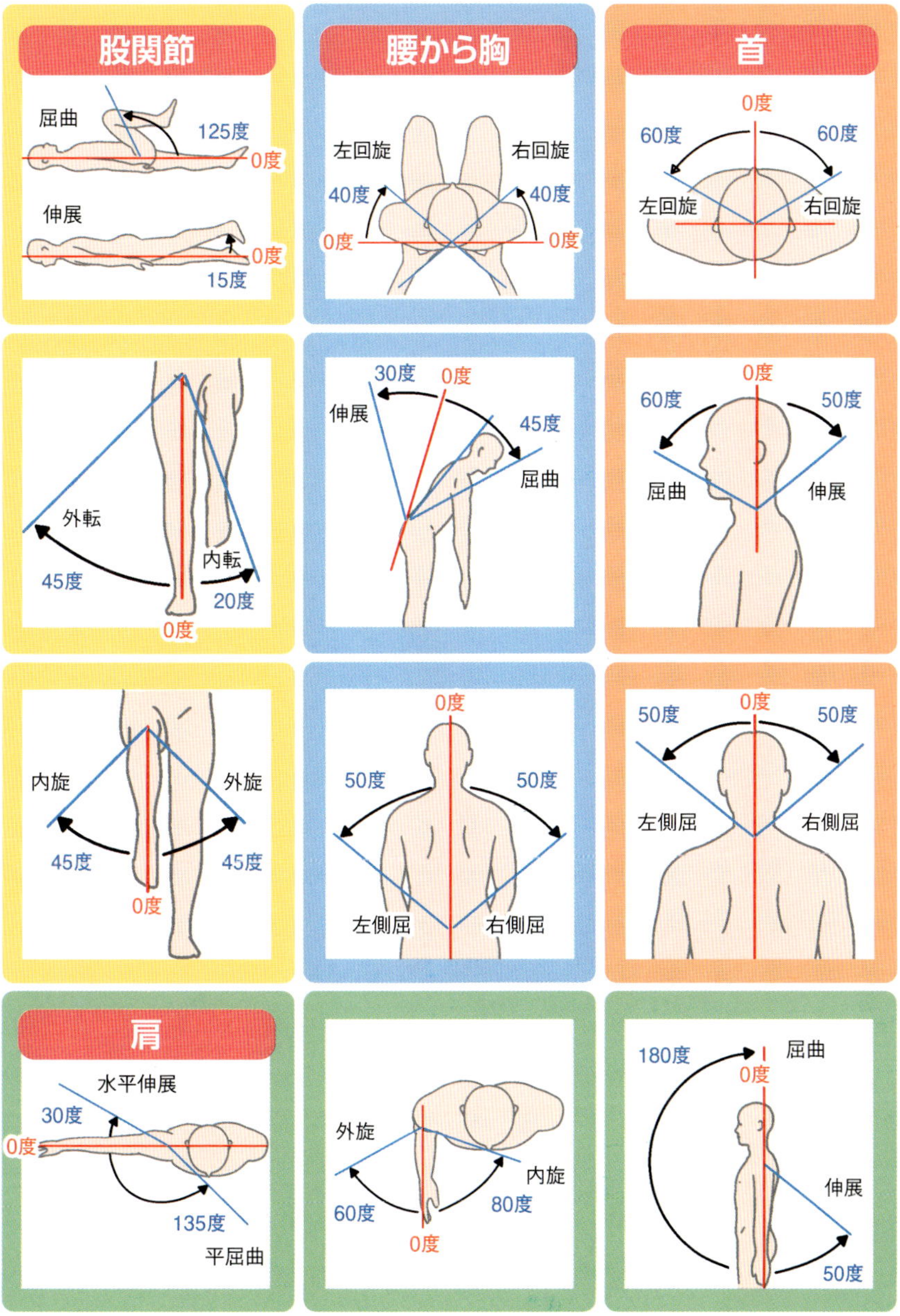
股関節
屈曲
125度
0度
伸展
0度
15度
腰から胸
左回旋
右回旋
40度
40度
0度
0度
首
0度
60度
60度
左回旋
右回旋
30度
0度
伸展
45度
屈曲
外転
内転
45度
20度
0度
0度
60度
50度
屈曲
伸展
内旋
外旋
45度
45度
0度
0度
50度
50度
左側屈
右側屈
50度
0度
50度
左側屈
右側屈
肩
水平伸展
30度
0度
135度
平屈曲
外旋
内旋
60度
80度
0度
180度
屈曲
0度
伸展
50度

「硬い関節は無理に伸ばさない」「呼吸を止めない」「強く反動をつけない」などケガをせず正しい効果を得るための「ストレッチ5原則」

ストレッチは筋肉を伸ばす簡単な運動ですが、やり方を間違うと筋肉や腱《けん》、靱《じん》帯、骨を損傷することがあるので気をつけなければなりません。では、安全に正しい効果を得るための**「ストレッチ5原則」**を紹介しましょう。

❶硬い関節を無理に伸ばさない

31ページの図のように、それぞれの関節には可動域があり、その角度を超えて動かすとケガをする恐れがあります。また、関節の動きには個人差があり、体の柔軟性が低いと本来の可動域まで動かないことも珍しくありません。関節が硬くて動きにくいときは、痛みが現れない程度に加減して伸ばすことが大切です。

❷呼吸を止めない（いきまない）

呼吸を止めた状態で運動をすると筋肉が硬くなってしまうので、ストレッチの効果を十分に得られません。強くいきむと血圧が上昇するので、高血圧の人は脳

ストレッチによるけがを回避

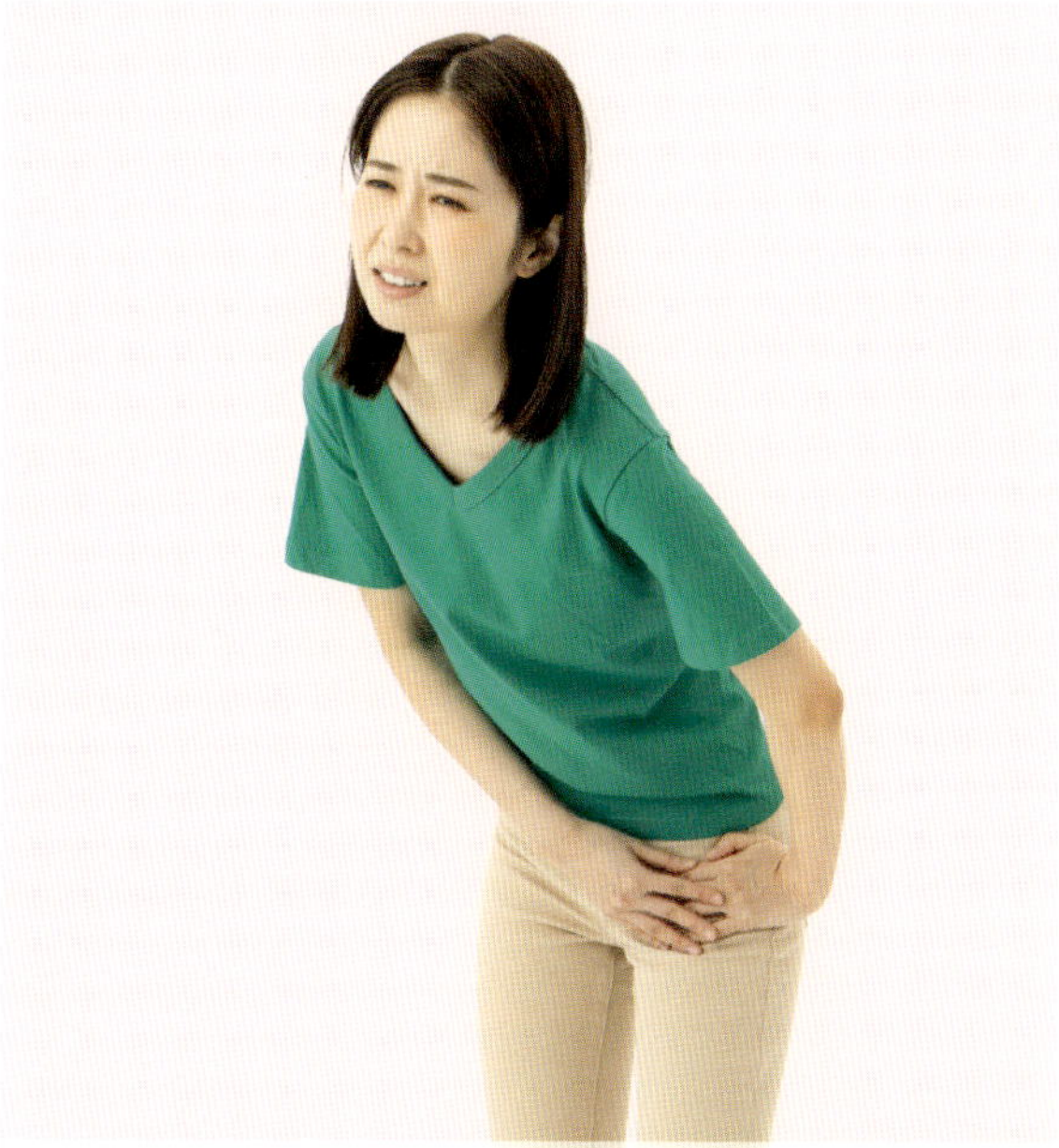

ストレッチでは、無理に伸ばしたり、呼吸を止めていきんだり、強く反動をつけたり、準備運動を省いたり、やりすぎたりするとケガが起こりやすい。

卒中などの循環器疾患《しっかん》を発症する危険もあります。

❸強く反動をつけない

ストレッチでは関節に無理な負荷（負担）をかけないように、小さな動きから始めて徐々に大きく動くことが肝心です。いきなり素早く動いたり、強く反動をつけたりするとケガが起こりやすいので注意しましょう。

❹準備運動を行う

運動前に体を温めておかないと関節が動きにくいので危険です。ラジオ体操の要領であらかじめ準備運動を行いましょう。

❺何度もやりすぎない

ストレッチのやりすぎは、かえって筋肉や関節に負担をかけるので逆効果です。決められた回数、時間、タイミング（朝・晩など）にしたがって行いましょう。

ストレッチは一部の筋肉を局部的に伸ばすよりも筋膜どうしのつながり＝筋膜ラインに合わせて行うと効果大

ファシアのつながりである筋膜ラインは、例えていうなら連結した列車のようなものです。先頭車両が走れば後続の車両も走り、先頭車両が止まれば後続の車両も止まります。こうした特性があることから、ファシアの理論を提唱した米国のトーマス・マイヤースは、筋膜ラインを**「アナトミー・トレイン」**（解剖《かいぼう》学的な連結車両の意味）と呼んでいます。

ストレッチを行うさいには一部の筋肉を局部的に伸ばすより、ファシアのつながりを意識して伸ばしたほうが効果的です。筋膜ラインは連結列車のようにつながって連係、協力しているので、一見すると簡単な動作であっても固縮した部位を効率的にほぐし、体の柔軟性を抜群に高めることができます。

筋膜ラインに合わせたストレッチは難しくありません。ここからは、そのやり方についてくわしく解説していきましょう。

全身の柔軟性を高めるには5つの筋膜ラインを伸ばすことが重要で「全身連動ストレッチ」なら全ラインを一挙に伸ばせる

整形外科医の私は、「筋肉や内臓を包むファシアの動きから関節痛やこりを考える」という新しい視点に立って患者さんを診察しています。というのも、**原因不明の関節痛やこりの多くは、ファシアの癒着《ゆちゃく》や筋膜ラインの固縮によって起こる**と考えられるからです。ファシアはレントゲンには写りませんが、エコー（超音波診断装置）で確認できます。癒着したファシアをエコーで見ると、白く光って映し出されるのです。この癒着は一般的なストレッチでは解消できません。

そこで筋膜ラインの固縮をほぐすために考案したのが、**5大筋膜ライン**である**フロントライン**、**バックライン**、**ラテラルライン**、**スパイラルライン**、**アームライン**を一挙に伸ばす**「全身連動ストレッチ」**です。

全身連動ストレッチの効果はてきめんで、私自身が首のトラブルを克服したほか、多くの患者さんが関節痛やこりの改善を実感しています（第3章参照）。

たった2ポーズで5つの筋膜ラインすべての固縮をゆるめ全身が柔軟になる全身連動ストレッチのやり方完全図解

では、５大筋膜ラインを効率よく伸ばせる「全身連動ストレッチ」のやり方を具体的に見ていきましょう。

全身連動ストレッチの基本は「壁押し3ライン伸ばし」「全身ねじり伸ばし」という2つのポーズです。壁押し３ライン伸ばしをやるとフロントライン、バックライン、アームライン、全身ねじり伸ばしをやるとラテラルライン、スパイラルラインの固縮をゆるめることができます。

ただし、全身ねじり伸ばしはバランスを取るのが難しいので、中にはうまくできない人がいるかもしれません。その場合はスパイラルラインをほぐす**「体幹ひねり」**、ラテラルラインをほぐす**「片手ワイパー」**を代わりに行います。

いずれも**1日3セットを毎日続けることで、徐々に関節痛やこりが軽減していきます**。１日３セットやるのが大変な人は１日１セットから始めてください。

全身連動ストレッチの種類

壁押し3ライン伸ばし

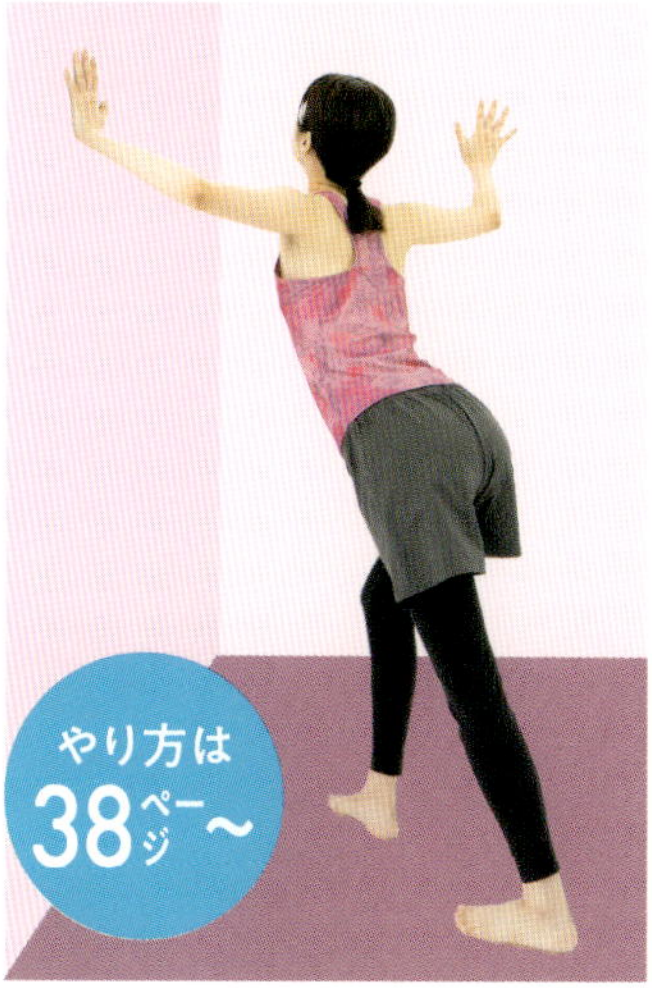

やり方は
38ページ〜

全身ねじり伸ばし

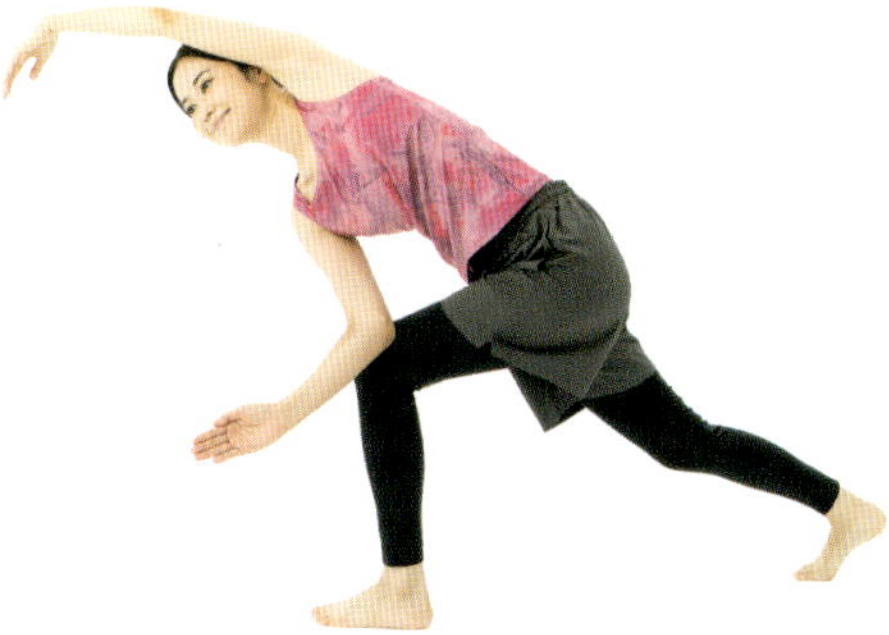

やり方は
40ページ〜

基本ポーズである壁押し３ライン伸ばし、全身ねじり伸ばしを両方とも行う。

全身ねじり伸ばしが難しい場合

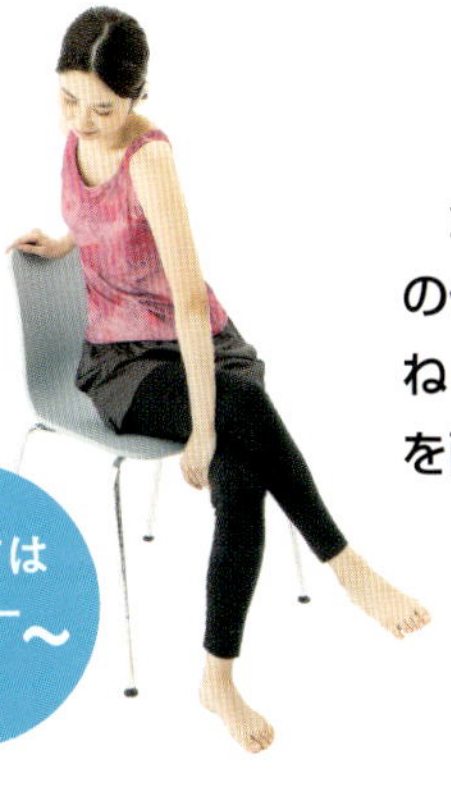

やり方は
42ページ〜

全身ねじり伸ばしの代わりに、体幹ひねり、片手ワイパーを両方とも行う。

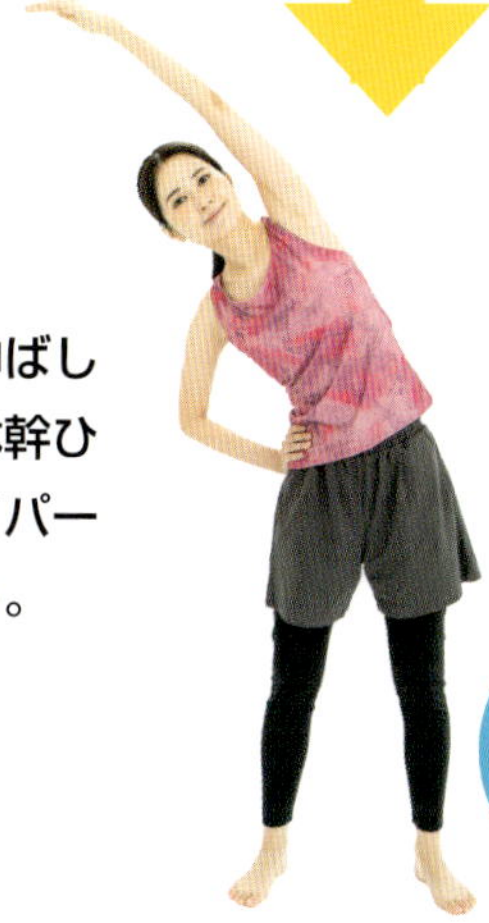

やり方は
44ページ

体幹ひねり

片手ワイパー

全身連動ストレッチやり方図解

全身連動ストレッチ ❶ 壁押し3ライン伸ばし

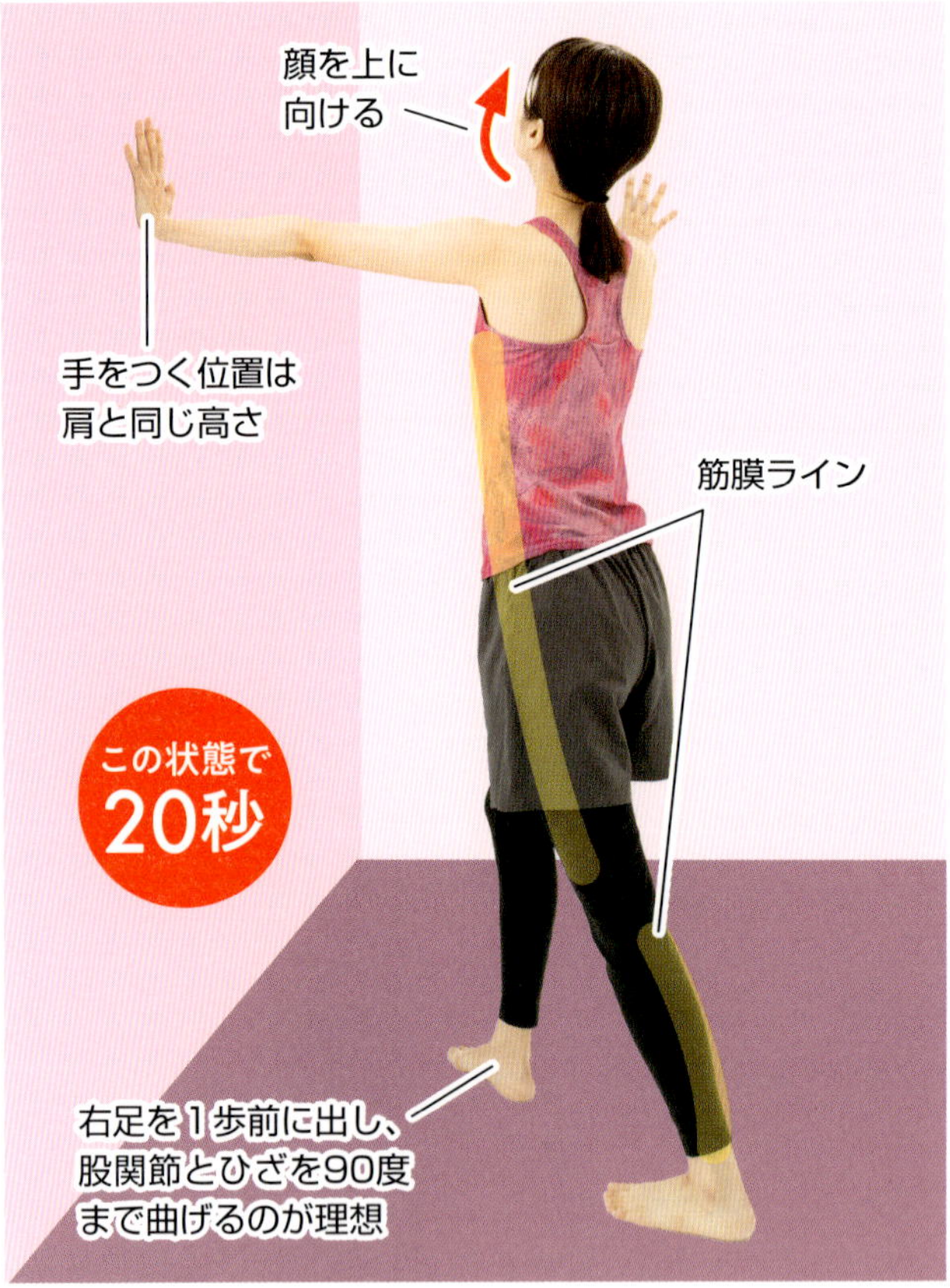

顔を上に
向ける
手をつく位置は
肩と同じ高さ
筋膜ライン
この状態で
20秒
右足を1歩前に出し、
股関節とひざを90度
まで曲げるのが理想

筋膜ライン
ここが伸びる!

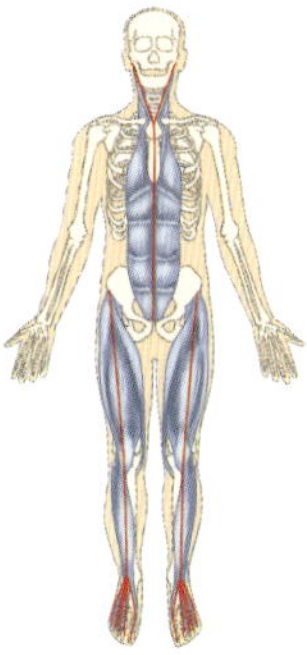

フロントライン

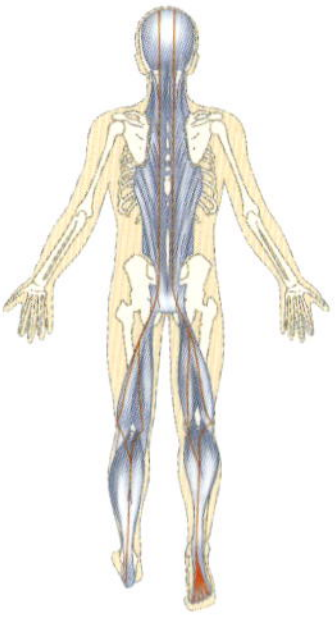

バックライン

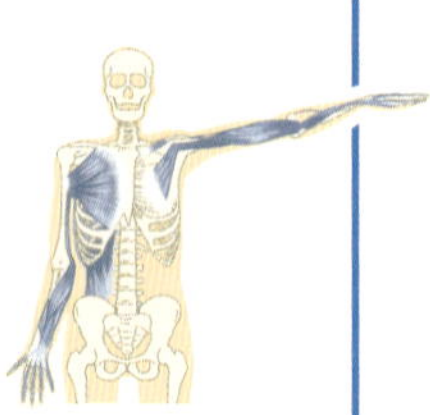

アームライン

❶ 部屋の角（コーナー）に向かって立ち、右側の壁に右手を、左側の壁に左手をつく。このとき、手のひらは肩と同じくらいの高さで、両ひじはまっすぐに伸ばす。

❷ 右足を1歩前に踏み出して、腰を落とし、顔をできるだけ上に向ける。この姿勢を20秒間キープする。

③

②の姿勢から両ひじを曲げて上体を壁の角（コーナー）に近づける。できるだけ近づいたら、20秒間キープする。

ポイント **胸、太ももの前面、ひざ裏がギューッと伸ばされているのを意識しながら行う。両手の位置よりも顔が前に出るようにすると効果的。**

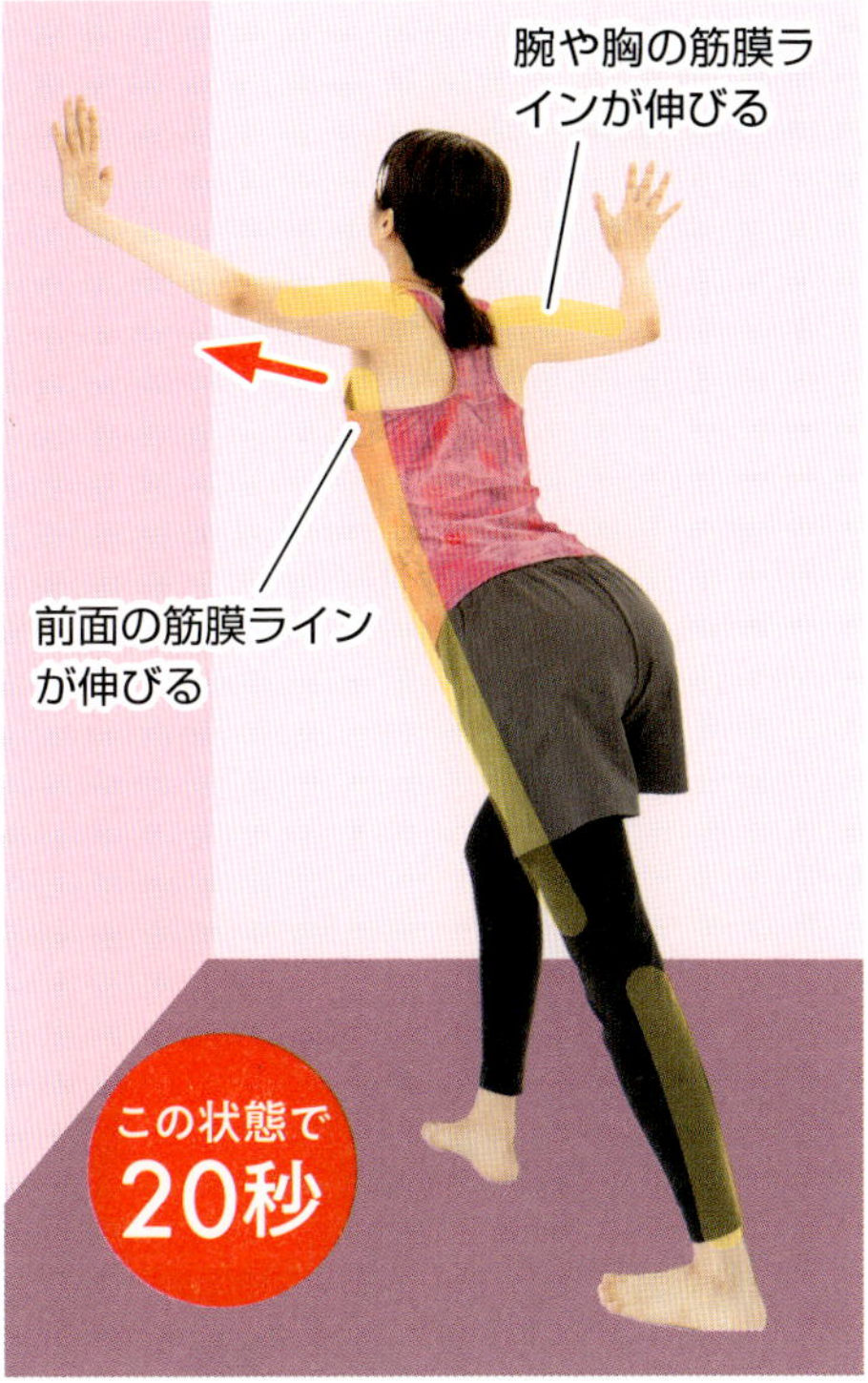
腕や胸の筋膜ラインが伸びる
前面の筋膜ラインが伸びる
この状態で
20秒

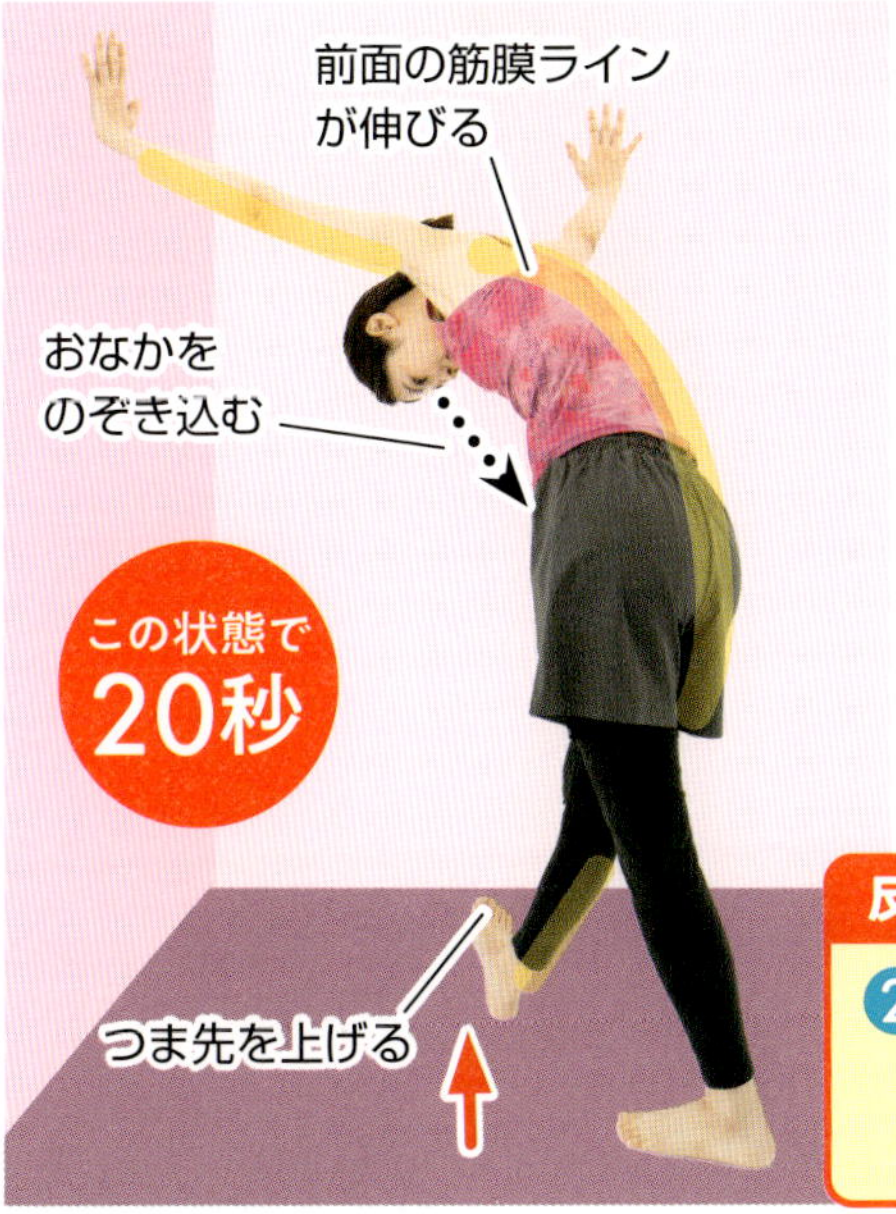
前面の筋膜ラインが伸びる
おなかをのぞき込む
この状態で
20秒
つま先を上げる

④

③の姿勢から両ひじをまっすぐに伸ばし、両腕の間に頭を下げ、おなかをのぞき込む。さらに、右足のつま先を上げ、両ひざをできるだけ伸ばして20秒間キープする。

ポイント **体の背面にある筋肉が伸ばされているのを意識しながら行う。**

反対側も同様に行う

②～④で1セット
×
1日3セット

朝・昼・晩に行う

※写真上の黄色の太線は筋膜ラインを表す。

全身連動ストレッチ 2 全身ねじり伸ばし

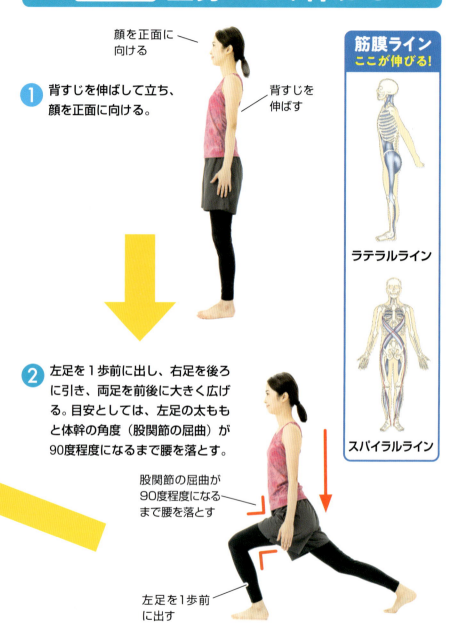

1 背すじを伸ばして立ち、顔を正面に向ける。

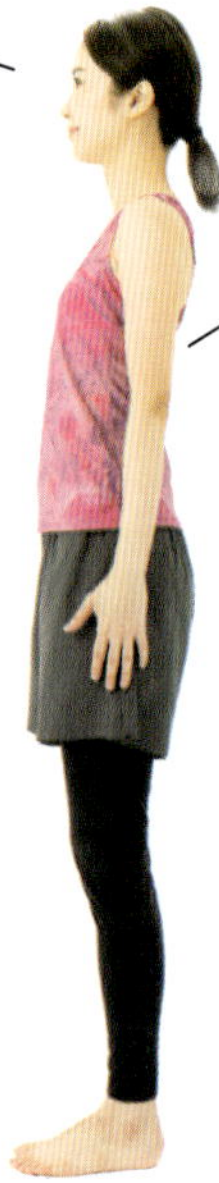
顔を正面に向ける
背すじを伸ばす

2 左足を1歩前に出し、右足を後ろに引き、両足を前後に大きく広げる。目安としては、左足の太ももと体幹の角度（股関節の屈曲）が90度程度になるまで腰を落とす。

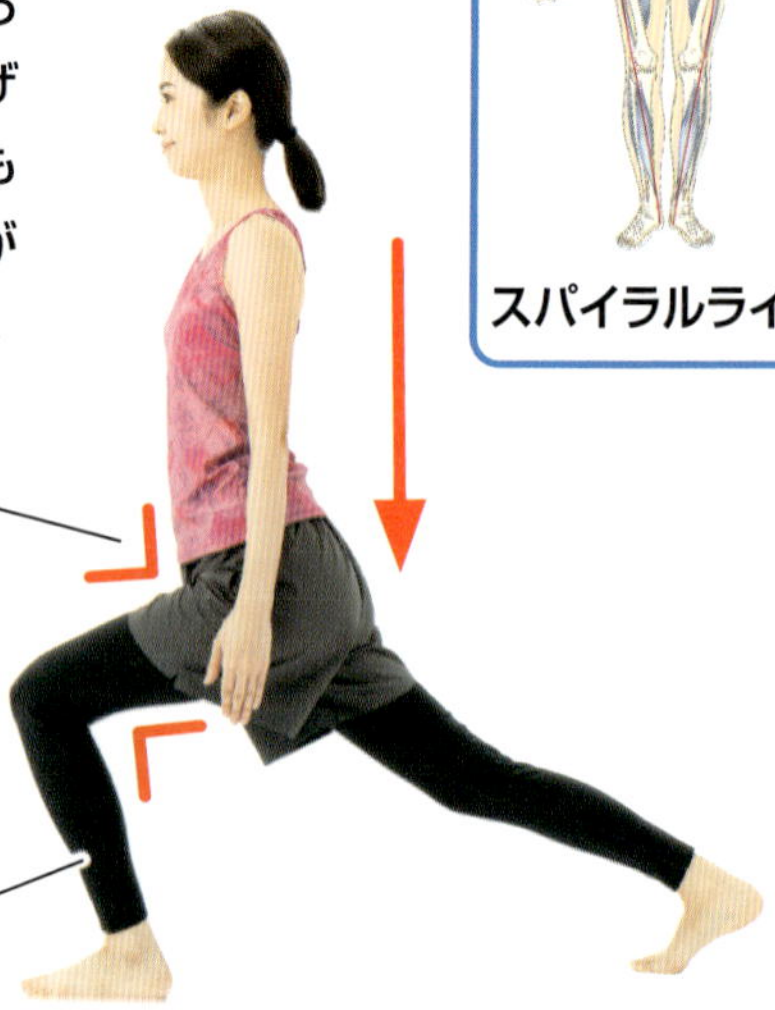
股関節の屈曲が
90度程度になる
まで腰を落とす
左足を1歩前
に出す

筋膜ライン ここが伸びる!

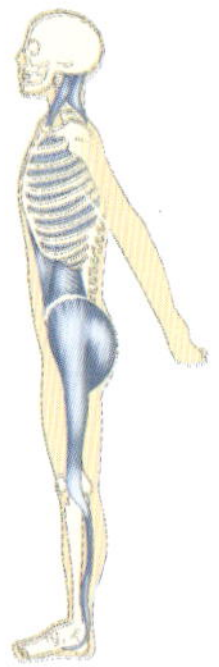

ラテラルライン

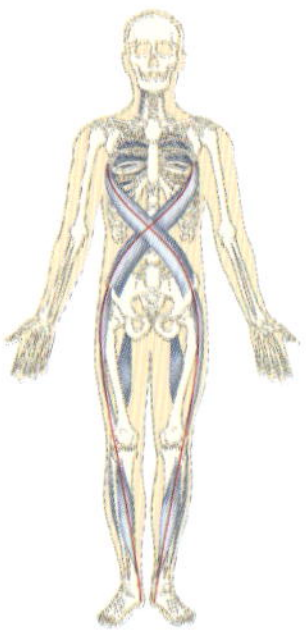

スパイラルライン

全身ねじり伸ばしが難しい人は、「体幹ひねり」（42ページ）と「片手ワイパー」（44ページ）を行いましょう。

③ 左ひざを曲げたまま上体を前に倒し、上体をねじって左側を向き、両腕で半円を描くようにポーズを取る。右ひじは左ひざにつける。この状態を10秒間キープする。

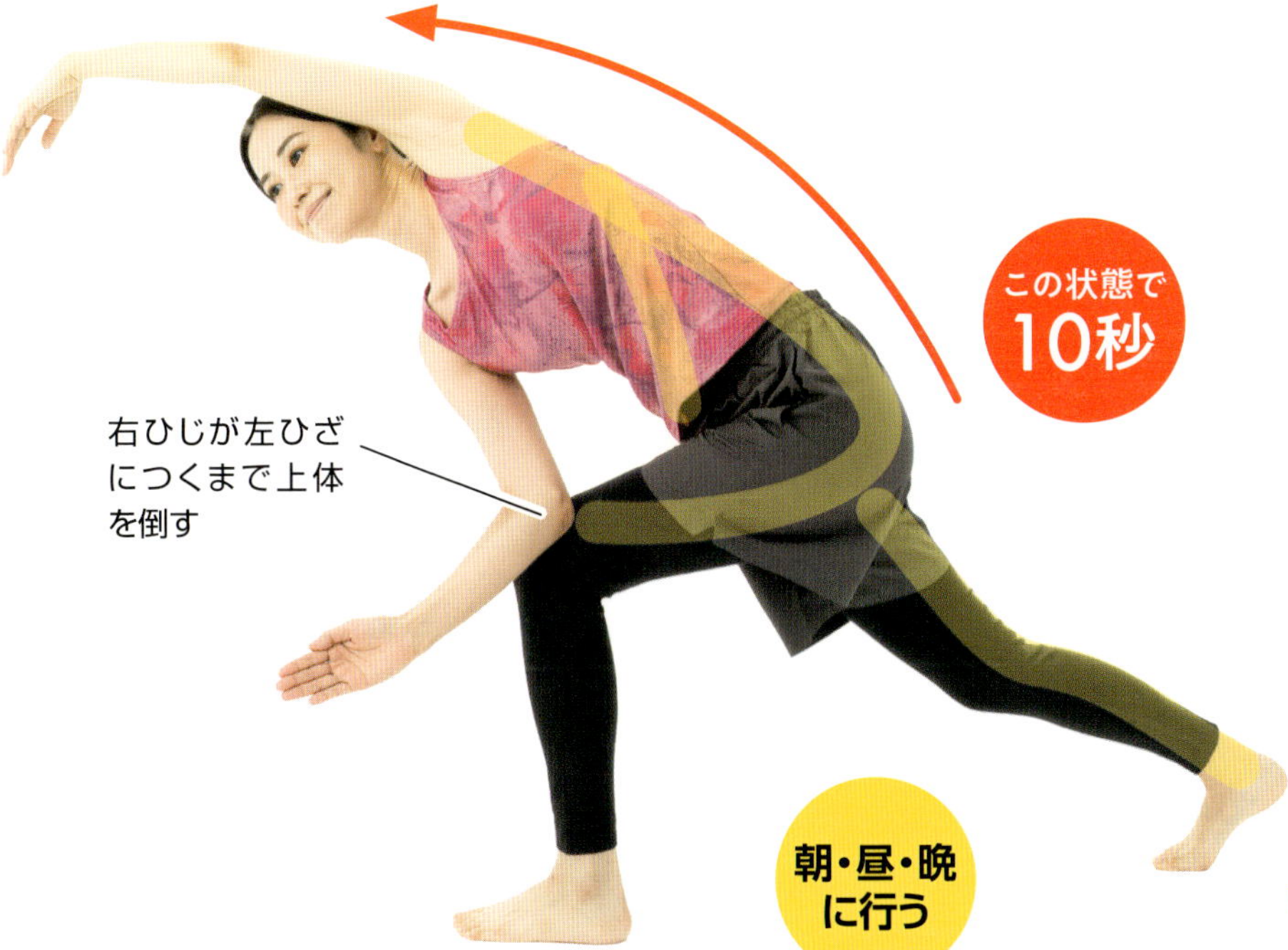
この状態で
10秒
右ひじが左ひざにつくまで上体を倒す
朝・昼・晩に行う

ポイント 両足を前後に大きく開き、深く腰を落としたまま上体をねじる（回旋《かいせん》させる）。

反対側も同様に行う

①～③で1セット × 1日3セット

※写真上の黄色の太線は筋膜ラインを表す。

全身ねじり伸ばしが難しい人のストレッチ Ⓐ 体幹ひねり

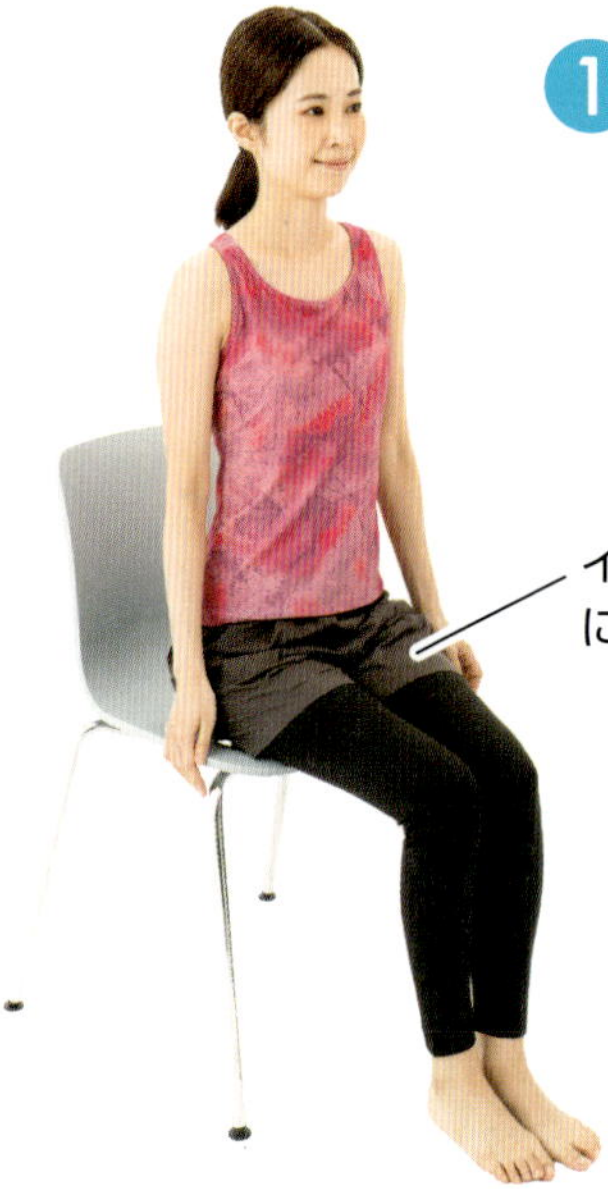

❶ 背もたれのあるイスに浅めに（座面の前方側に）座る。

※背もたれのない丸イスなどはNG。

筋膜ライン
ここが伸びる!

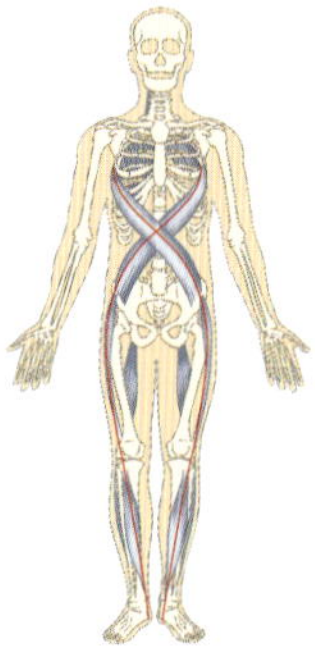

スパイラルライン

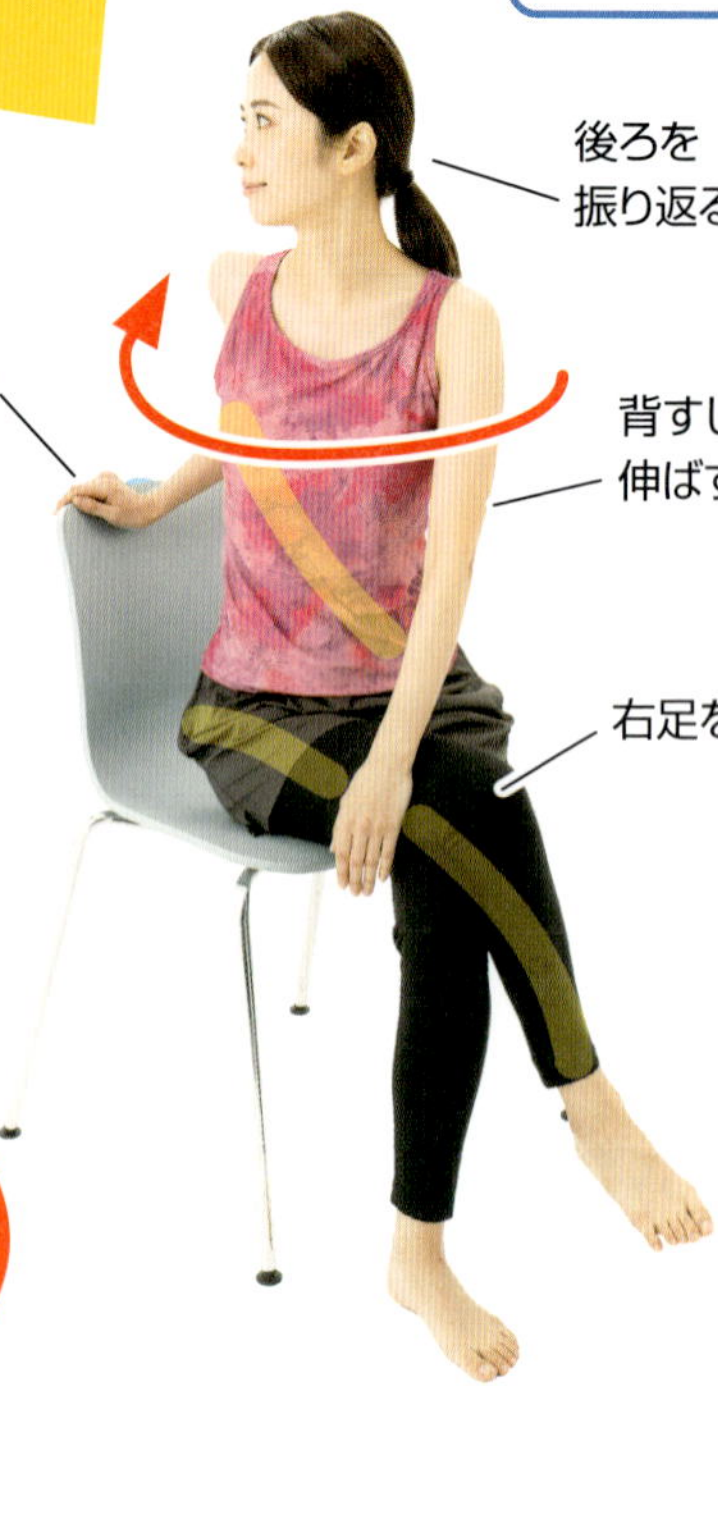

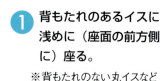

❷ 右足を上にして足を組み、右手でイスの背もたれをつかんで、背すじを伸ばしながら後ろを振り返る。この状態で15秒キープし、いったん上体を前に向ける。

この状態で
15秒

③ 再び後ろを振り返り、背中を丸めて斜め下を見る。体をねじったところで15秒間キープする。

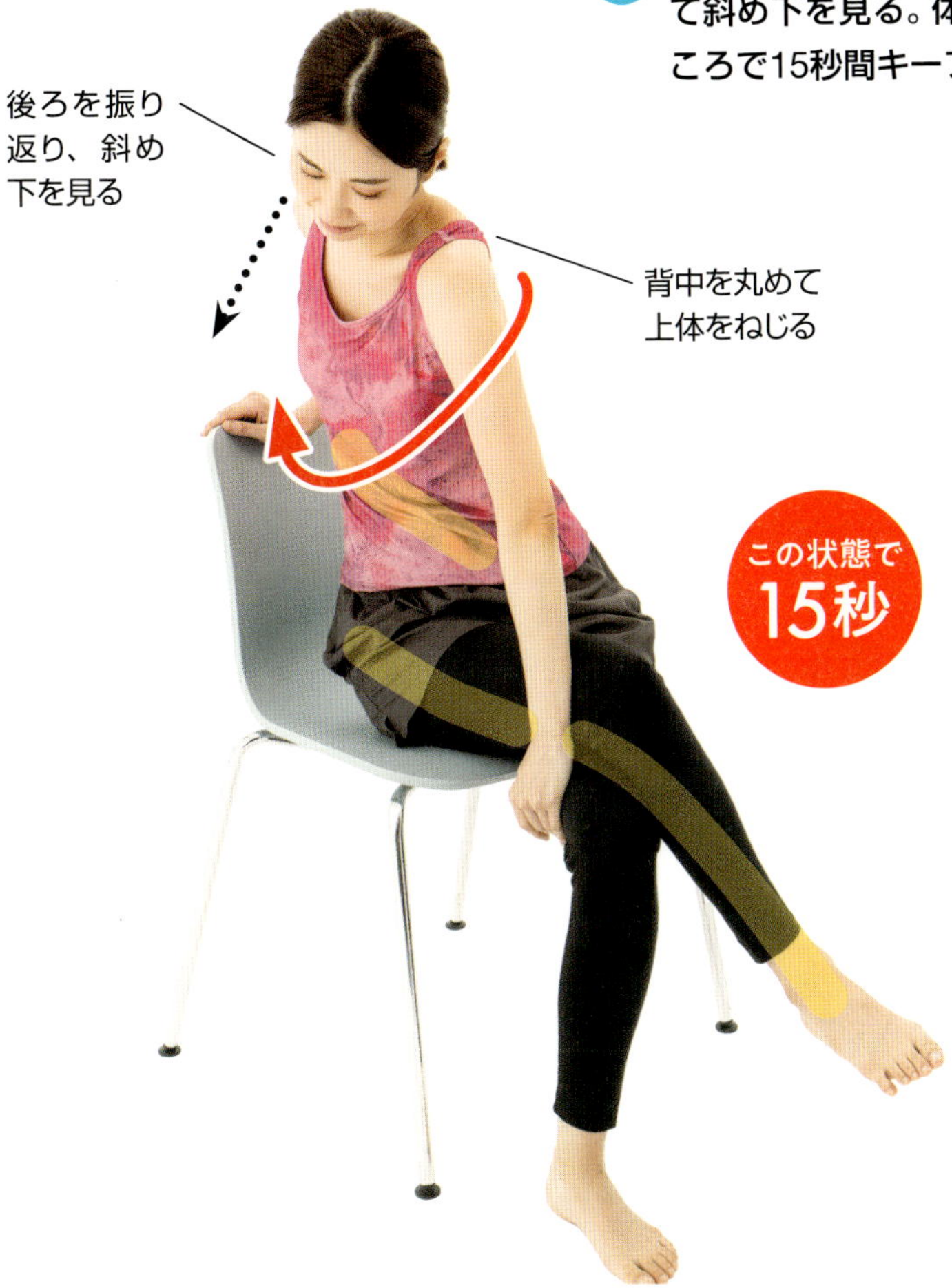
後ろを振り
返り、斜め
下を見る
背中を丸めて
上体をねじる

この状態で
15秒

朝・昼・晩
に行う

ポイント 慣れてきたら、体をより大きくひねると筋膜をほぐす効果がアップする。

反対側も同様に行う

①～③で1セット
×
1日3セット

「体幹ひねり」と「片手ワイパー」を併せて行う。

※写真上の黄色の太線は筋膜ラインを表す。

全身ねじり伸ばしが難しい人のストレッチ B 片手ワイパー

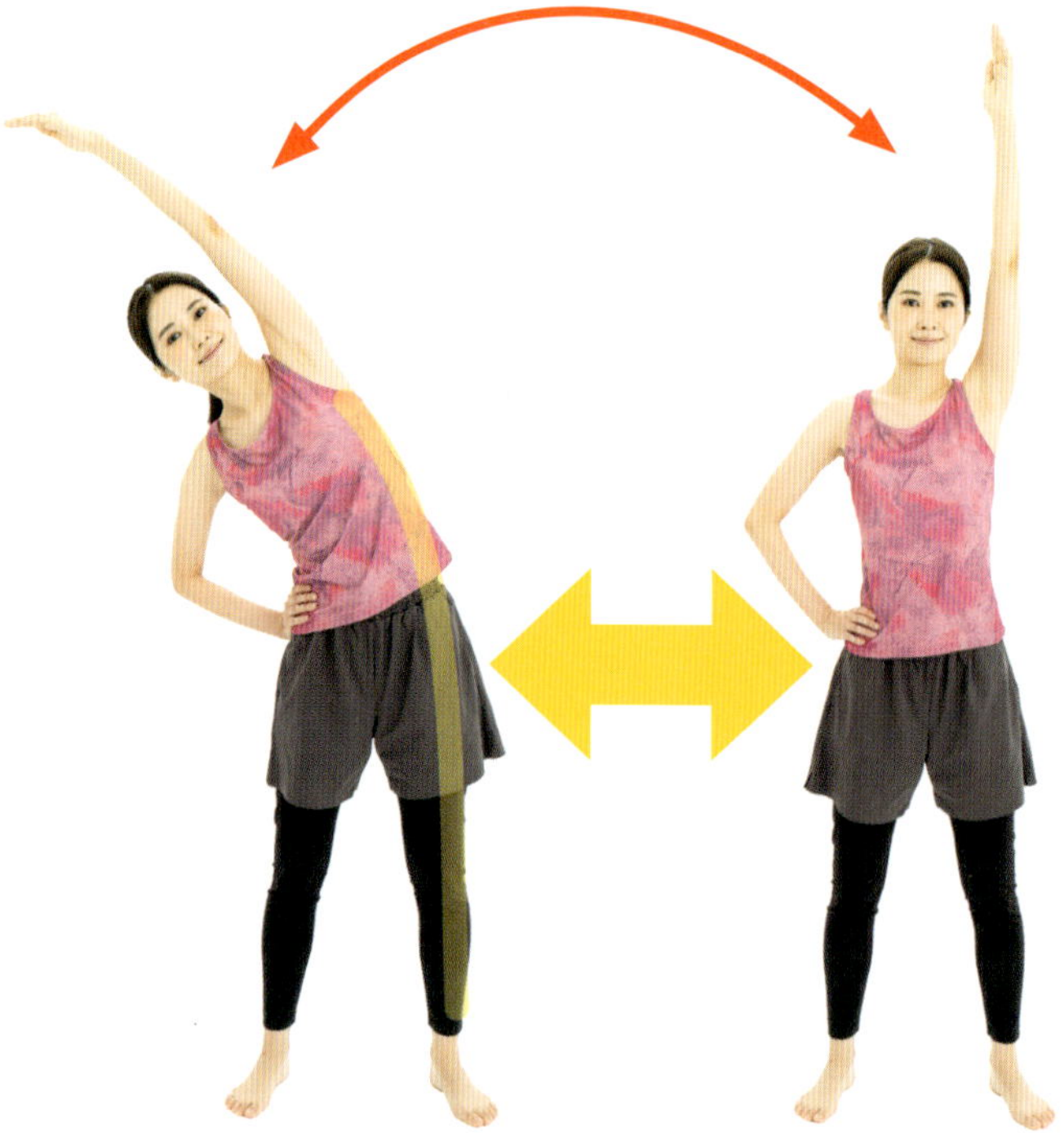

筋膜ライン
ここが伸びる!

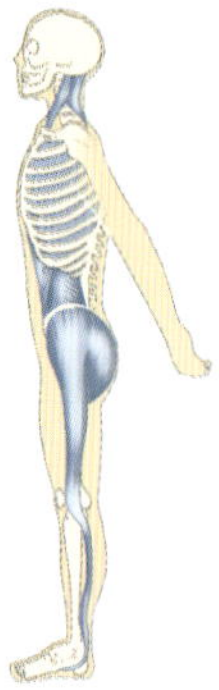

ラテラルライン

朝・昼・晩に行う

1 両足を肩幅ほどに開いて立つ。右手を腰に当て、左手を振り上げて手のひらを内側に向ける。

2 上体を右にできるだけ深めに倒してから1に戻る。12を10回くり返す。

ポイント リズミカルな動作で筋膜をほぐすのがコツ。ラテラルラインを伸ばすことで体のバランスが整う。

反対側も同様に行う

1～2で1セット
×
1日3セット

「体幹ひねり」と「片手ワイパー」を併せて行う。

※写真上の黄色の太線は筋膜ラインを表す。

第3章

「腰痛・ひざ痛・股関節痛が改善」「ねこ背が解消」など「全身連動ストレッチ」実例集

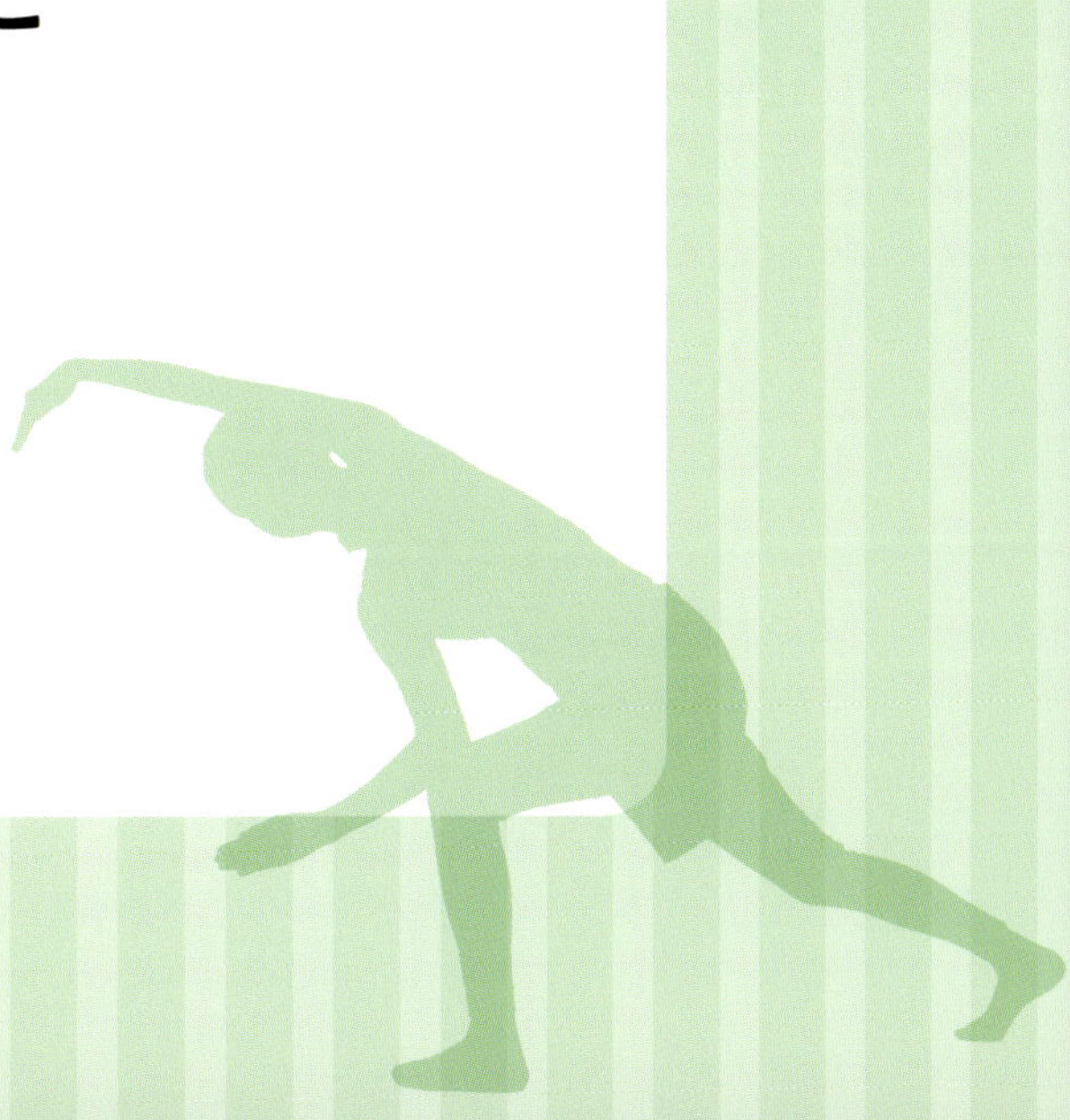

ストレートネックによる
首痛に悩んだが、自ら考案した
「全身連動ストレッチ」と
「首反らし」で治り激痛も消えた

ここでは全身連動ストレッチの症例を紹介します。最初に私自身の体験についてお話ししましょう。

私は10年ほど前、首を動かせないほどの首こり、首痛に悩まされました。レントゲン検査では骨には異常はないものの、ストレートネックの所見が出ていました。自然な首の彎曲《わんきょく》（生理的彎曲）が失われ、頸椎《けいつい》がまっすぐになっていたのです。湿布薬を貼《は》ったり、鎮痛薬を服用したりしても症状は改善しませんでした。

ある日、私は診療放射線技師（レントゲン技師）からセルフケアでストレートネックが改善し首の症状も治まった人がいると聞きました。なぜセルフケアで首の異常が改善したのでしょうか。

当時、私は、自分の背骨を1本の棒のように感じていました。本来、背骨（頸椎もその一部）は椎骨という小さな骨が積み重なって構成されており、一つひとつの椎骨には可動する余裕があります。それなのに背骨を一本の棒として認識しているということは、頸椎を支える筋肉や筋膜（ファシア）が固縮（こわばって固くなること）し、骨どうしがガチガチに固まって動く余裕がなくな

セルフケアでストレートネックが改善

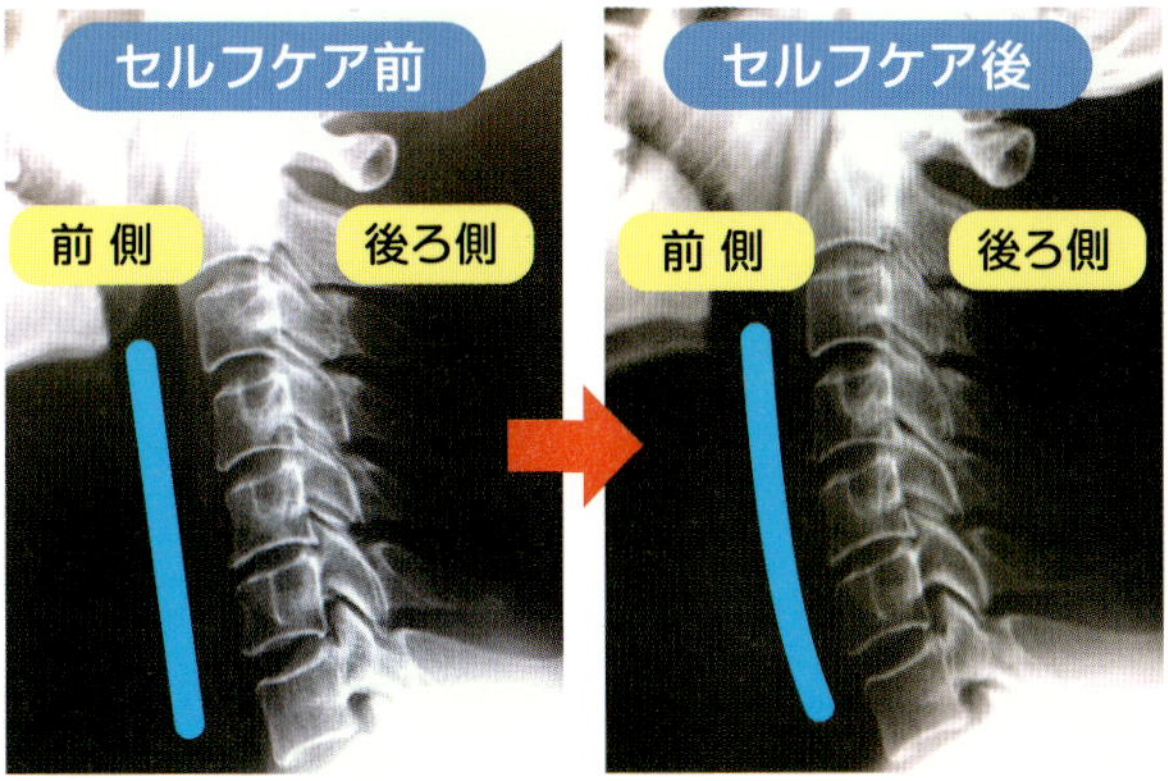

左側のレントゲン写真はストレートネックで首こり、首痛に悩んでいたころの頚椎。首反らし、全身連動ストレッチを行った結果、右側のレントゲン写真のように頚椎の生理的な弯曲が回復して、首の症状も消失した。

っていたからなのでしょう。この状態を改善するためには、レントゲン技師から聞いた人のようにセルフケアを行い、首をほぐすことが肝心です。

そこで私は**固縮した筋肉や筋膜をほぐす「首反らし」（※）を考案**。そのやり方を自分なりに微調整しながら毎日続けました。さらに、首につながる筋膜ラインをストレッチする**「全身連動ストレッチ」**も実行したのです。

ストレッチを続けるうちに、少しずつ首の激痛が和らぎ、鎮痛薬を飲む回数も減っていきました。そして**3週間後に再びレントゲンを撮ると、まっすぐだった頚椎に本来あるべき生理的弯曲が戻っていることが確認できました。たった3週間で変化したのです**。以来、**首のこりや痛みは消失**し、湿布薬、鎮痛薬は不要になりました。

みずからの経験を通じて整形外科領域でのセルフケアの重要性を確信した私は、全身連動ストレッチを患者さんにも積極的に指導するようになったのです。

※首反らしのやり方は75㌻参照

症例報告❶

全身連動ストレッチで股関節唇損傷による股関節痛が2ヵ月で消失し、歩幅が伸び130度まで開脚できた

前田《まえだ》豊彦《とよひこ》さん（81歳・男性）は、高校時代から70歳までマラソンに親しみ、80歳になっても日課の散歩を欠かしませんでした。

しかし、２０２４年に股《こ》関節痛を発症。イスから立ち上がったり、歩きはじめたりするときに特に強く痛むようになったといいます。そこで、私が勤務する病院を受診。レントゲン検査とＭＲＩ（磁気共鳴断層撮影）検査の結果、**股関節唇《しん》（骨盤側の股関節を取り囲む柔らかい軟骨）の損傷による炎症**が確認されたのです。

前田さんは、薬物療法を避けたいと希望していたので、理学療法士と一緒にリハビリテーション（以下、リハビリ）を行うことになりました。さらに、セルフケアとして股関節や骨盤の周囲のファシアを柔軟にする**「全身連動ストレッチ」**を行ってもらったのです。

週2〜3回のペースでリハビリに通い、自宅では全身連動ストレッチを毎日行ったという前田さん。その結果、**痛みが徐々に軽減し、約2ヵ月後には痛みはほとんど消失**したのです。

3ヵ月後の診察では、股関節まわりの硬さがほぐれ、全身が柔軟になり、足の開き、足の上がりが改善されていることや、筋肉量の

股関節が柔らかくなって痛みが消えた

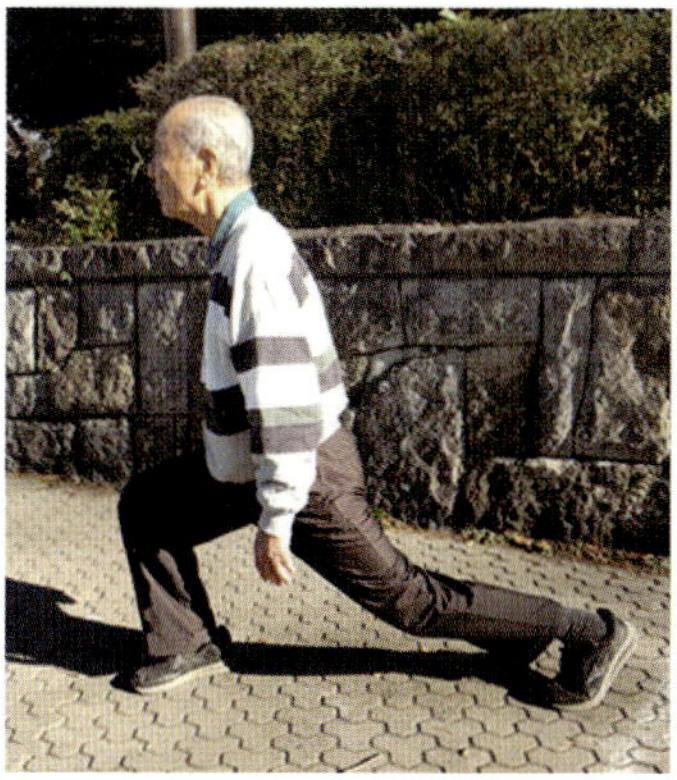

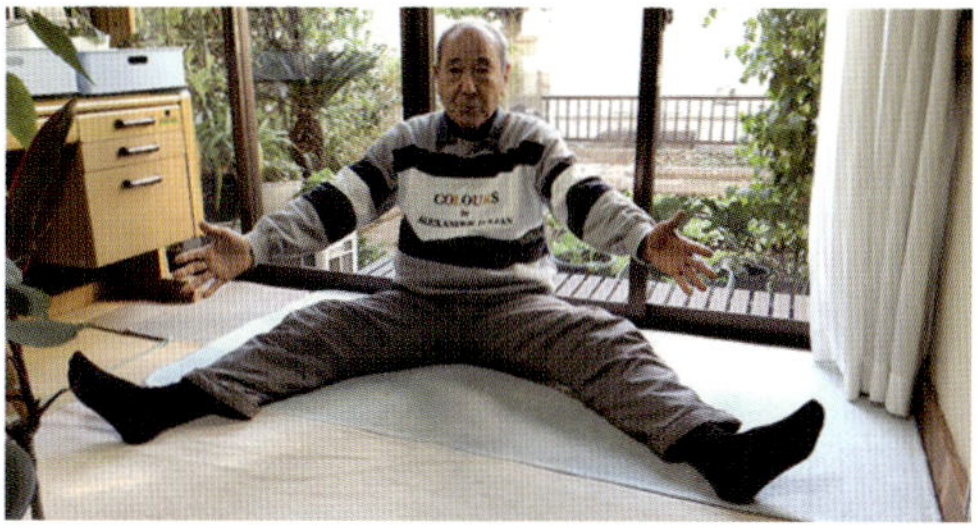

リハビリや全身連動ストレッチを行って、両足を前後、左右に大きく開けるようになった前田さん。股関節痛が再発する兆候もない。

増加が確認できました。そこで、リハビリはいったん終了して、自宅での全身連動ストレッチを続けてもらってようすを見ることにしたのです。

現在、前田さんは良好な健康状態を維持しており、**約1時間半かけて7000~8000歩の距離を歩くことを日課**にしています。少し股関節に違和感を覚えると、歩行のペースを調整するようにしているそうです。

また、股関節が柔らかくなったことで、**座って足を広げたときに130度まで開くようになりました**。おかげで**歩幅も広がり**、歩行距離と万歩計の歩数から計算すると、一歩の幅は75㎝くらいになっています。さらに、歩幅が広がったことで以前よりも**歩行速度がアップ**したといいます。

前田さんは、股関節痛が再発しないように全身連動ストレッチを今も欠かさず行っており、股関節の柔軟性をキープするように努めています。

症例報告❷

ねこ背で首や肩のこりに悩んだが、全身連動ストレッチで背すじをまっすぐ伸ばせるようになり、こりも改善

三好《みよし》和子《かずこ》さん（70代・仮名）は重度のねこ背でした。背すじを伸ばそうと努力してもまっすぐにならず、直立した状態から後ろに足を出すことができないほど体の柔軟性が低下していたのです。

診療を担当した私は、三好さんに「全身連動ストレッチ」「おなか伸ばし」「背中曲げ伸ばし」（※）を行ってもらいました。リハビリテーションのときだけでなく、自宅でも毎日、ストレッチを行うようにすすめたのです。

2カ月後、目に見えてねこ背が改善され、姿勢がよくなった三好さん。背すじをまっすぐに伸ばせるようになったことで首や肩のこりも気にならない程度に軽減しました。さらに、直立姿勢から30㎝ほど後ろに足を出せるようになり、体が柔軟になったことを実感したそうです。

ねこ背改善で首がらくに

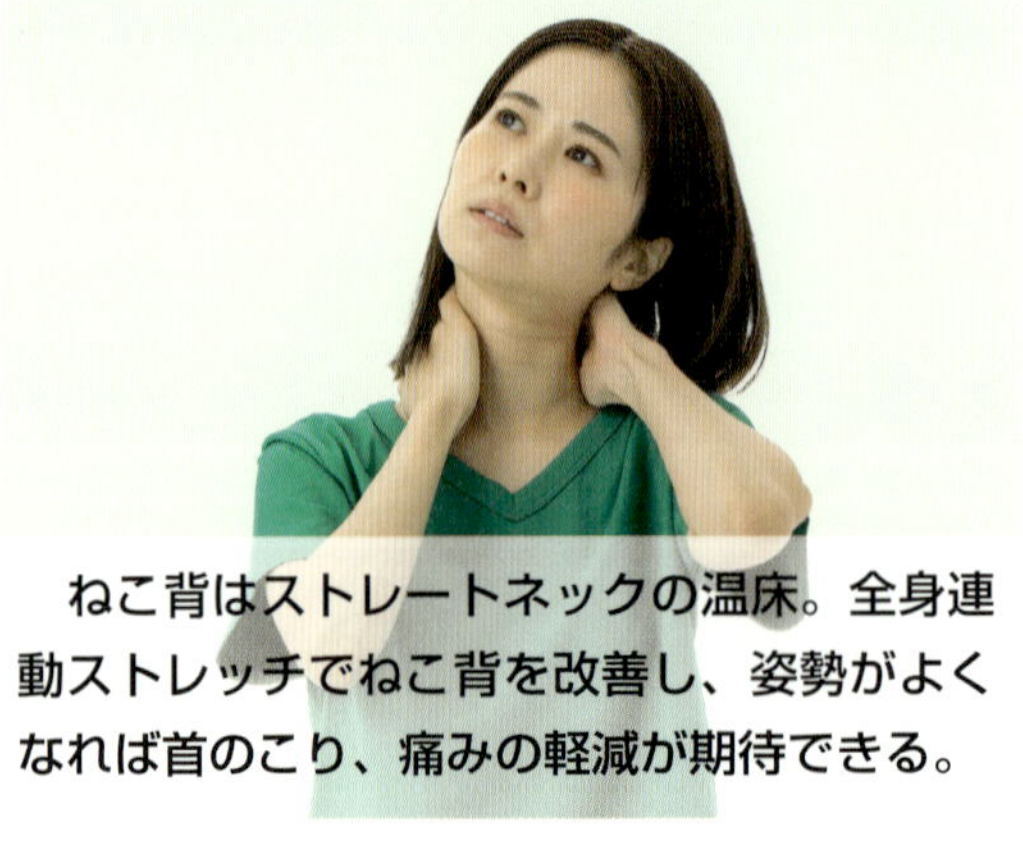

ねこ背はストレートネックの温床。全身連動ストレッチでねこ背を改善し、姿勢がよくなれば首のこり、痛みの軽減が期待できる。

※おなか伸ばしのやり方は111ページ参照、背中曲げ伸ばしのやり方は112ページ参照

症例報告③④

腕を上げられないほどの肩の痛みが全身連動ストレッチで改善し、5ヵ月で痛みなく自由自在に動かせた

生田《いくた》正美《まさみ》さん（76歳・仮名）は、**右肩の痛み**を訴えて来院した患者さんです。**肩の痛みで右腕を上げることができずに困っていました**。レントゲン検査の結果、症状の原因が**ストレートネック**であることが判明。そこで**「全身連動ストレッチ」**を毎日自宅で行ってもらい、週1回のリハビリテーションで首の牽引《けんいん》や温熱療法を実施しました。すると、**5ヵ月後には肩の痛みが完治。右腕が自由に動くようになり、家事をするのにも支障がなくなったそうです**。

後藤《ごとう》明美《あけみ》さん（70歳・仮名）は、**ひざ痛**を訴えて来院しました。ひざ痛がひどく、**自宅での階段の上り下りも大変**とのこと。後藤さんは**ねこ背**で姿勢が悪く、それがひざに悪影響を及ぼしていることが推察されました。そこで、**「全身連動ストレッチ」「ひざ裏伸ばし」（※）**を指導し、姿勢の改善とひざ周辺の筋膜ラインの固縮の解消をめざしたのです。すると、**背中の丸みが徐々に改善。3ヵ月後には、ひざの痛みが軽くなり、階段の上り下りもつらくなくなりました**。ひざ痛はまだ完全に治っていませんが、「買い物や旅行が楽しくなった」と後藤さんは喜んでいます。

※ひざ裏伸ばしのやり方は64ページ参照

症例報告⑤⑥

全身連動ストレッチで姿勢がよくなって股関節の痛みも解消し、朝の速歩や趣味の社交ダンスを満喫

田《た》中《なか》正樹《まさき》さん（50歳・仮名）は、6年前に整形外科で**股《こ》関節インピンジメント**（股関節内で骨どうしが衝突して関節唇《しん》や軟骨を損傷する疾患《しっかん》）と診断されました。**股関節の痛み**に悩まされ、2年前に私が勤務する病院を受診しました。担当医となった私は、**「全身連動ストレッチ」「3Dジグリング」「とんがり体操」（※）**などをはじめとする運動療法を指導。その結果、**1年後には股関節の骨嚢《のう》胞《ほう》（体液などがたまった袋状のもの）が薄くなり痛みをほとんど感じなくなった**のです。おかげで、**朝に速歩をしたり、趣味の社交ダンスを楽しめるようになった**といいます。

小《こ》森《もり》貴子《たかこ》さん（73歳・仮名）は、**骨粗《そ》鬆《しょう》症によるねこ背**が原因で体の前面にある筋膜ライン（フロントライン）が固縮し、**腰痛**に悩まされていました。そこで、理学療法士と一緒に**「全身連動ストレッチ」「とんがり体操」「おなか伸ばし」（※）**を実行し、自宅でもセルフケアとして励んでもらったのです。すると、**3カ月後に家族から「姿勢がよくなった」といわれるようになり、腰痛も改善**。足腰がらくになって、毎朝の散歩が日課になったそうです。

※3Dジグリングのやり方は70ページ参照、とんがり体操のやり方は56ページ参照、おなか伸ばしのやり方は111ページ参照

第4章

股関節痛・ひざ痛・こむら返りなど病気の症状別に効く！「全身連動ストレッチ」の効果をさらに高める症状別・消痛ストレッチ一覧

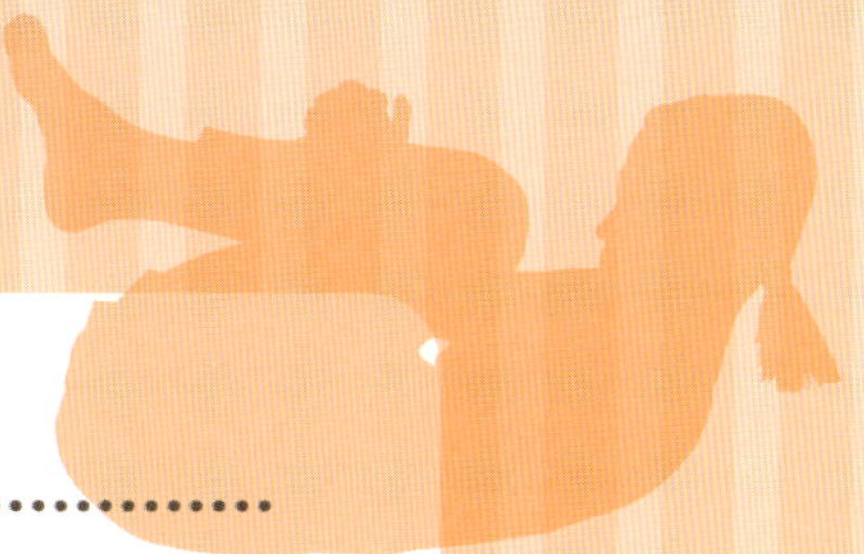

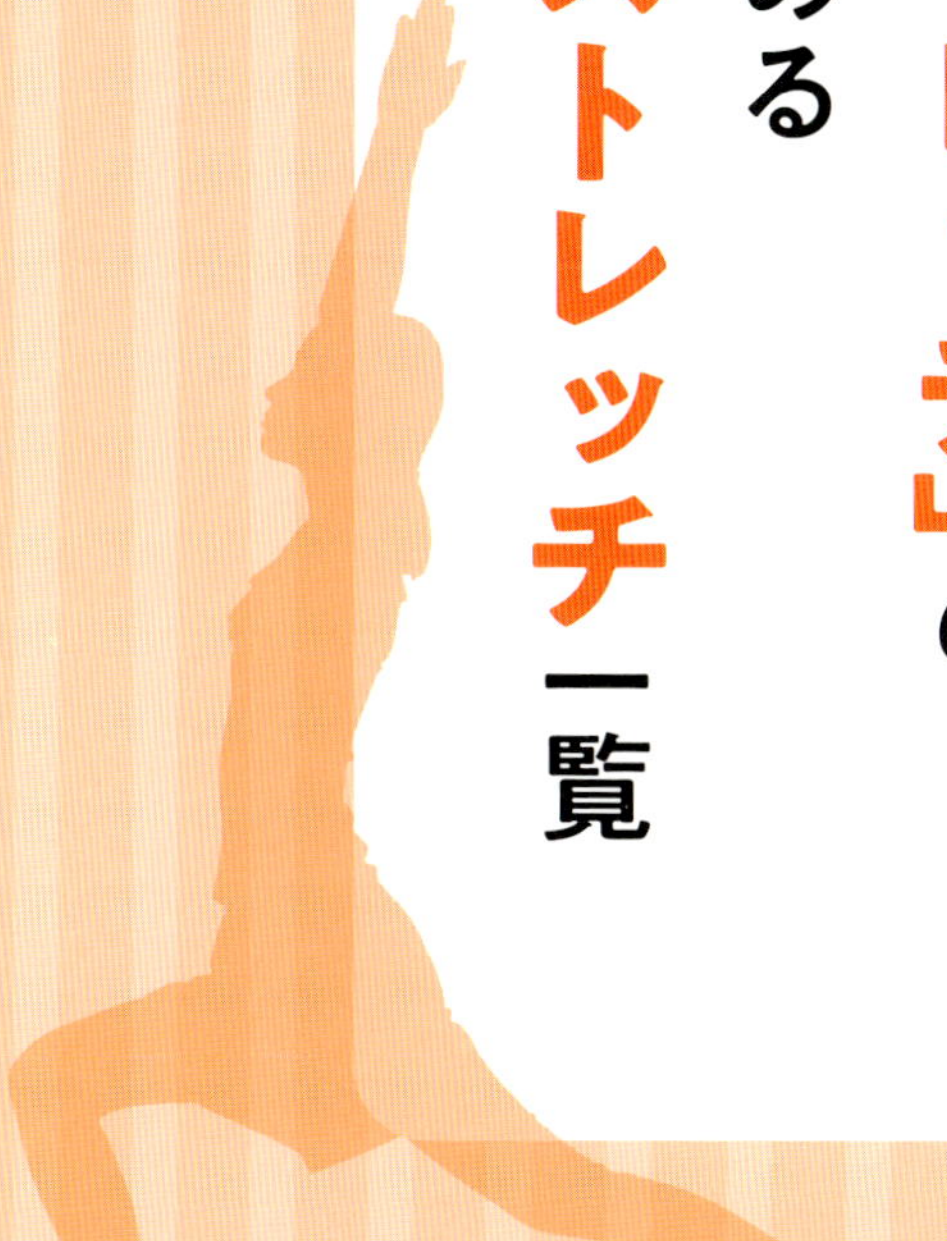

関節の可動域には個人差があり、ストレッチを行うさいは「現在の可動域」＋10度、＋20度という目標を立てるといい

関節の可動域は関節ごとに異なり（31ページ参照）、個人差もあります。生まれつき体の柔らかい人もいれば硬い人もいるので、関節の可動域は人それぞれです。また、先天的に可動域の広い関節過可動性（二重関節）の人や、幼い頃から特別な訓練をしてきた人であれば１８０度開脚なども簡単にできますが、今までそうした訓練をしてこなかった人が可動域をいきなり広げようと無理をしたら、関節を傷めてしまうことになりかねません。

ストレッチで**ケガなく関節の可動域を広げる**には、**「少しずつでもいいので毎日行うこと」**と**「過剰な目標は立てないこと」**が大切です。例えば、「3ヵ月で今よりも＋10度広がるようにする」「半年であと＋20度」というように**小さな目標を設定**するのです。そして、体の変化を確認しながら、少しずつできる範囲の目標を立てて行うといいでしょう。

あなたの症状にどんなストレッチが効くかすぐわかる！ 症状別ストレッチ一覧

症状別ストレッチ一覧

症状	ターゲット	効果的なストレッチ
腰痛①	ねこ背、骨粗鬆症、後弯症などによるフロントラインの固縮	とんがり体操……56㌻ おなか伸ばし……58㌻ 腸腰筋伸ばし……59㌻
腰痛②	脊柱管狭窄症や腰椎椎間板ヘルニアなどによるバックラインの固縮	だんご虫ストレッチ……60㌻ 壁押し背中伸ばし……62㌻
ひざ痛	変形性膝関節症などによるハムストリングスを中心としたバックラインの固縮	ひざ裏伸ばし……64㌻ 壁押し背中伸反らし……66㌻
股関節痛	変形性股関節症などによるフロントライン・ラテラルラインの固縮	体側ストレッチ……68㌻ 3Dジグリング……70㌻ パカパカ体操……72㌻
首痛	ストレートネックや頚椎症による首周囲のバックライン・ラテラルラインの固縮	首倒し（前屈）……73㌻ 首倒し（側屈）……74㌻ 首反らし……75㌻
肩こり・肩の痛み	四十肩や背部痛、巻き肩などの姿勢からくるアームラインの固縮や肩甲骨につながるスパイラルラインの固縮	両手ねじり……76㌻ タオル引き……78㌻ 四十肩ストレッチ……80㌻ （肩の上げ下げ・腕ブラブラ・肩甲骨回し・腕支え上げ・段階的胸反らし）
足裏痛・こむら返り	こむら返りや足底腱（筋）膜炎などによるバックライン（ふくらはぎ・足裏周辺）の固縮	足裏ボール……85㌻ ふくらはぎ2段階伸ばし…86㌻ 足じゃんけん……87㌻
O脚・X脚・外反母趾	骨盤の後傾・前傾、体幹バランスの崩れで起こるスパイラルラインの固縮	すね伸ばし……88㌻ 開脚ひねり……89㌻ ひざ立て上体ひねり……90㌻
手指・ひじの痛み	ヘバーデン結節やテニスひじなど腕や手指の酷使や炎症によるアームラインの固縮	胸反らし……91㌻ 小胸筋ストレッチ……92㌻ 手首曲げ……93㌻ ヘバーデン・ストレッチ 94㌻ （指押し・全指ローリング・指輪っか）

ここからは、筋膜ラインや局所的な筋膜を考慮し、効率よく効果を得られるよう配慮した、症状別に効果的なストレッチを紹介します。

上の一覧を参考に、各ストレッチを試してみてください。

腰痛①（フロントラインを伸ばすストレッチ）

ねこ背や骨粗《そ》鬆《しょう》症で背骨が曲がる後《こう》弯《わん》症などが原因の腰痛は、体の前面にあるフロントラインの固縮を解消するストレッチが有効です。

- **とんがり体操**（56ページ）
- **おなか伸ばし**（58ページ）
- **腸腰筋伸ばし**（59ページ）

筋膜ライン
ここが伸びる!

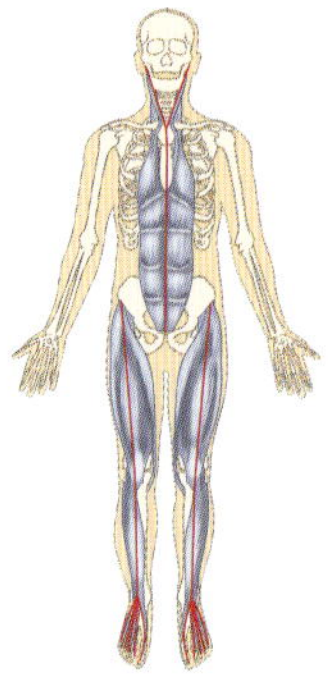

フロントライン

とんがり体操

1

足を肩幅に開いて、背すじを伸ばして立つ。

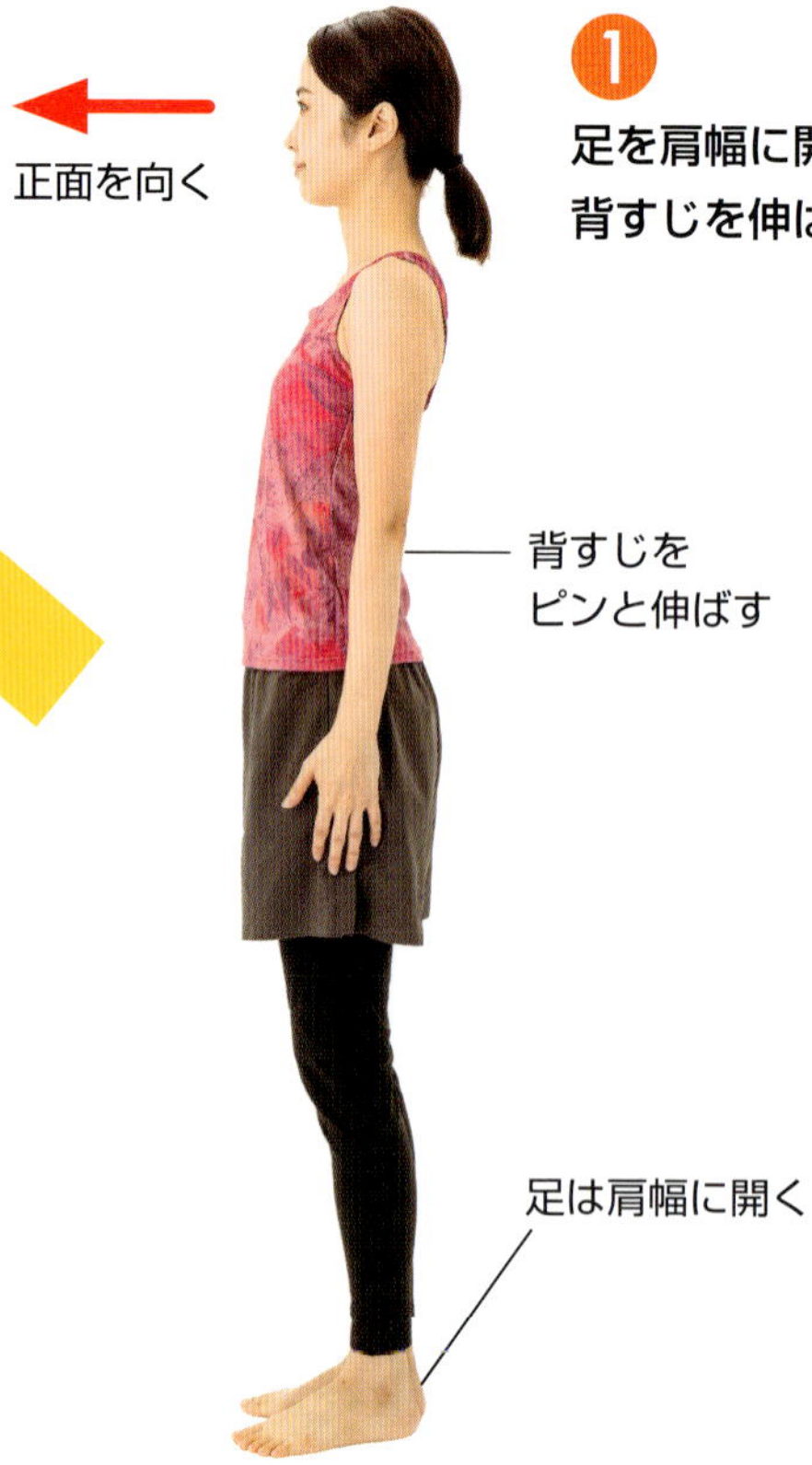

正面を向く
背すじをピンと伸ばす
足は肩幅に開く

ストレッチを行うときの注意

ストレッチは無理のない範囲で行うこと。強く痛むほど伸ばさず、痛気持ちいいくらいの範囲で行うようにして、途中で痛みなどが生じたら中止する。

病気のある人は、かかりつけの医師に相談してから行うようにする。

❷ 両手のひらを頭の上で合わせて垂直にピンと伸ばし、同時に左足をできるだけ前に大きく踏み出す。

❸ 踏み出した足のひざを曲げて、腰を落とす。このとき、顔は斜め上に向ける。ひざは踏み出した足の指先あたりまで出し、20秒間キープする。

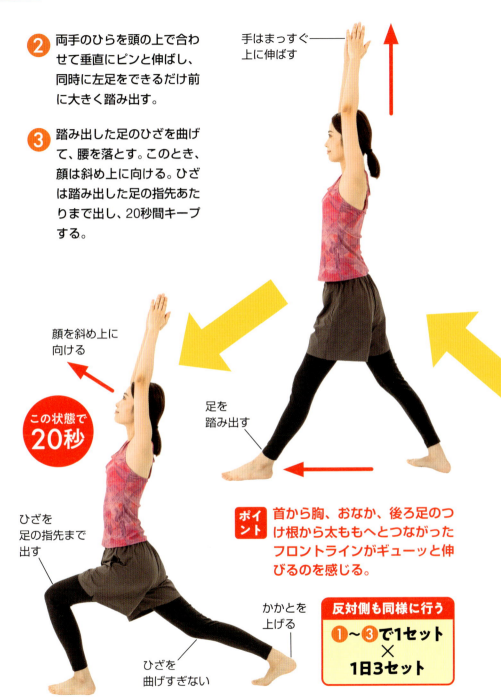

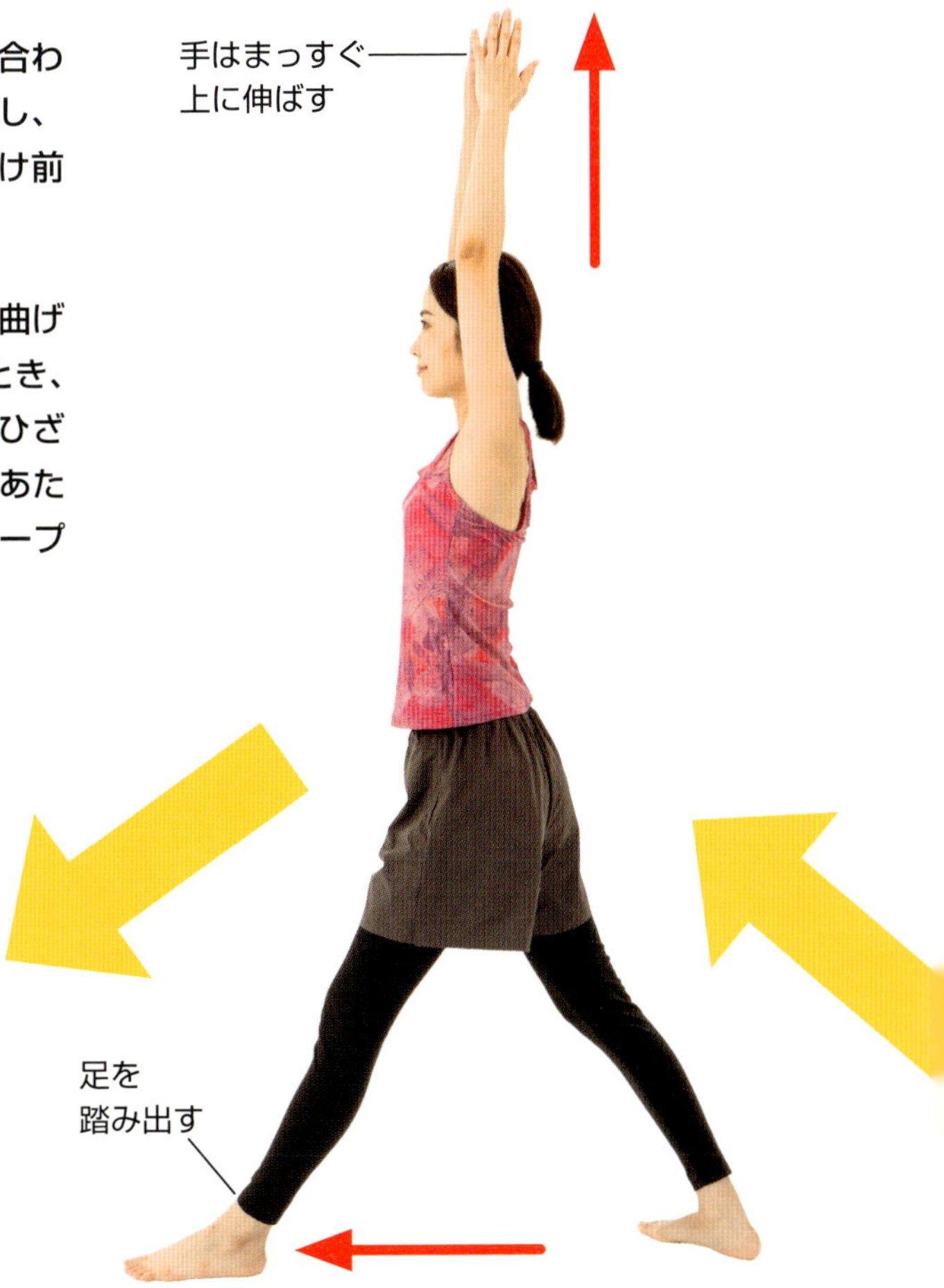
手はまっすぐ
上に伸ばす
足を
踏み出す

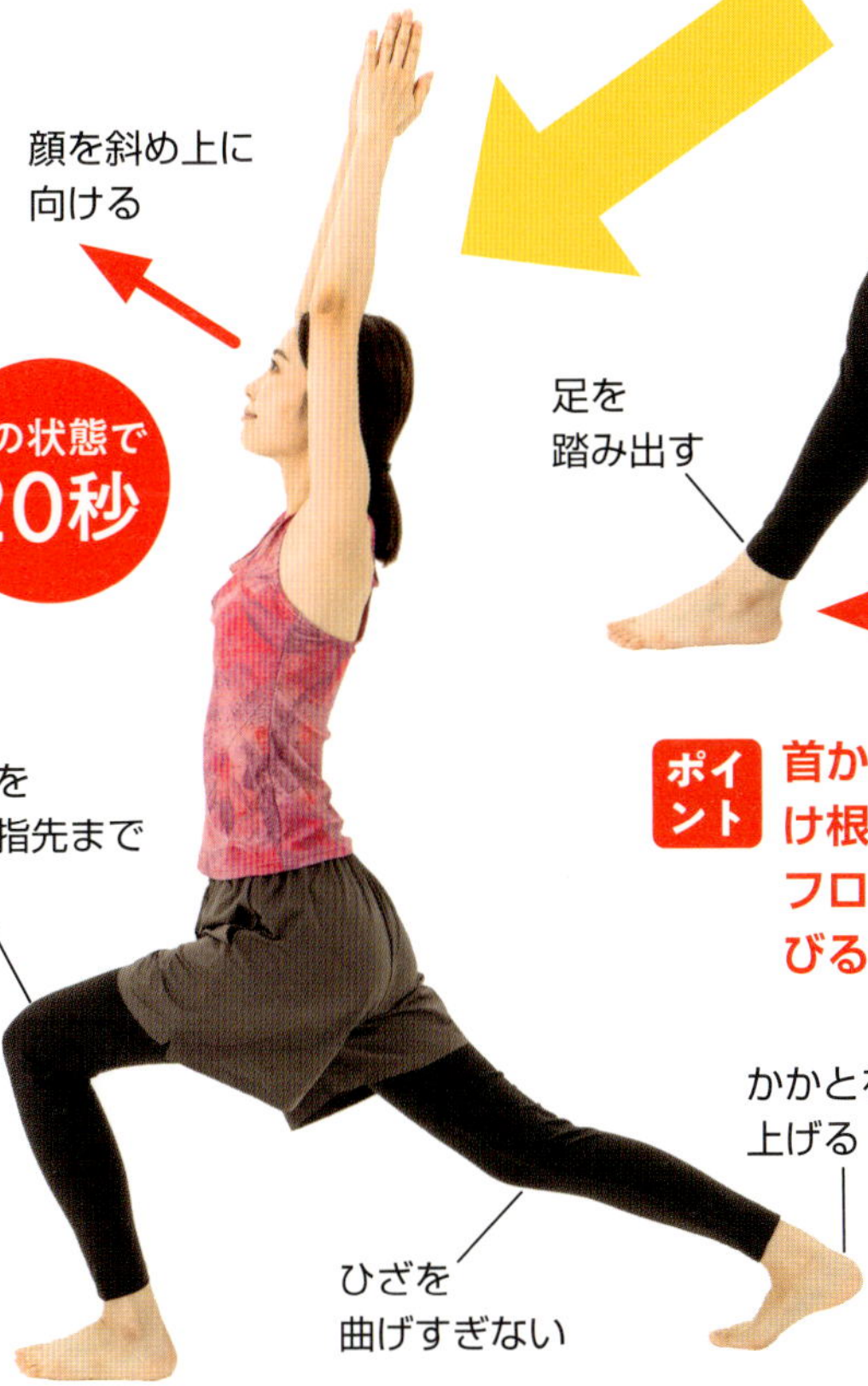
顔を斜め上に
向ける
この状態で
20秒
ひざを
足の指先まで
出す
ひざを
曲げすぎない
かかとを
上げる

ポイント 首から胸、おなか、後ろ足のつけ根から太ももへとつながったフロントラインがギューッと伸びるのを感じる。

反対側も同様に行う

❶～❸で1セット
×
1日3セット

おなか伸ばし

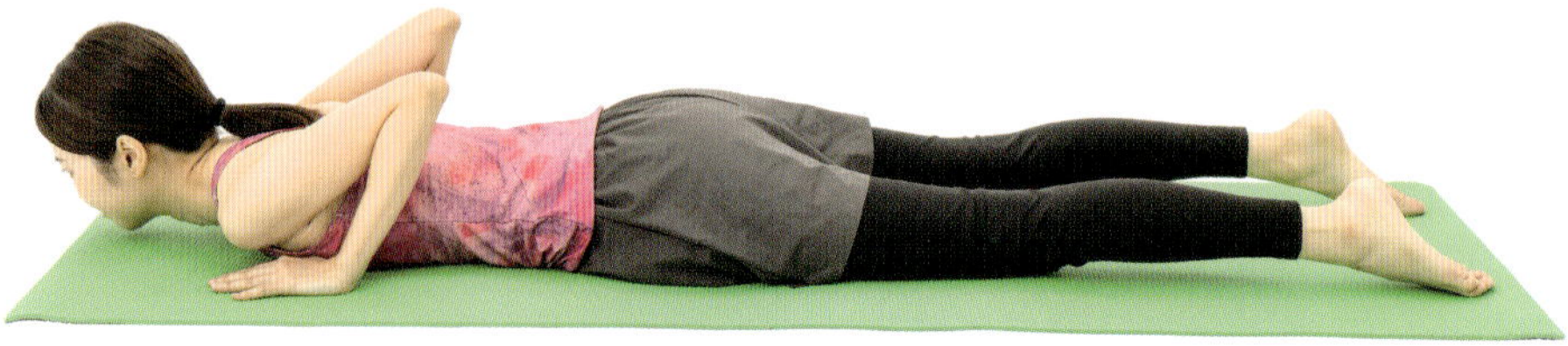

❶ うつぶせになり、足を肩幅に開く。
両手を床につけて、上半身を腕の力で持ち上げる。

あごを引いて
顔は正面を向く

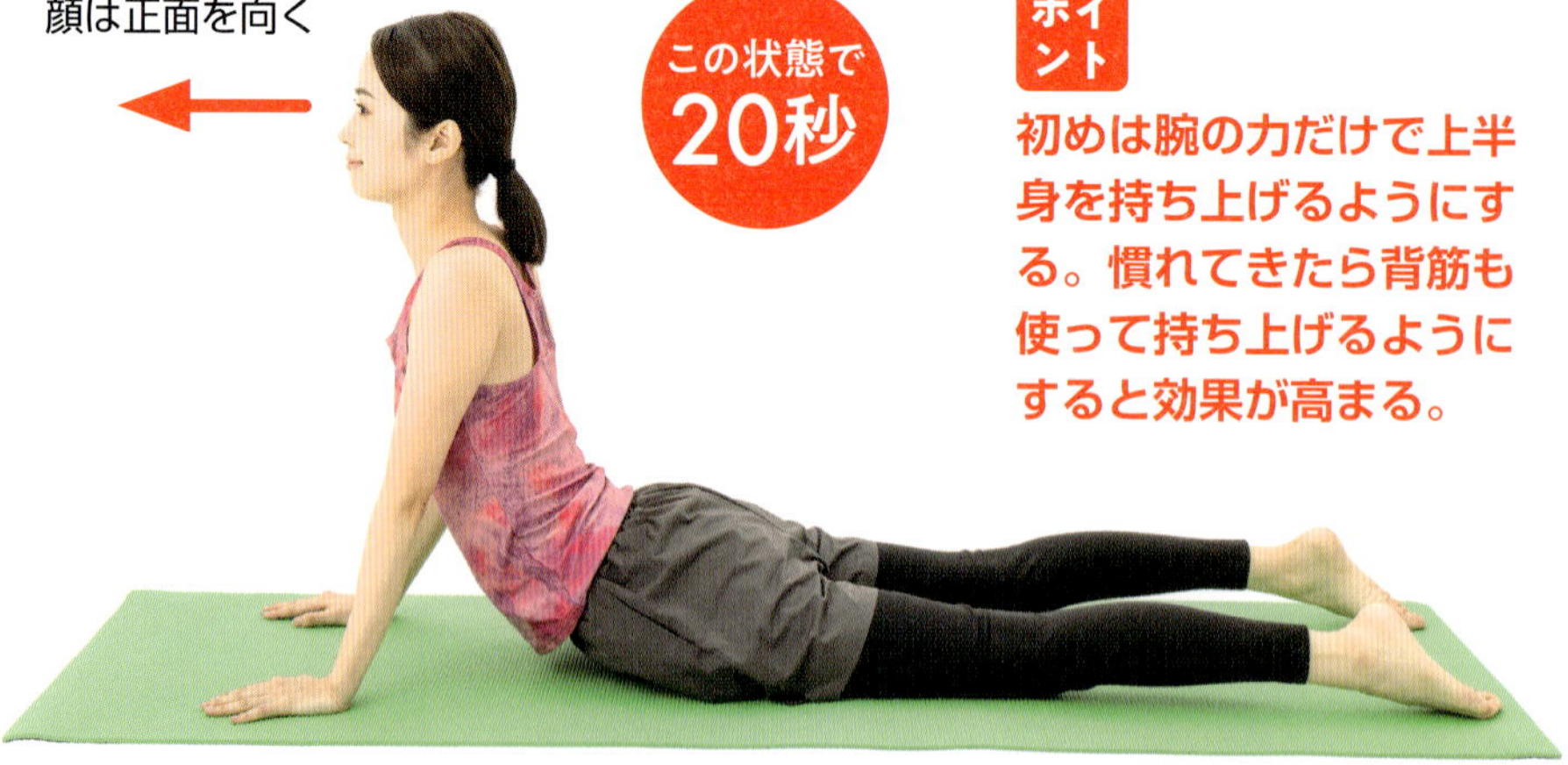

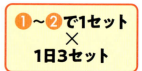

この状態で
20秒

ポイント

初めは腕の力だけで上半身を持ち上げるようにする。慣れてきたら背筋も使って持ち上げるようにすると効果が高まる。

❷ 腕をピンと伸ばして胸を張り、
顔は正面に向ける。
この状態で20秒間キープする。

❶～❷で1セット
×
1日3セット

腰を反らすと痛む人の場合

腸腰筋伸ばし

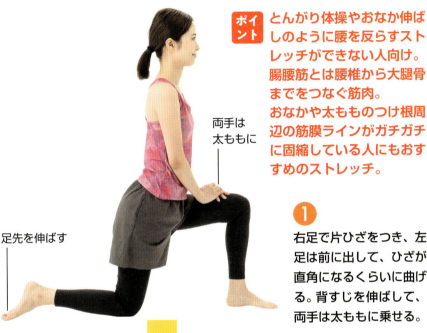

ポイント とんがり体操やおなか伸ばしのように腰を反らすストレッチができない人向け。腸腰筋とは腰椎から大腿骨までをつなぐ筋肉。
おなかや太ものつけ根周辺の筋膜ラインがガチガチに固縮している人にもおすすめのストレッチ。

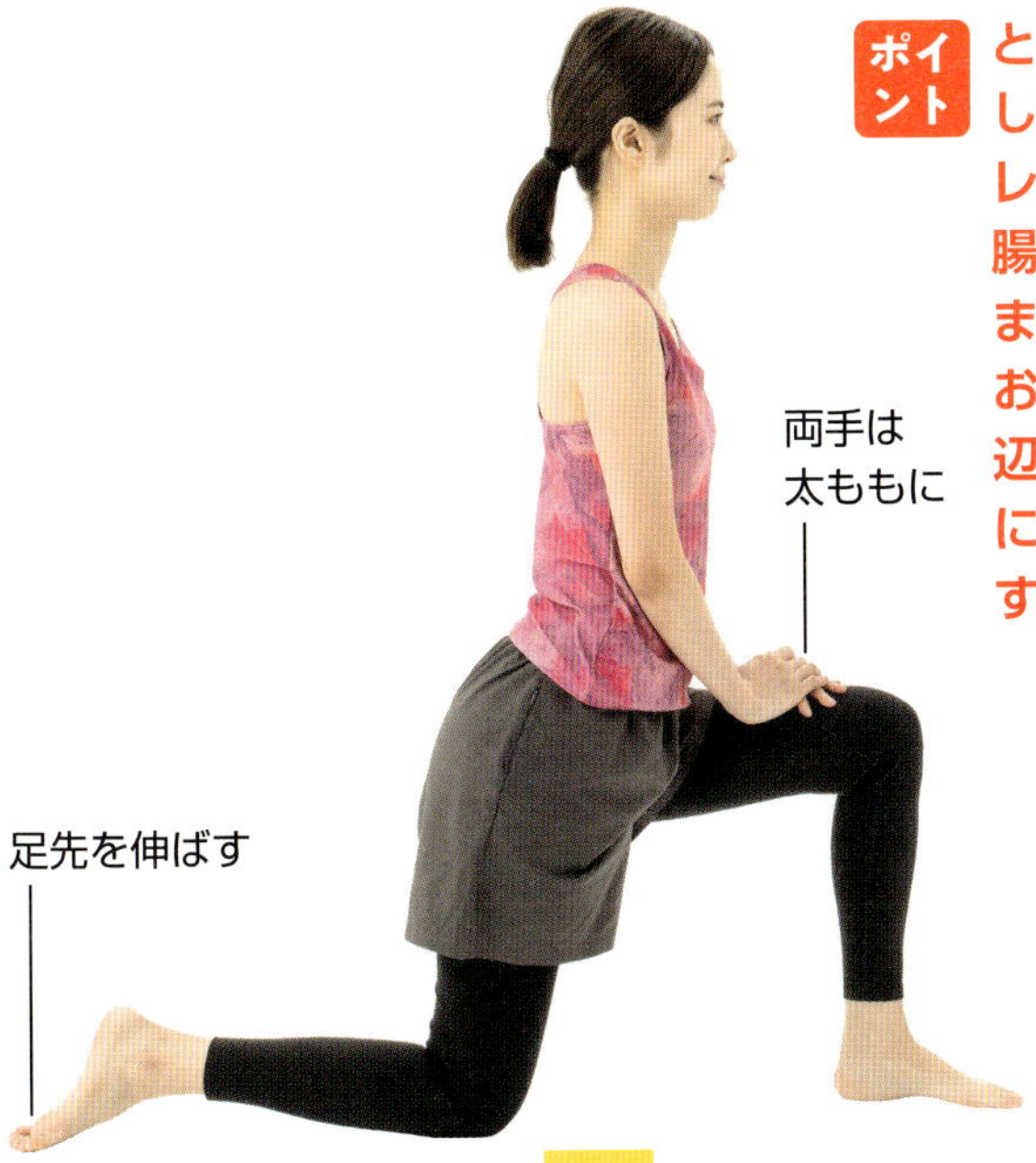
両手は
太ももに
足先を伸ばす

1

右足で片ひざをつき、左足は前に出して、ひざが直角になるくらいに曲げる。背すじを伸ばして、両手は太ももに乗せる。

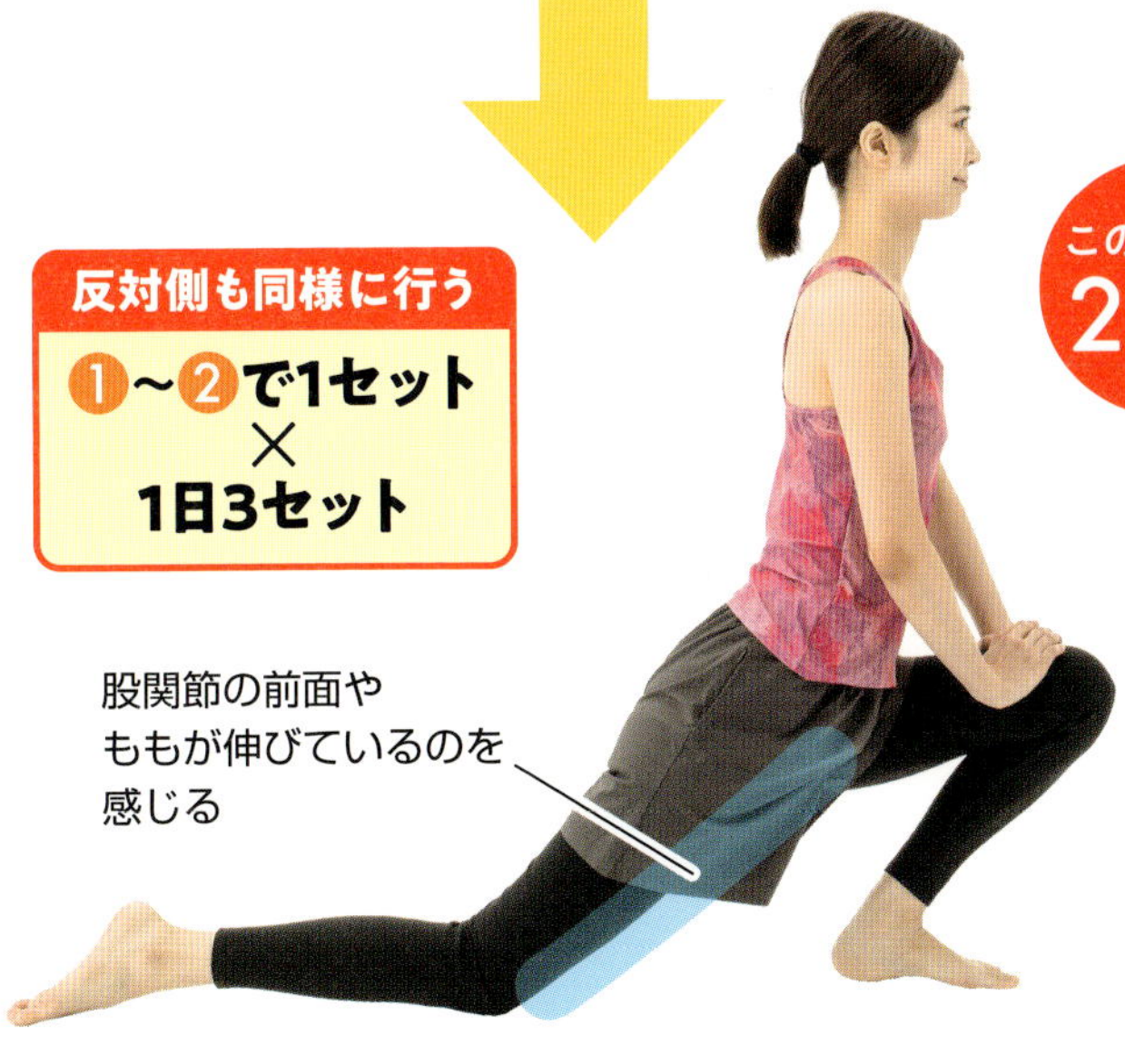
股関節の前面や
ももが伸びているのを
感じる

この状態で20秒

2

上体を前にゆっくり出して、腸腰筋を伸ばしていく。痛気持ちいいくらいまで伸ばしたら、20秒間キープする。

反対側も同様に行う

**1〜2で1セット
×
1日3セット**

腰痛②（バックラインを伸ばすストレッチ）

腰部脊柱管狭窄《せきちゅうかんきょうさく》症などによる腰痛の人は、体の背面側が固縮していることが多いため、バックラインの固縮を解消するストレッチが向いています。腰痛だけでなく背中から肩・首にかけての痛みやこりを併発することもあるので、ストレッチでバックライン全体を柔軟にするように心がけましょう。

筋膜ライン
ここが伸びる!

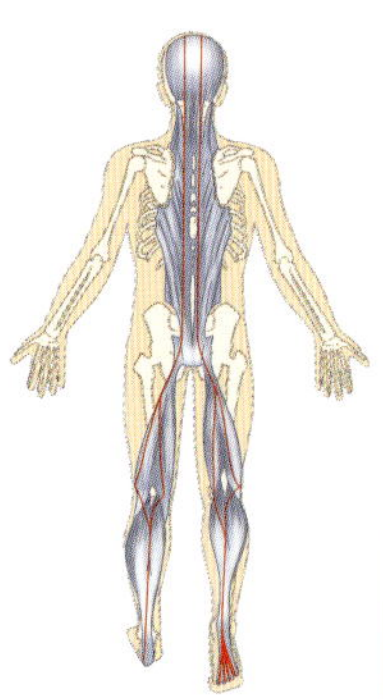

バックライン

- **だんご虫ストレッチ**（60ページ）
- **壁押し背中伸ばし**（62ページ）

だんご虫ストレッチ

ポイント 首の後ろから背中、腰、お尻、太ももの裏へとつながるバックラインがギューッと伸びるのを感じながら行う。

注意
腰を曲げると痛む人やしびれる人は無理に行わないこと。

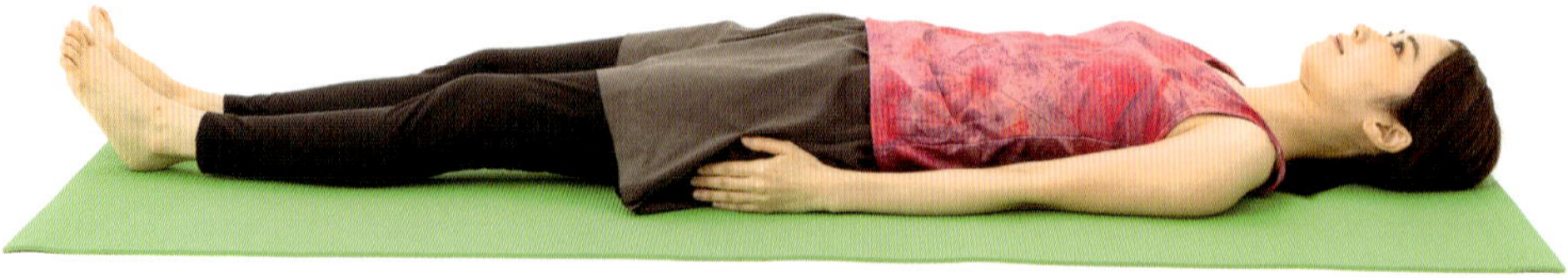

1 床の上であおむけになる。
まっすぐに寝ると腰が痛む人は、ひざを軽く曲げる。

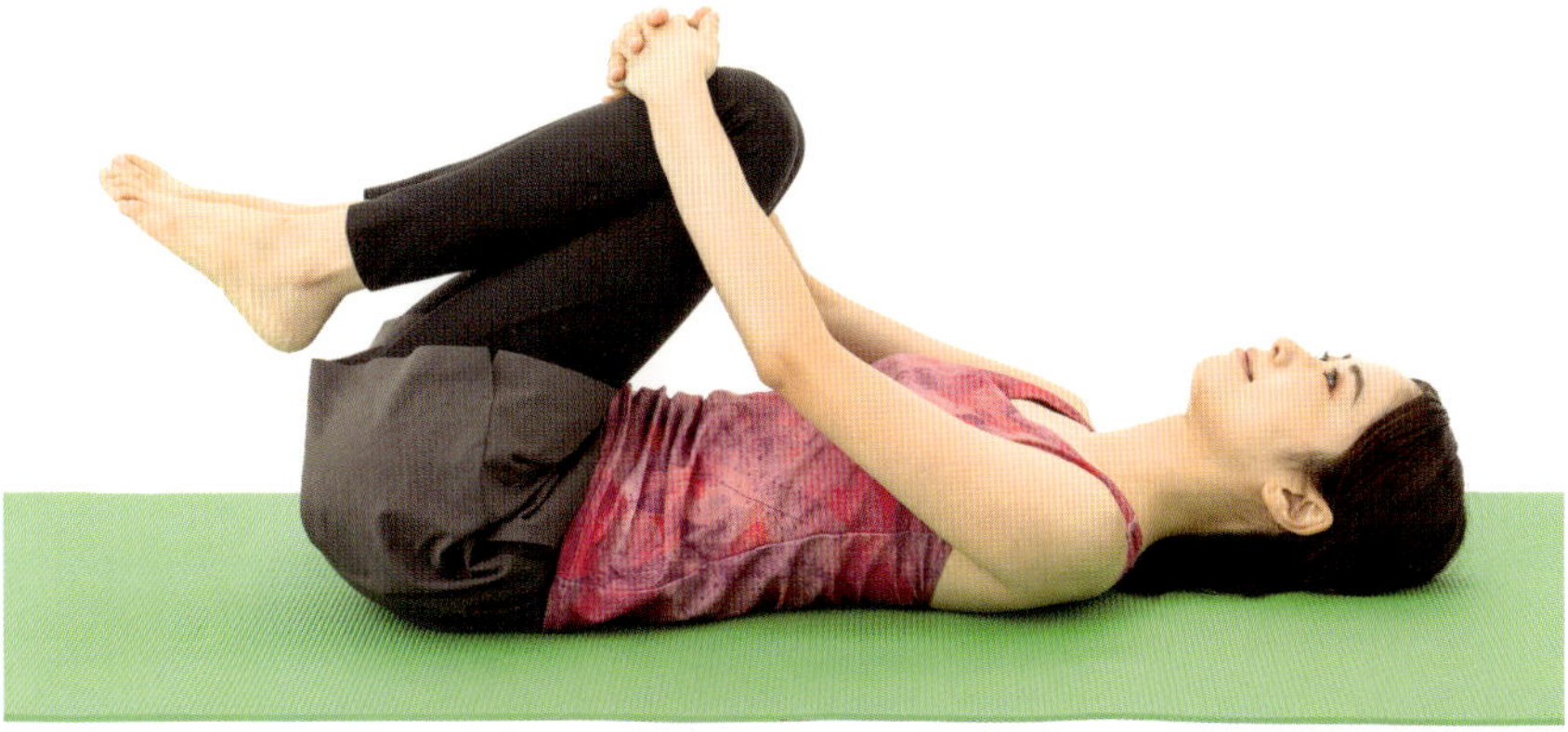

2 ひざを胸のほうにゆっくり引き寄せて、両手でひざを抱える。

この状態で20秒

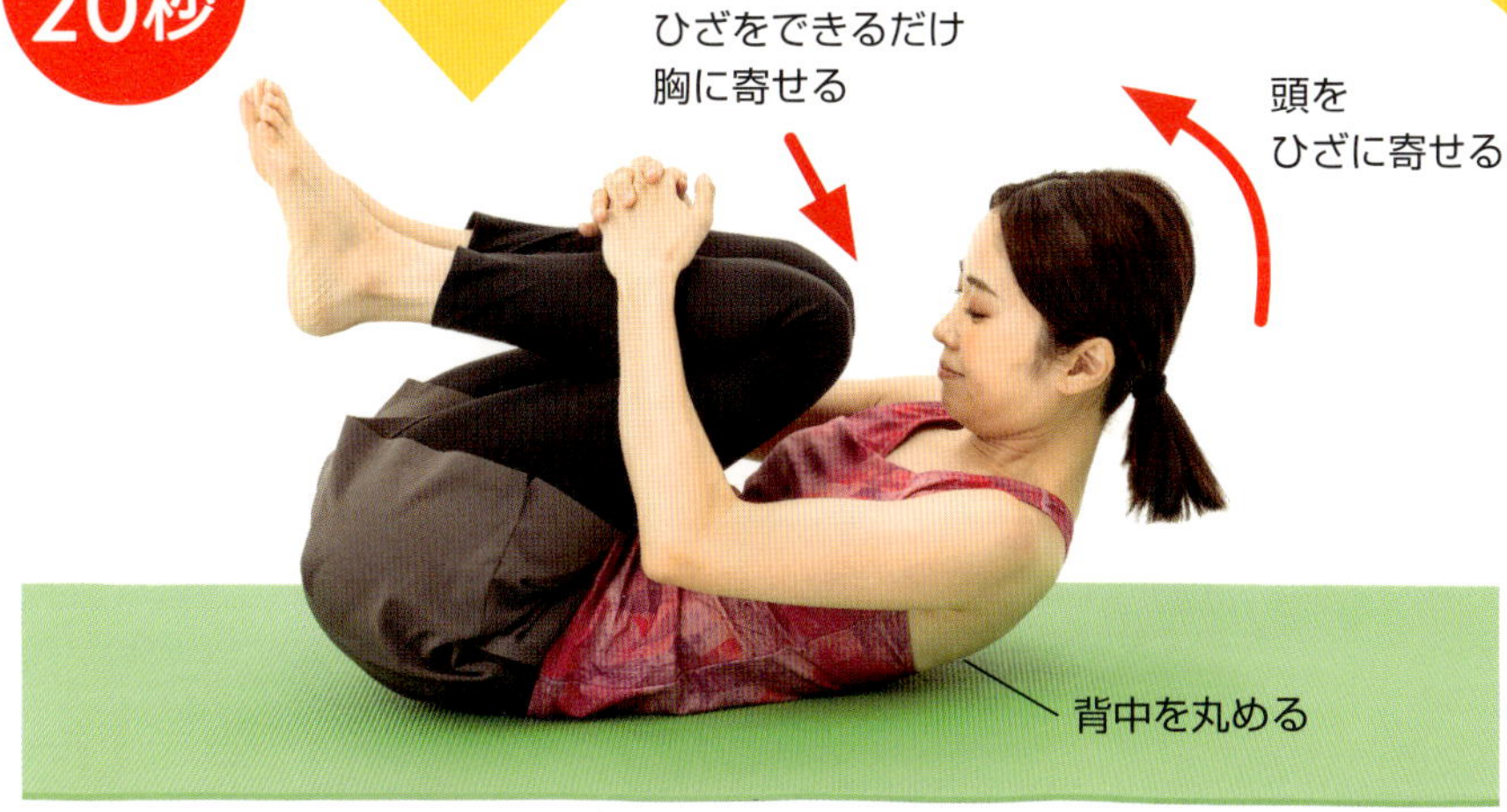
ひざをできるだけ
胸に寄せる
頭を
ひざに寄せる
背中を丸める

3 ひざを抱えたまま、両手でひざをグッと胸のほうに引き寄せる。同時に頭を上げて顔をひざのほうにできるだけ寄せ、20秒間キープする。

反対側も同様に行う

**1～3で1セット
×
1日3セット**

壁押し背中伸ばし

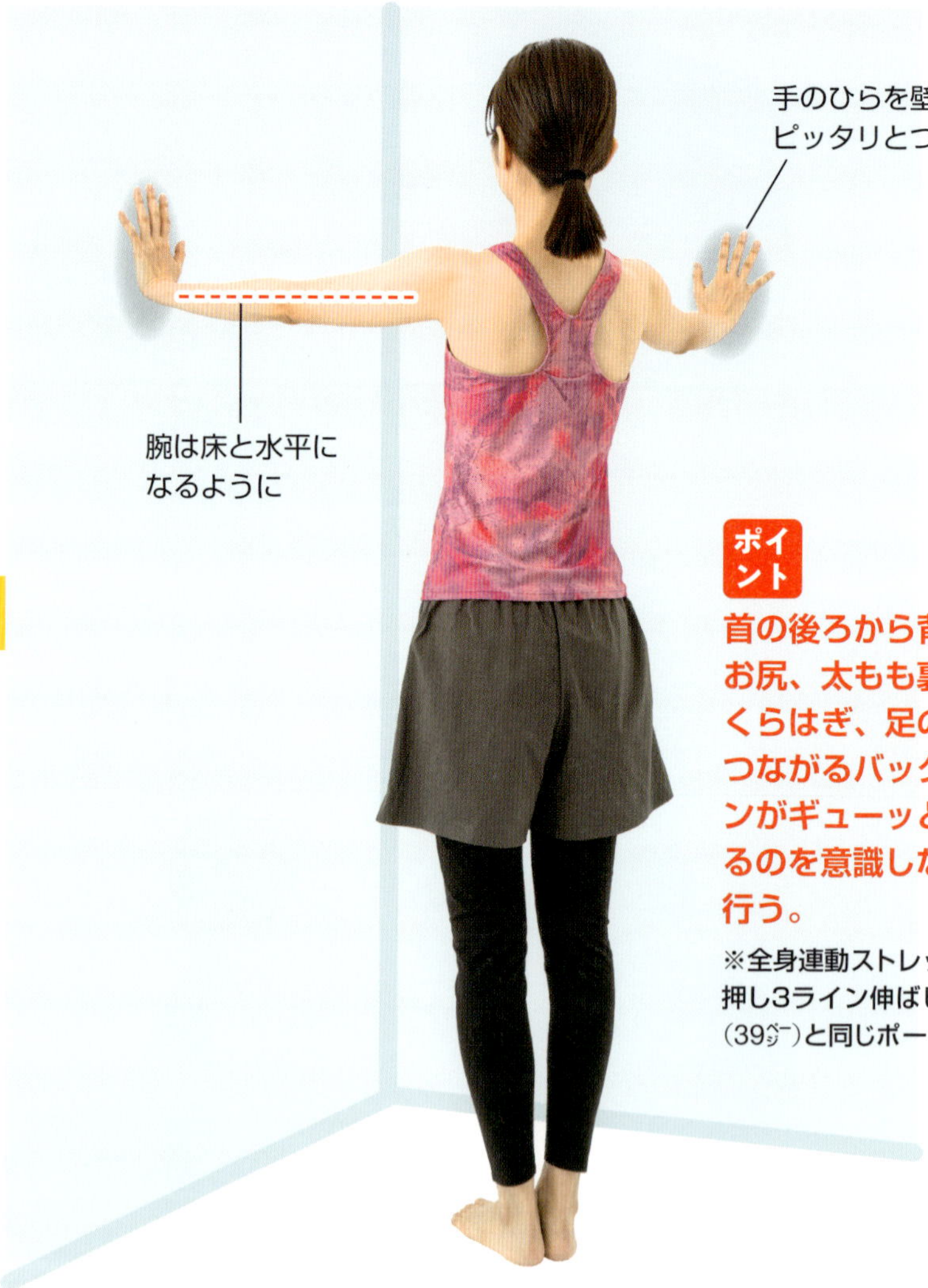
手のひらを壁に
ピッタリとつける
腕は床と水平に
なるように

ポイント

首の後ろから背中、お尻、太もも裏、ふくらはぎ、足の裏につながるバックラインがギューッと伸びるのを意識しながら行う。

※全身連動ストレッチ「壁押し3ライン伸ばし」の❹（39㌻）と同じポーズ。

1 壁が直角に交わっている部屋の角（コーナー）に向かって立ち、右側の壁に右手を、左側の壁に左手をつく。このとき、手のひらは肩と同じくらいの高さで壁につき、両ひじはまっすぐに伸ばす。

反対側も同様に行う

**①～②で1セット
×
1日3セット**

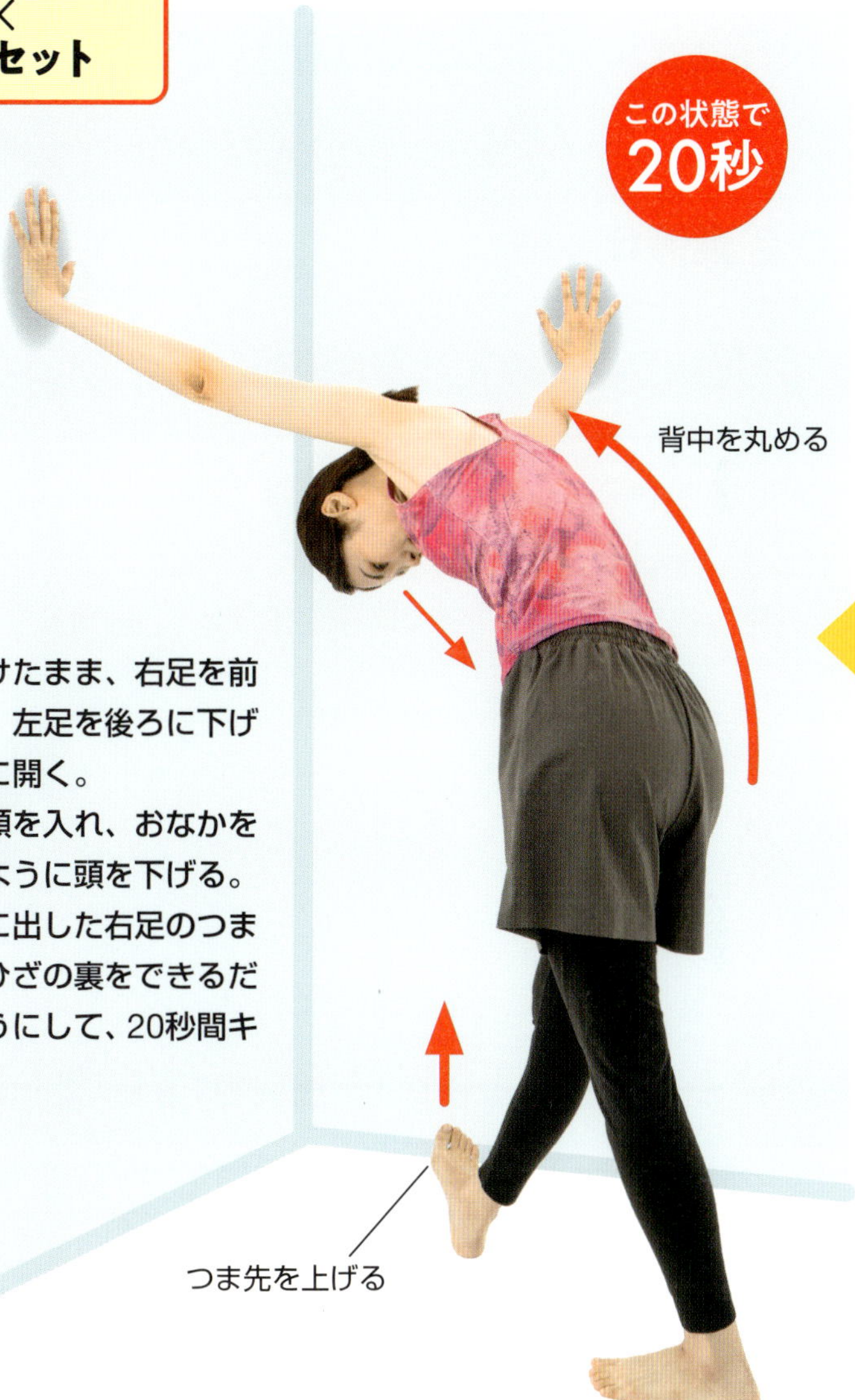
この状態で
20秒
背中を丸める
つま先を上げる

②

壁に手をつけたまま、右足を前に踏み出し、左足を後ろに下げて足を前後に開く。

両腕の間に頭を入れ、おなかをのぞき込むように頭を下げる。

さらに、前に出した右足のつま先を上げ、ひざの裏をできるだけ伸ばすようにして、20秒間キープする。

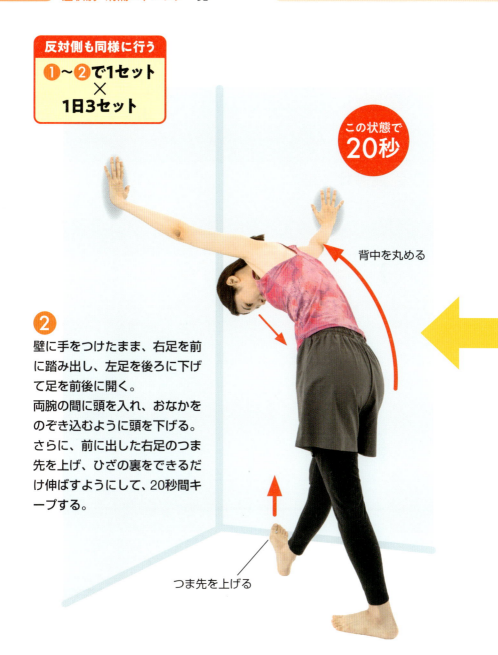

変形性膝《ひざ》関節症などによるひざの痛みに悩んでいる人は、ひざ裏や太もも裏のハムストリングスにつながるバックラインの固縮を解消することで痛みを軽減できます。

筋膜ライン
ここが伸びる!

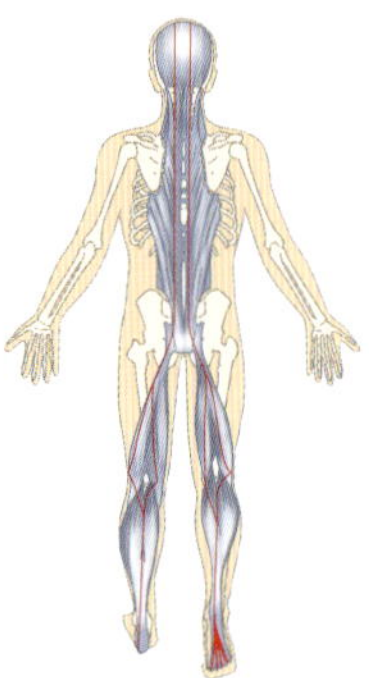

バックライン

- **ひざ裏伸ばし**(64ページ)
- **壁押し背中反らし**(66ページ)

ひざ裏伸ばし

1 大きめのタオルを巻いて棒状にする。床に座って足を前に伸ばし、左ひざの下に巻いたタオル棒を置く。

ポイント タオルは直径 10cmくらいになるように巻く。

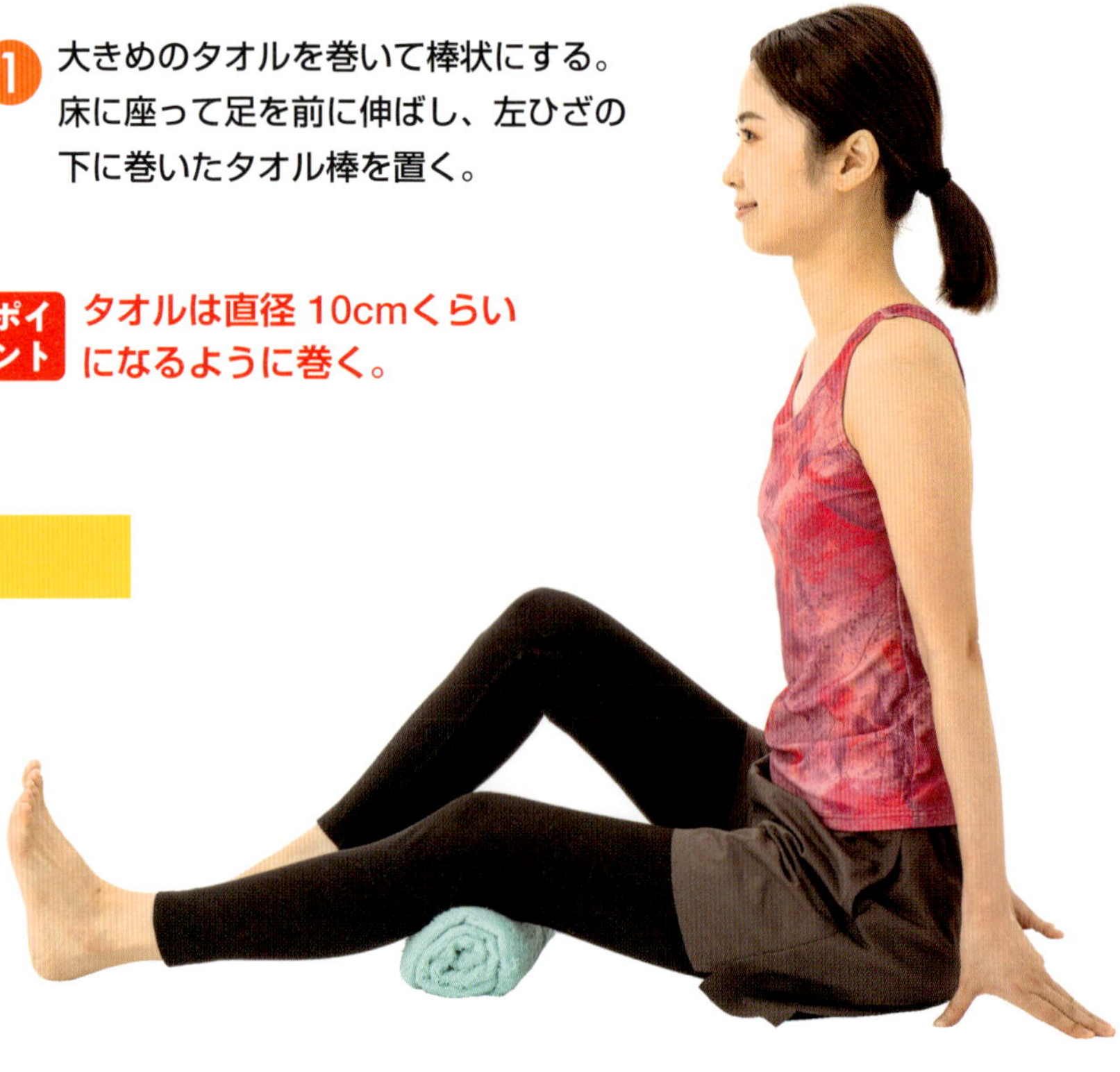

●イスに座って行う場合●

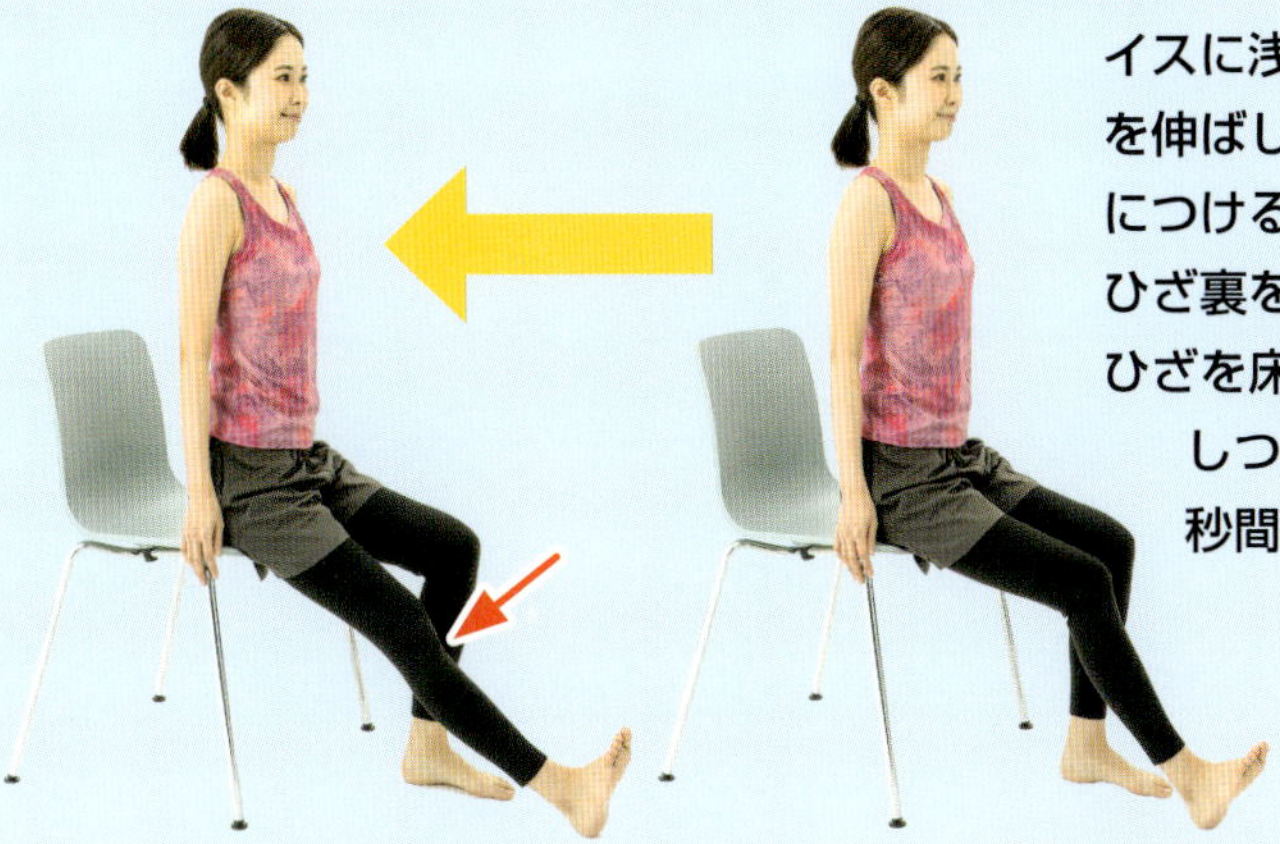

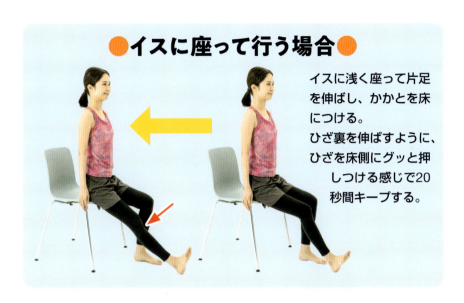

イスに浅く座って片足を伸ばし、かかとを床につける。
ひざ裏を伸ばすように、ひざを床側にグッと押しつける感じで20秒間キープする。

2 ひざでタオルをつぶすよう、上から下に向かって押しつけて、20秒間キープする。

この状態で
20秒

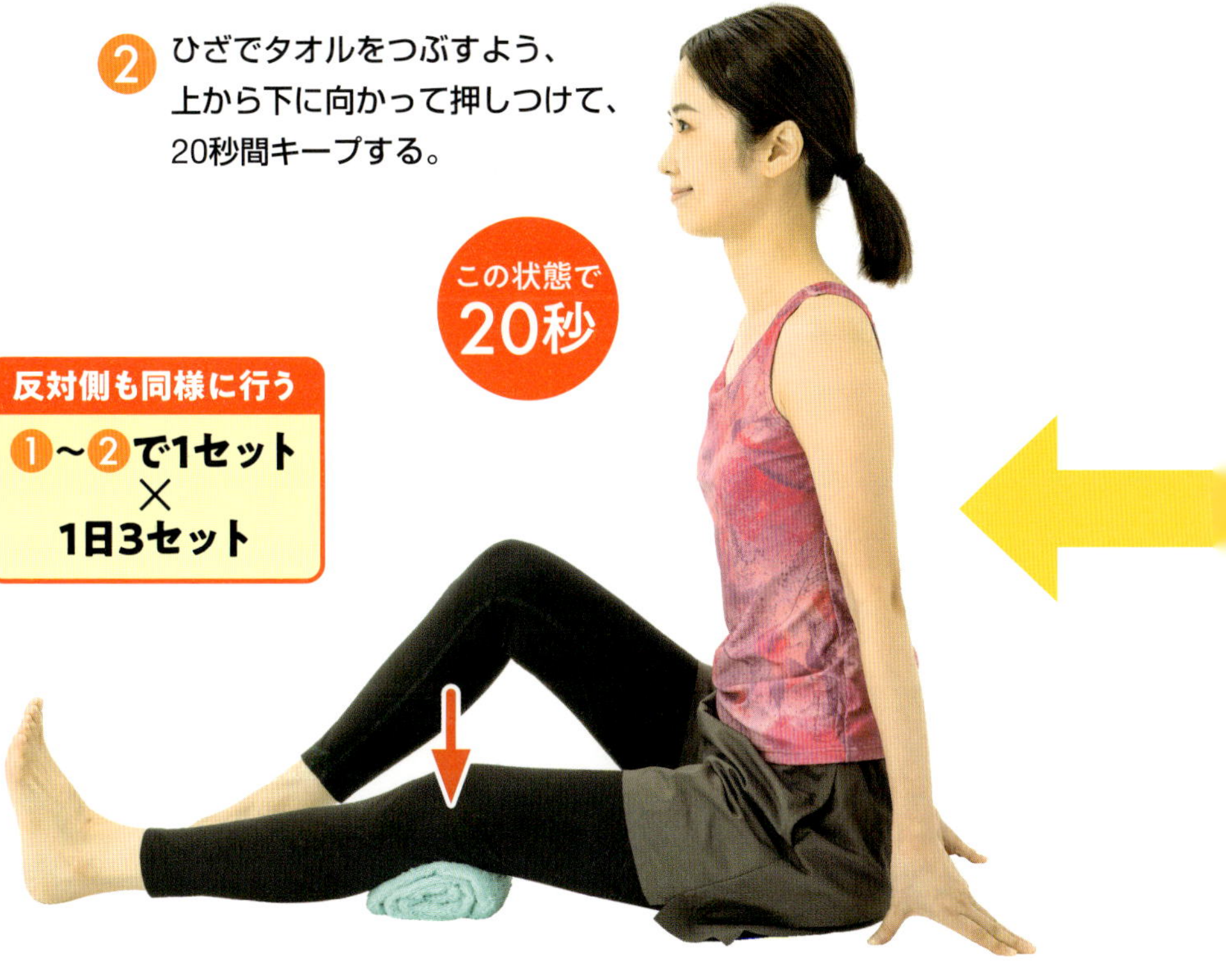

反対側も同様に行う

1～2で1セット
×
1日3セット

壁押し背中反らし

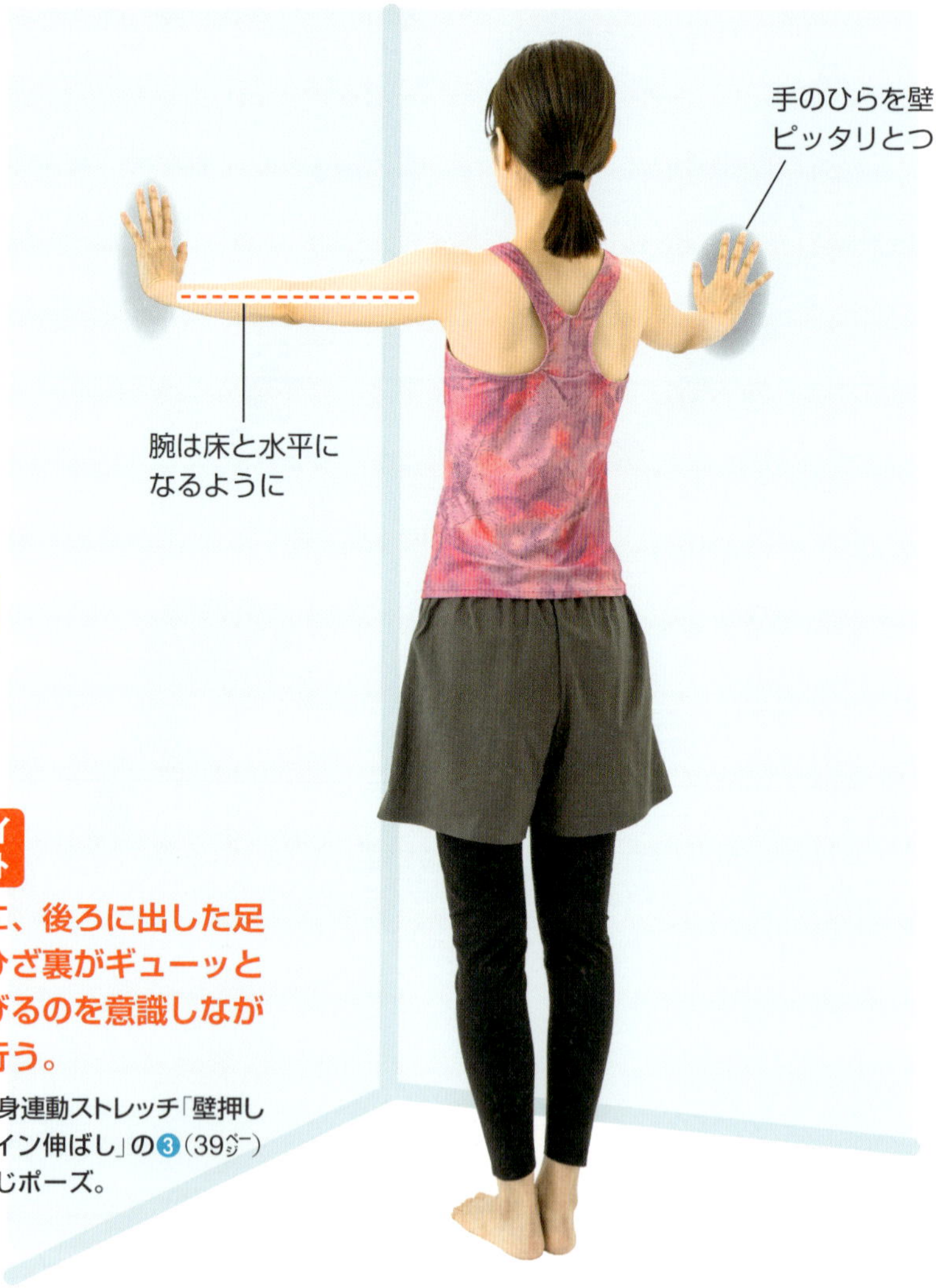
手のひらを壁に
ピッタリとつける
腕は床と水平に
なるように

ポイント

特に、後ろに出した足のひざ裏がギューッと伸びるのを意識しながら行う。

※全身連動ストレッチ「壁押し3ライン伸ばし」の❸（39ページ）と同じポーズ。

❶ 壁が直角に交わっている部屋の角（コーナー）に向かって立ち、右側の壁に右手を、左側の壁に左手をつく。
このとき、手のひらは肩と同じくらいの高さで壁につき、両ひじはまっすぐに伸ばす。

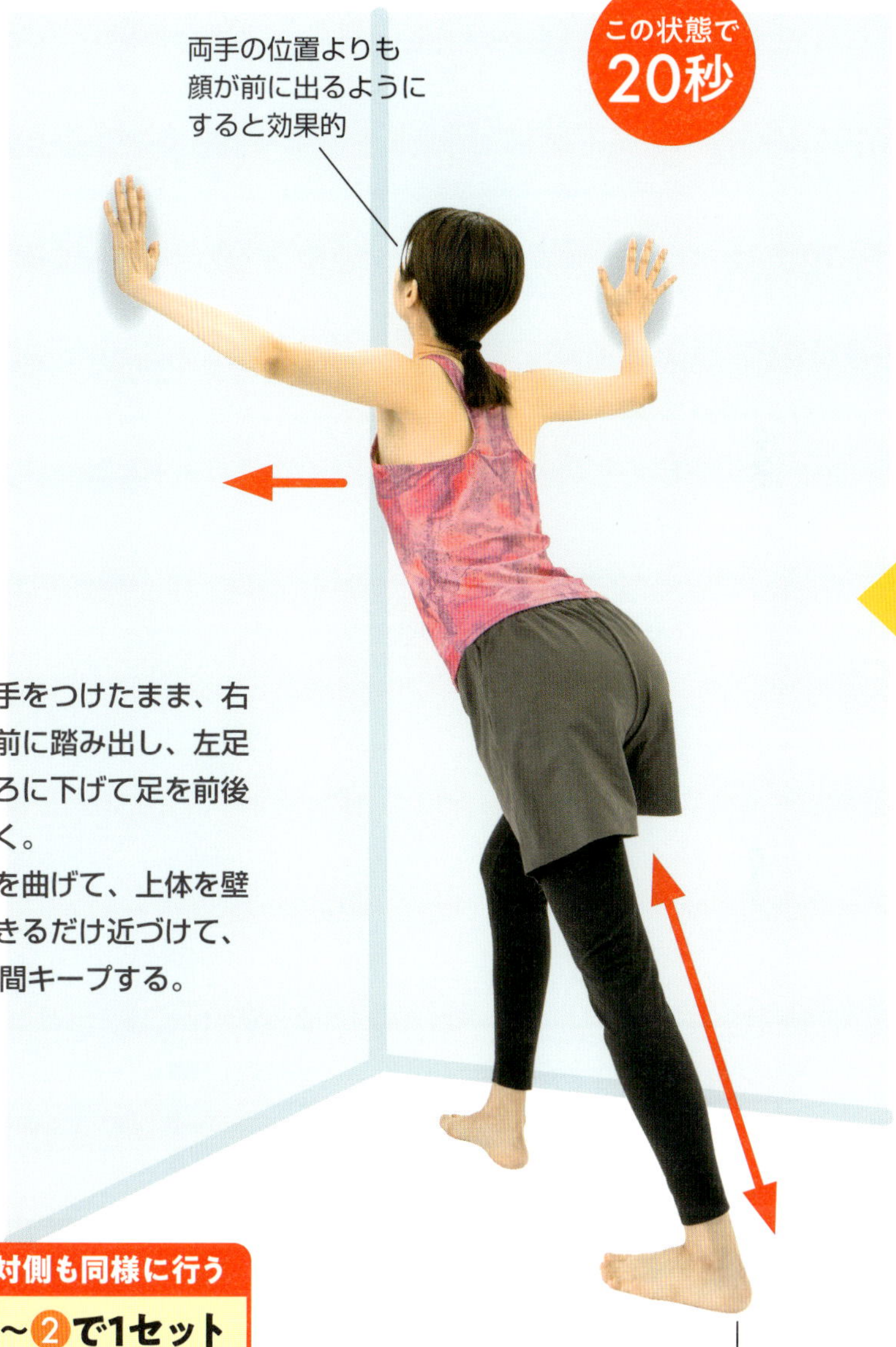
両手の位置よりも
顔が前に出るように
すると効果的
この状態で
20秒
かかとをつける

②

壁に手をつけたまま、右足を前に踏み出し、左足を後ろに下げて足を前後に開く。
ひじを曲げて、上体を壁にできるだけ近づけて、20秒間キープする。

反対側も同様に行う

①～②で1セット
×
1日3セット

股関節痛

股《こ》関節痛の解消で注目すべき筋膜ラインは、体側を通るラテラルラインです。さらに、変形性股関節症では、股関節周囲のファシアが固縮するので、股関節をよく動かして固縮を解消しましょう。

- **体側ストレッチ**（68ページ）
- **3Dジグリング**（70ページ）
- **パカパカ体操**（72ページ）

筋膜ライン
ここが伸びる!

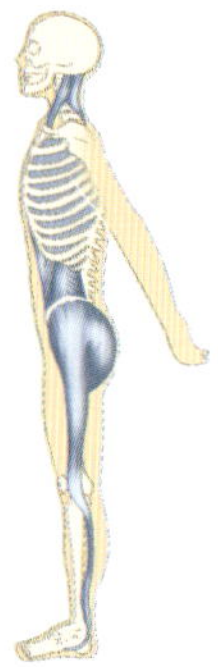

ラテラルライン

体側ストレッチ

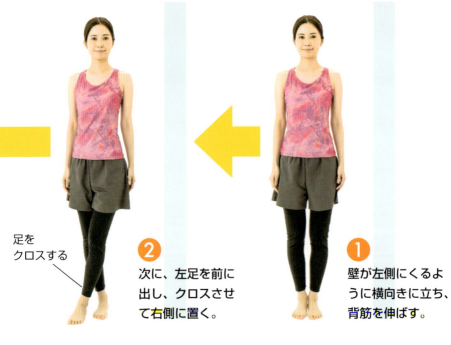

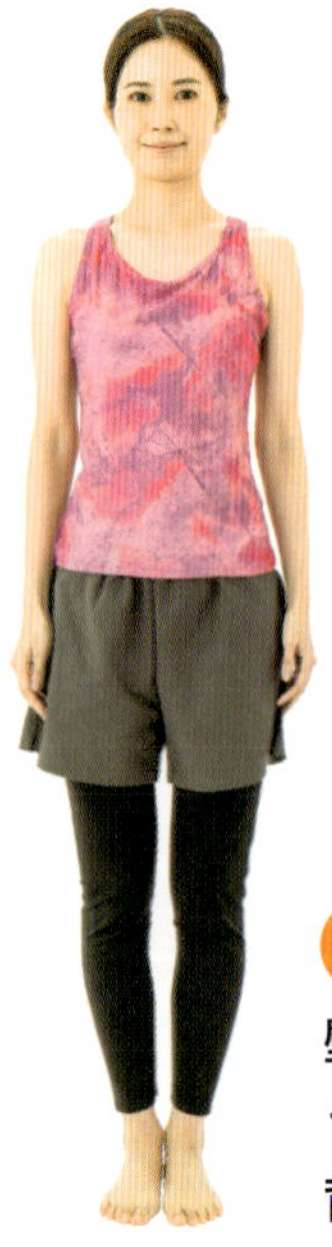

1
壁が左側にくるように横向きに立ち、背筋を伸ばす。

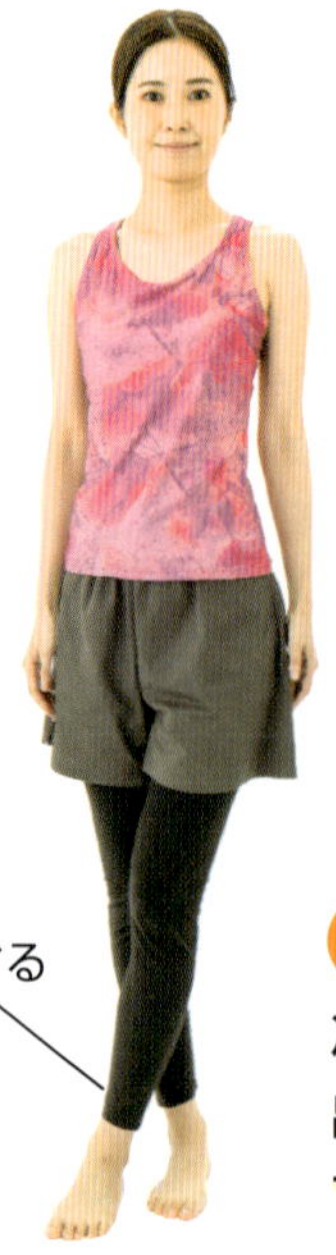

2
次に、左足を前に出し、クロスさせて右側に置く。

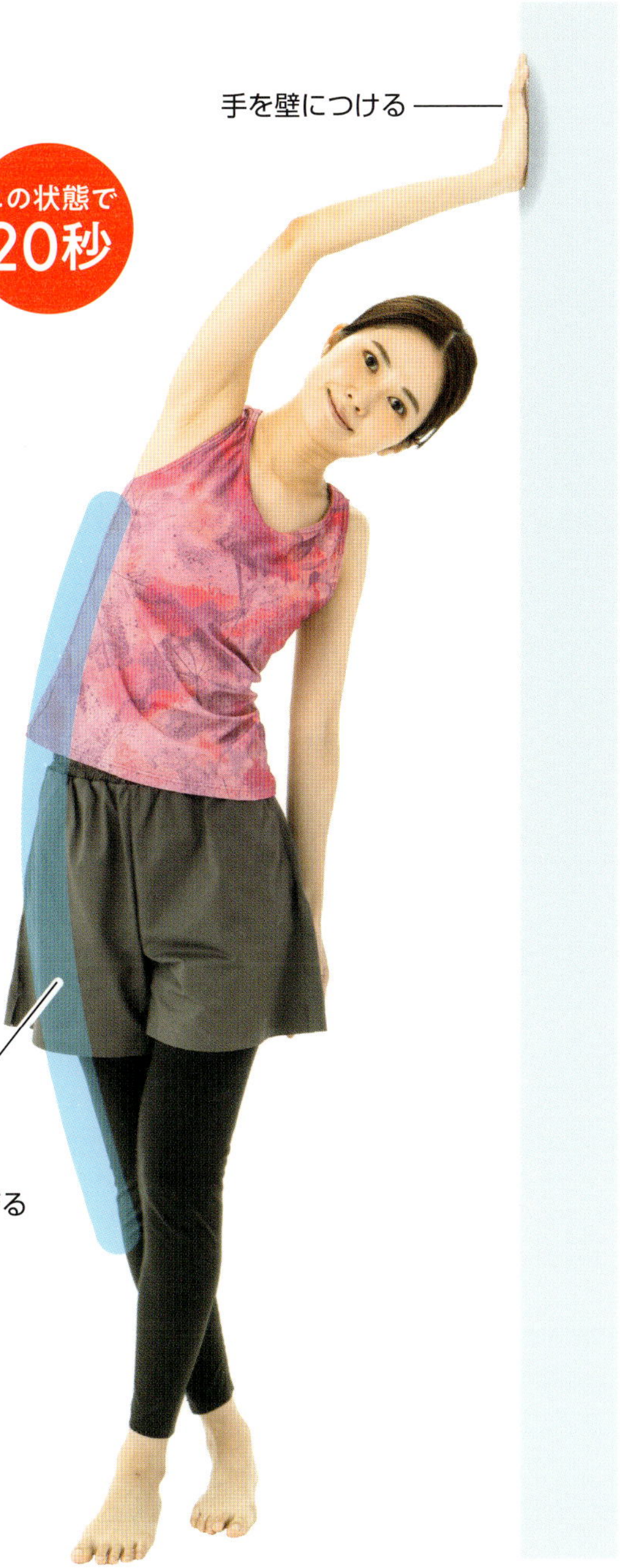
手を壁につける
この状態で
20秒
股関節周囲の
固縮した筋膜が伸びる

3

右手を上げて、体を弓状に曲げて壁側に傾け、右手を壁につけて20秒間キープする。

ポイント

首の横側から胸、わき、腰・お尻・太もも・すねの側面につながるラテラルラインがギューッと伸びるのを意識しながら行う。

反対側も同様に行う

1～3で1セット
×
1日3セット

3Dジグリング

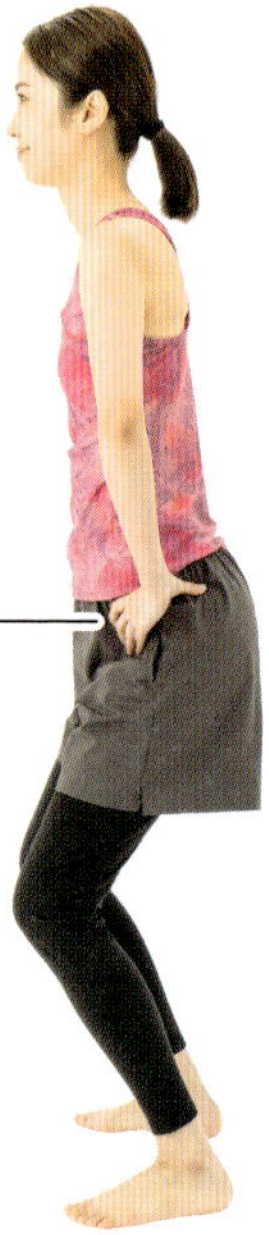
両手は腰より
少し下の
足のつけ根に

1 足を肩幅に開いて立ち、両手を股関節の上に添える。ひざと股関節を軽く曲げて上体を前傾させ、少し腰を落とす。

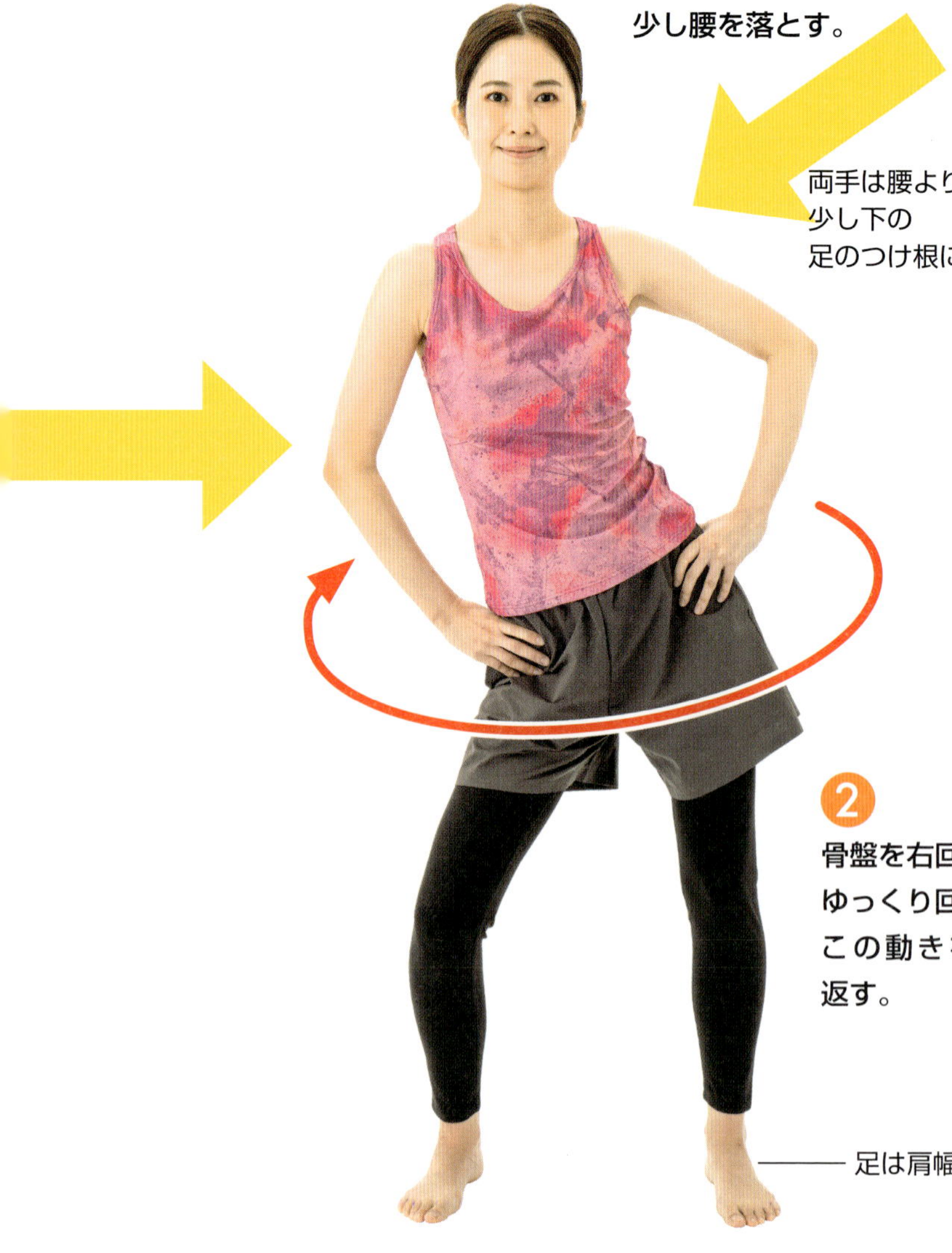
足は肩幅に開く

2 骨盤を右回りに大きくゆっくり回す。
この動きを10回くり返す。

ポイント

無理に回そうとして、上体が前に倒れすぎたりお尻が出すぎたりしないように注意。頭の位置が動かないように保つと回しやすい。

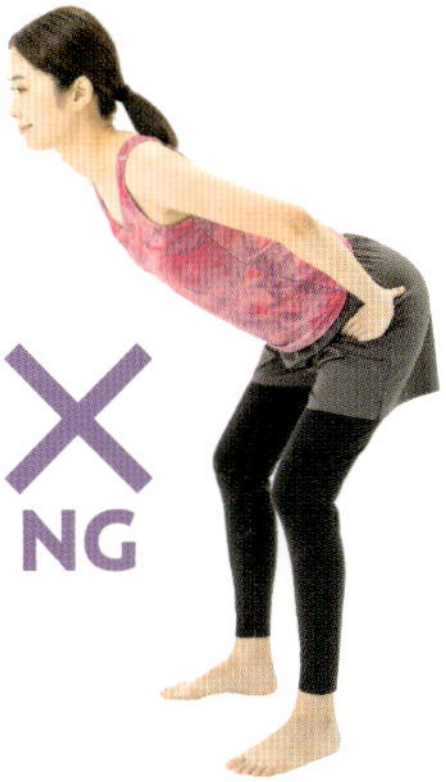

③ 次に、骨盤を左回りに大きくゆっくり回す。
この動きを10回くり返す。

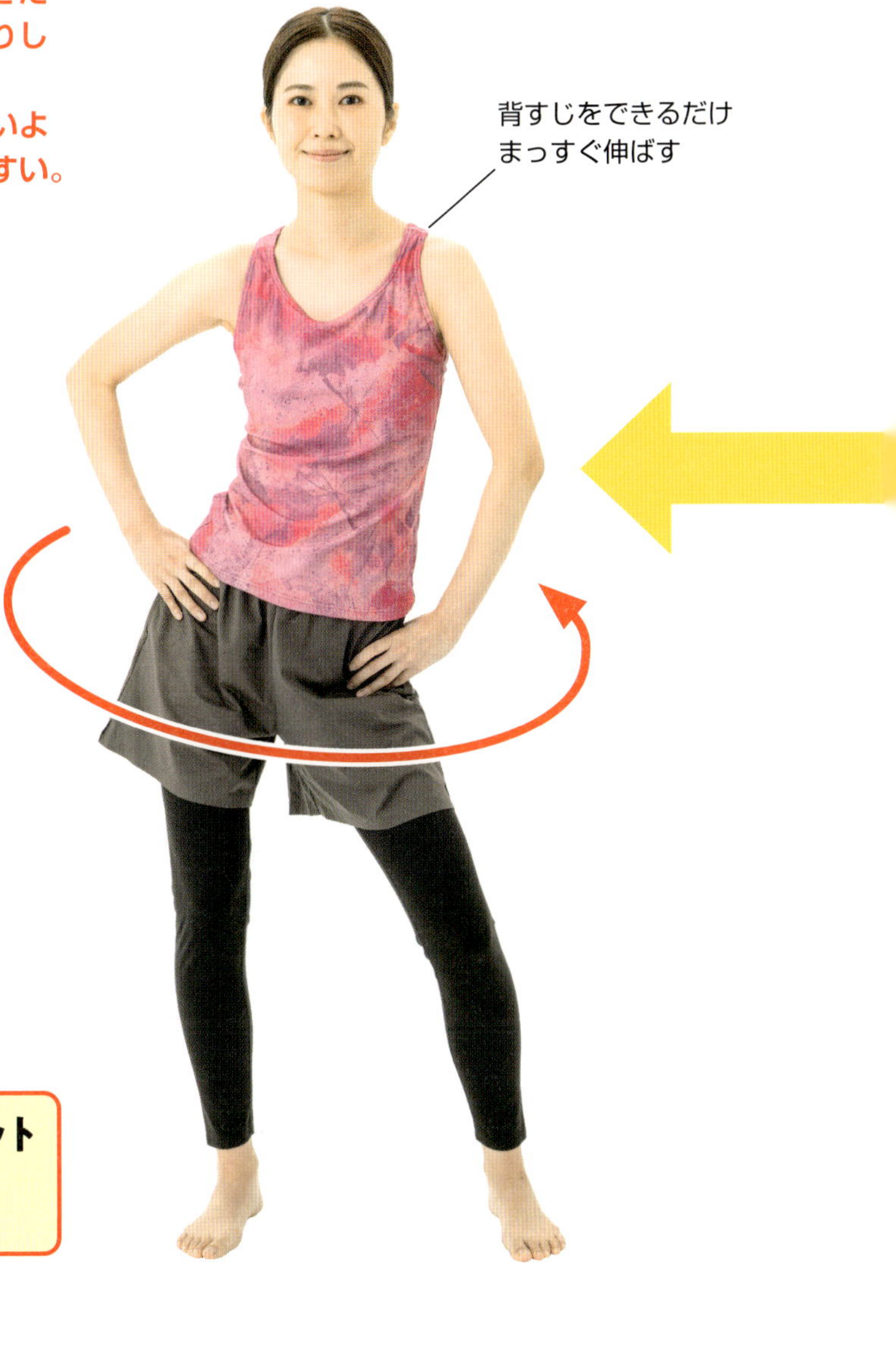

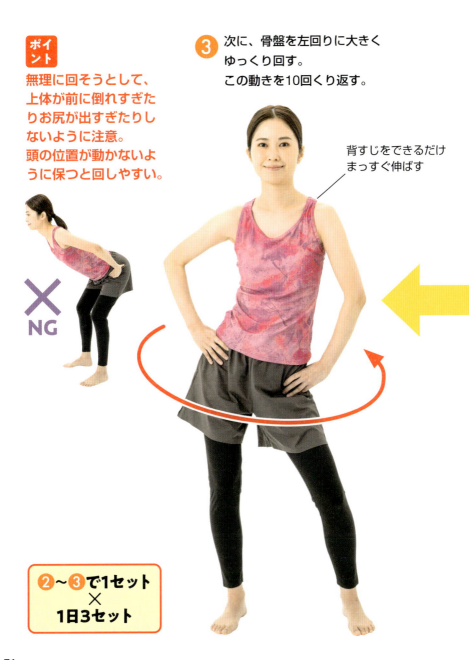

②～③で1セット
×
1日3セット

パカパカ体操

❶ あおむけになり、
両ひざを立てる。

❷ 両足の裏を合わせて、両ひざをゆっくりと外側に開く。限界まで開いて20秒キープする。
ゆっくり閉じてもとの姿勢に戻す。この動作を３回くり返す。

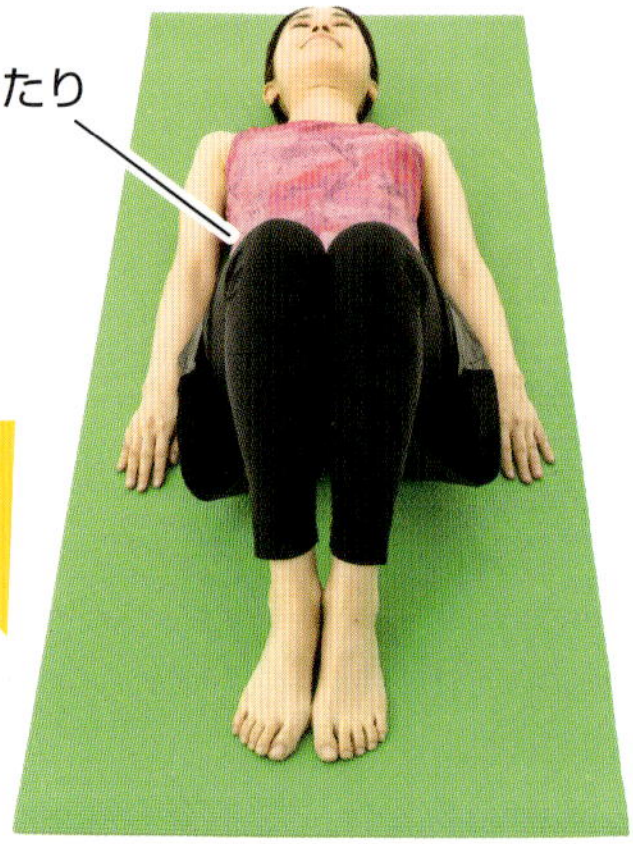

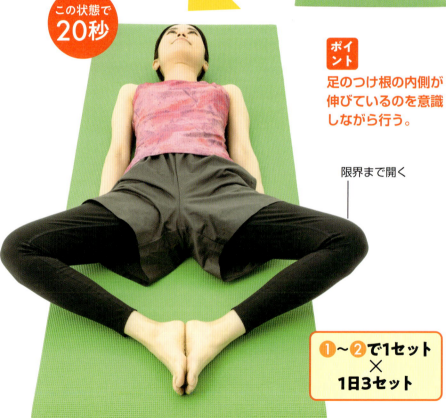

この状態で
20秒

ポイント
足のつけ根の内側が伸びているのを意識しながら行う。

❶～❷で1セット
×
1日3セット

首痛（ストレートネック）

慢性的な首痛に悩む人は、首の後ろ側の後頭下筋群や前側にある胸《きょう》鎖《さ》乳突《にゅうとつ》筋の固縮をゆるめることで改善します。また、ストレートネックの人は、首を段階的に反らす「首反らし」で頸椎《けいつい》を正しい弯曲《わんきょく》に戻すことができます。

- **首倒し・前屈**（73ページ）
- **首倒し・側屈**（74ページ）
- **首反らし**（75ページ）

筋膜ライン
ここが伸びる！

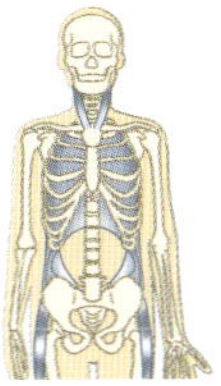

ラテラルライン
（上部）

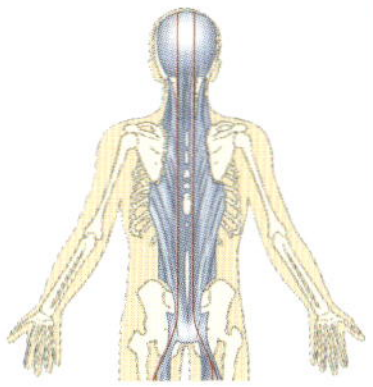

バックライン
（上部）

首倒し（前屈）

この状態で
20秒

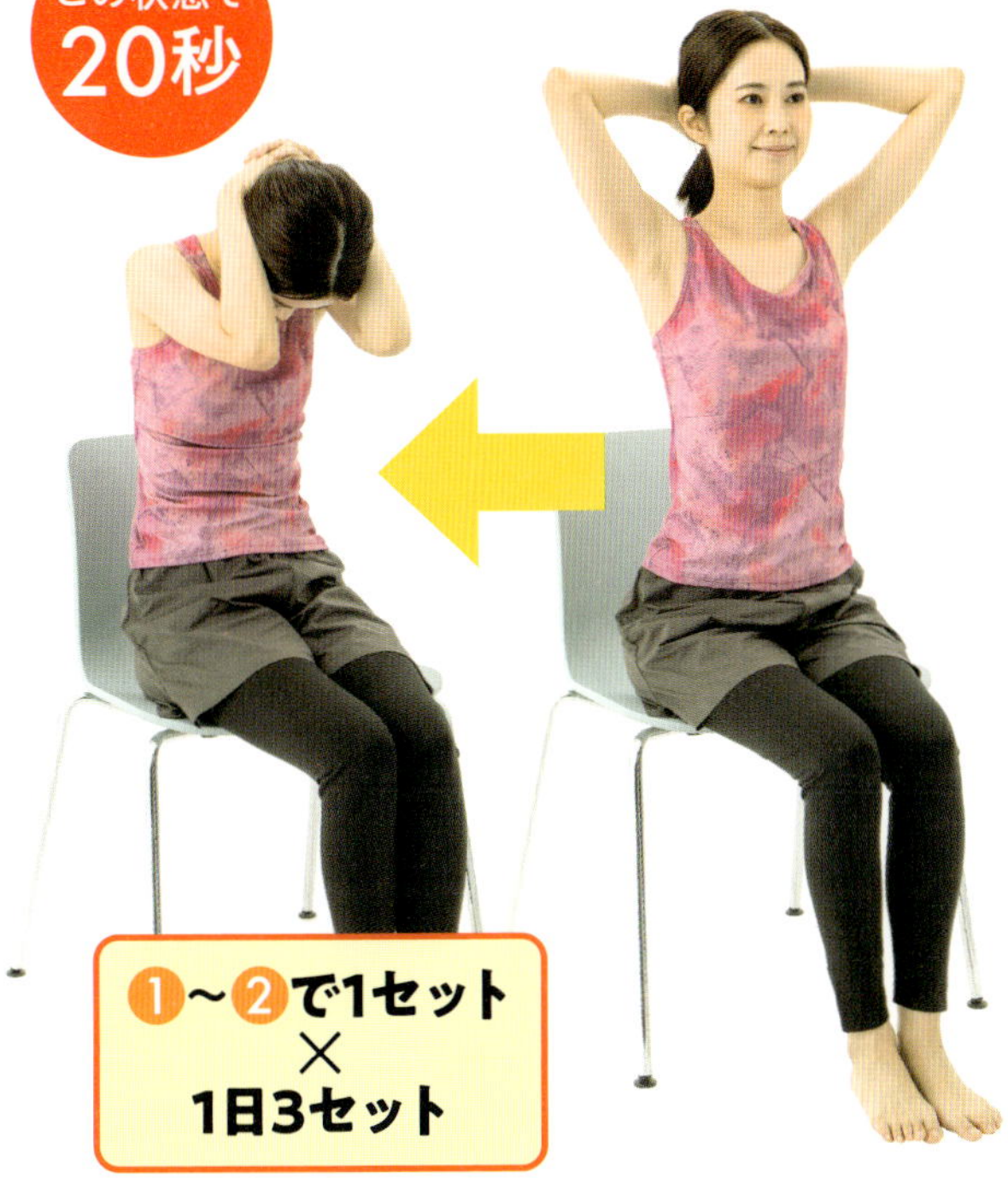

①〜②で1セット
×
1日3セット

注意

頸椎症の人は無理に首を動かさないこと。医師に相談してから行う。

① イスに座り、両手で頭の後ろを押さえる。

② 両手で頭を手前に引き、押し下げるようにして20秒間キープする。

ポイント 首の後ろが伸びるのを感じる。

首倒し（側屈）

1. 右手を頭の上に乗せる。

2. 右手で頭を右側に引き寄せて倒す。痛気持ちいいところで止めて20秒間キープする。

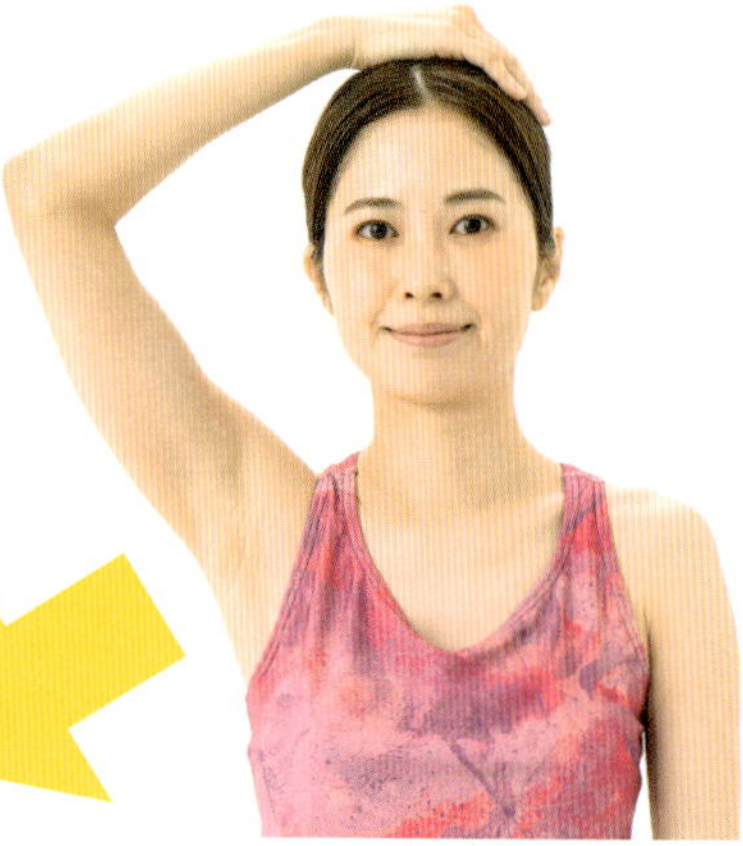

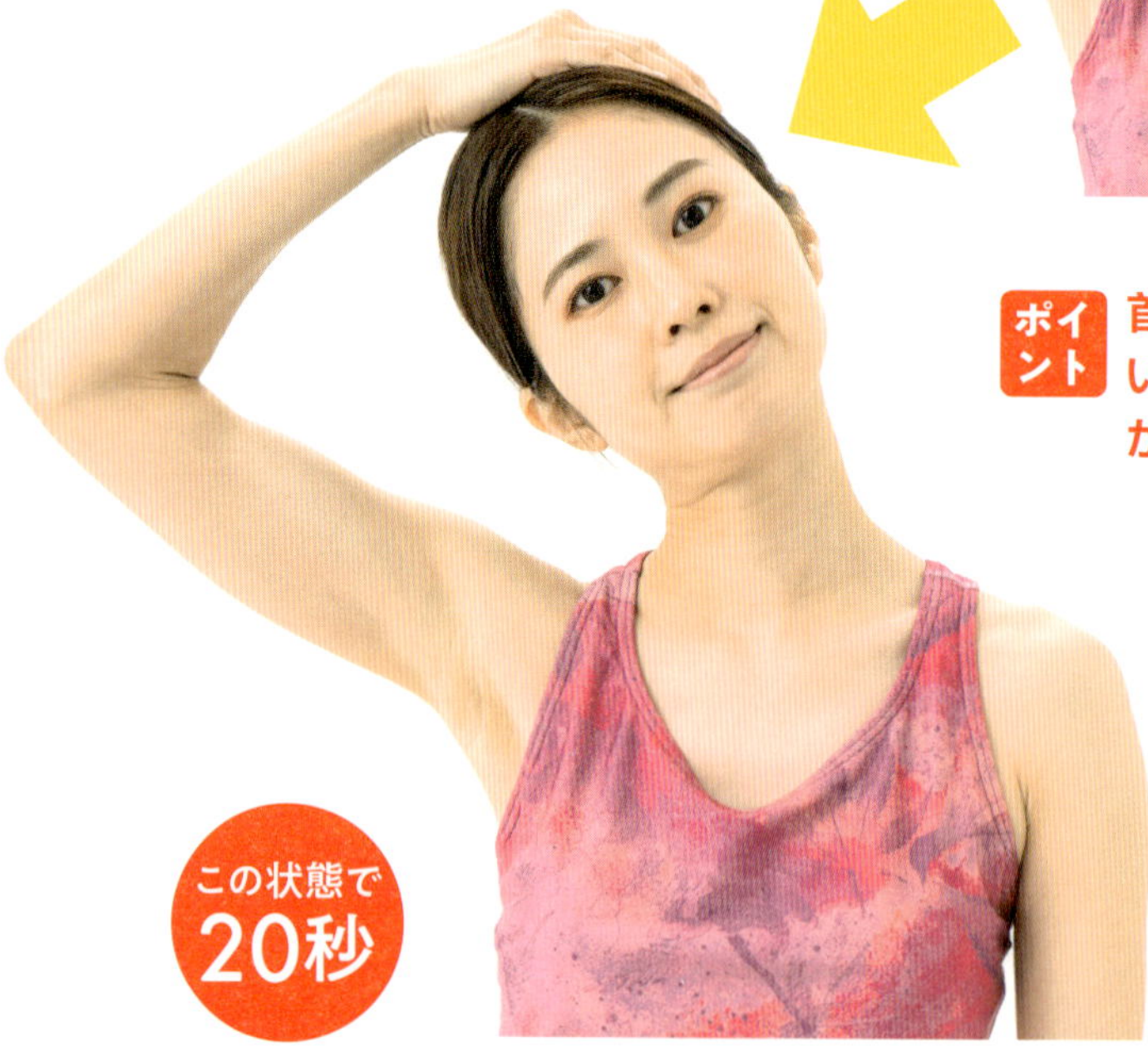

ポイント 首の側面が伸びているのを意識しながら行う。

この状態で
20秒

反対側も同様に行う

1～2で1セット
×
1日3セット

✕ NG

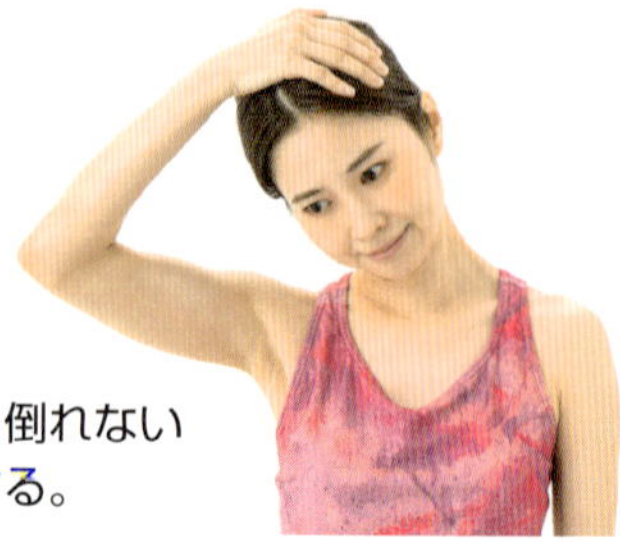

頭が前に倒れないようにする。

ストレートネックの場合

首反らし

ポイント

頚椎を下から順に1個ずつ倒していくイメージで、ゆっくり動かす。
首を反らすと痛い人は無理をしないこと。

1. イスに座り、背すじを伸ばす。
2. 顔をゆっくりと上げていく。重なり合った7個の首の骨を意識しながら、首を少しずつ曲げていく。
3. めいっぱい上を向いた状態で20秒間キープする。

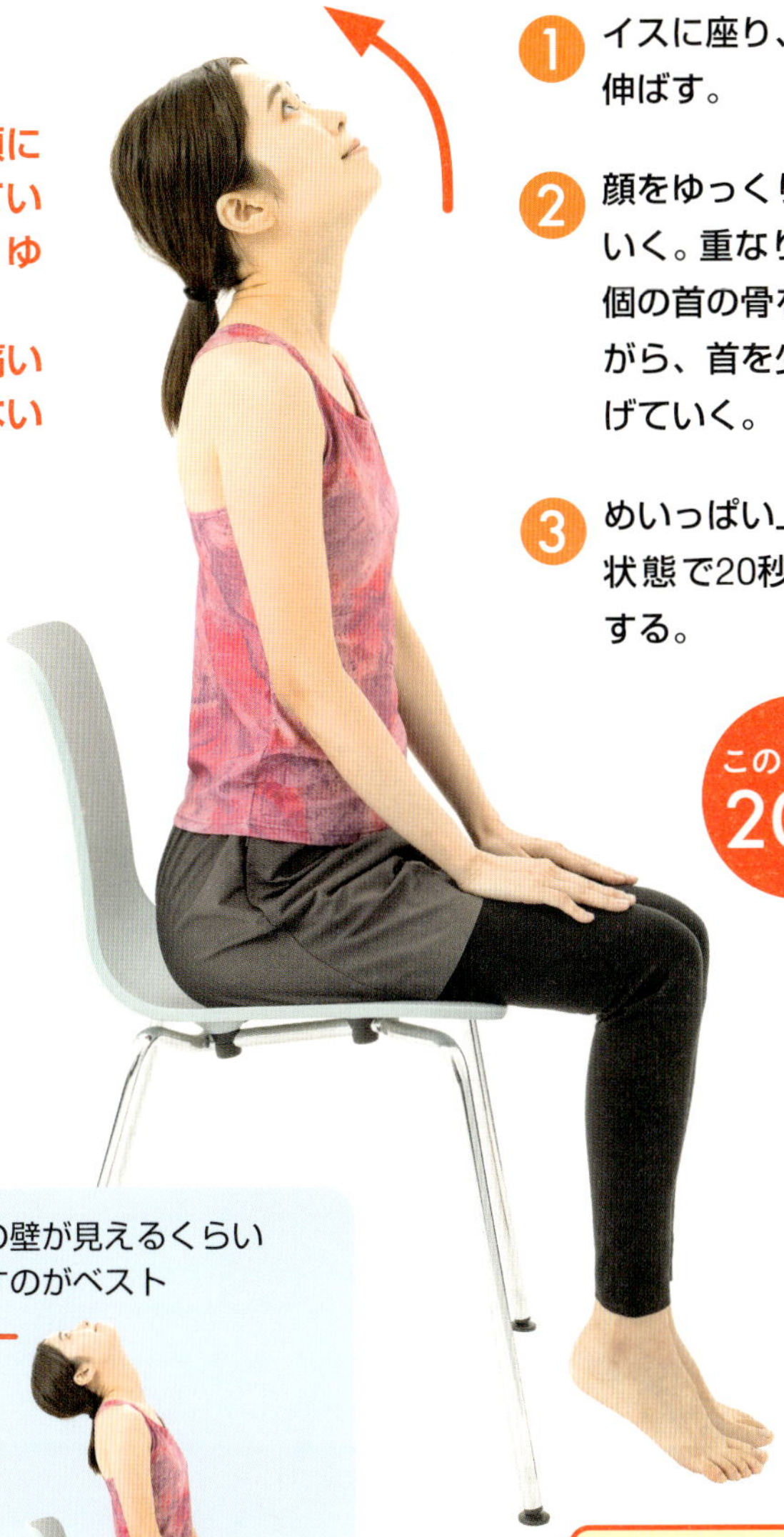

この状態で
20秒

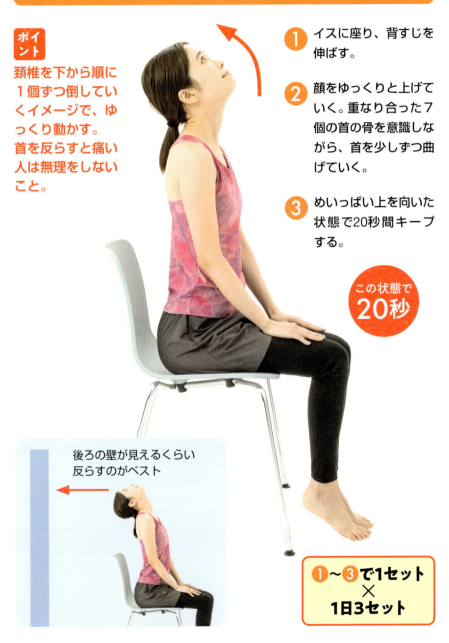

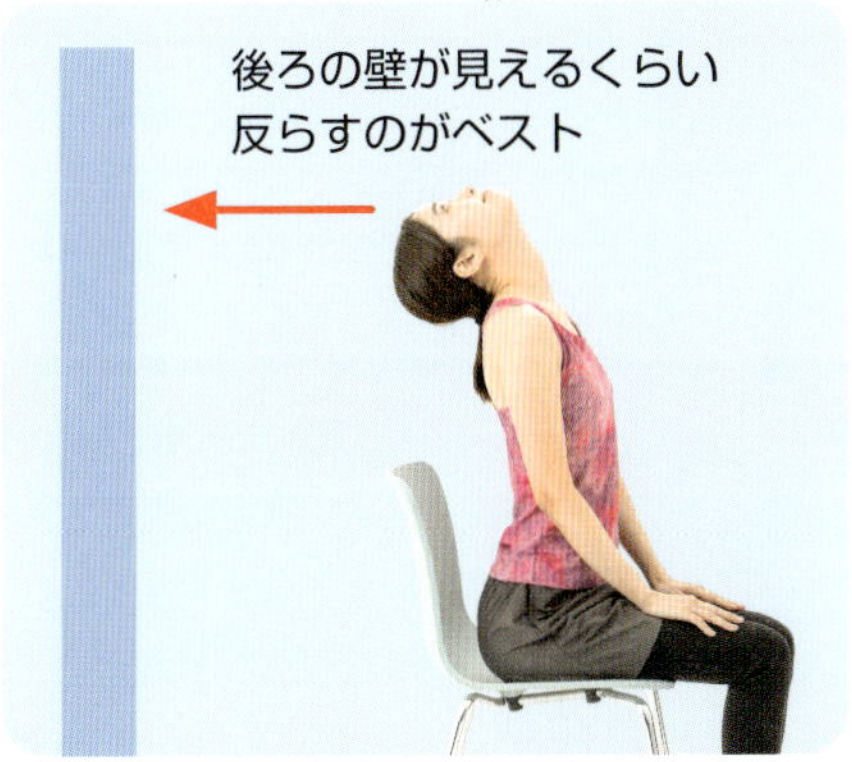

1～3で1セット × 1日3セット

肩こり・肩の痛み（四十肩・五十肩・背部痛・巻き肩）

肩のこりや痛みは、肩甲骨を中心に全身に巻きつくスパイラルラインや、肩から指先までつながるアームラインといった筋膜ラインの固縮を解消することで改善します。

筋膜ライン
ここが伸びる！

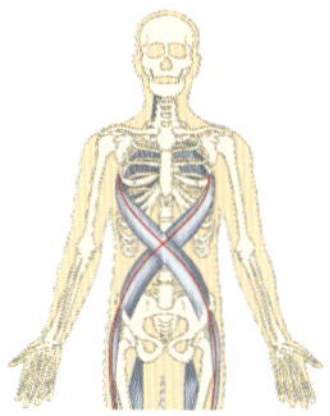

スパイラルライン
（上部）

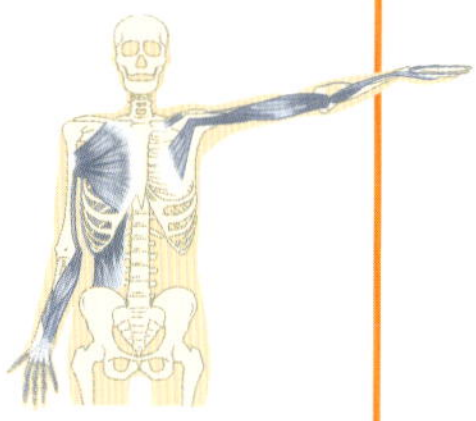

アームライン

- **両手ねじり**（76ページ）
- **タオル引き**（78ページ）
- **四十肩ストレッチ**（80ページ）

両手ねじり

1 イスに座り、両手を左右に水平に伸ばす。

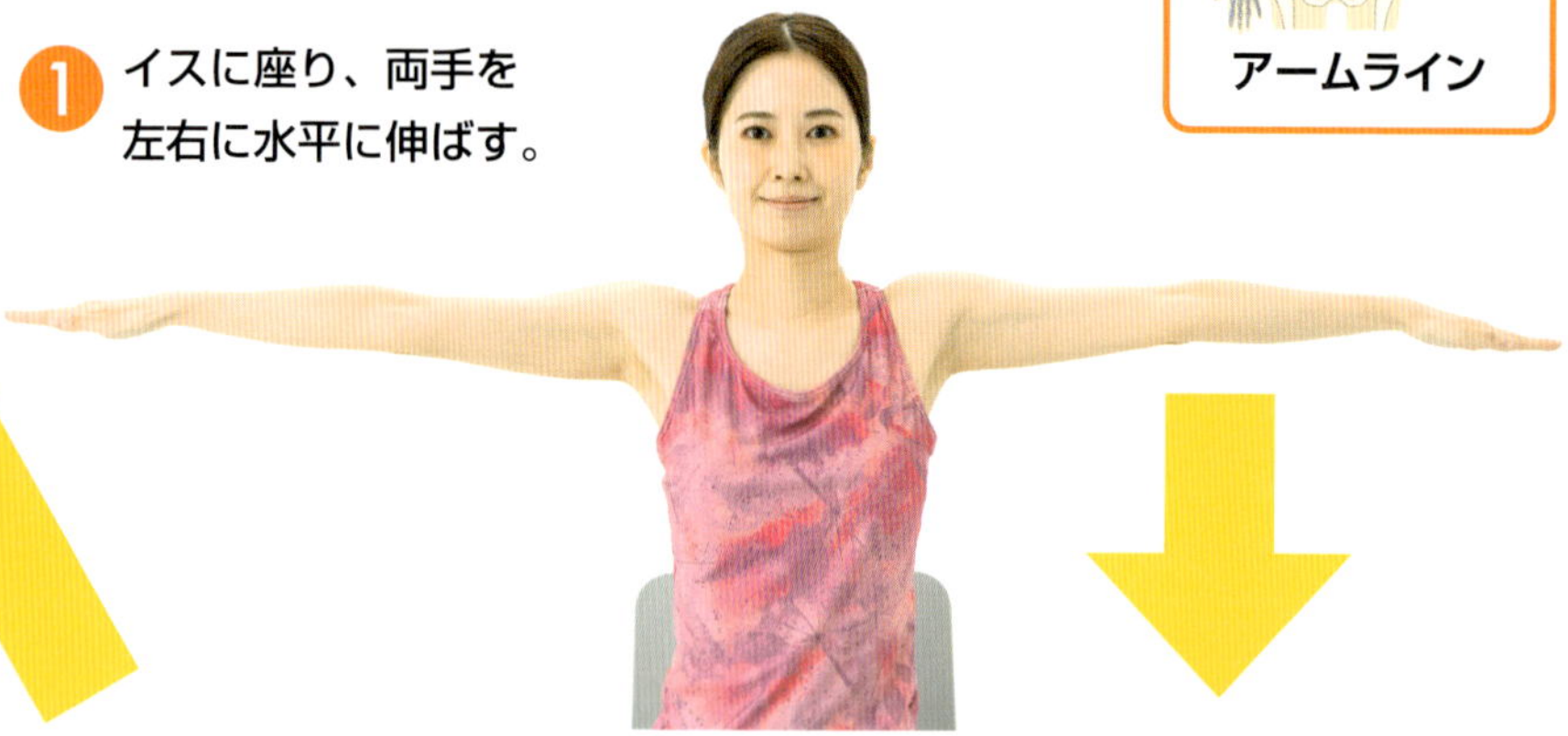

2 左右の手のひらを上に向けて、できるだけ顔を上に向ける。

この状態で5秒

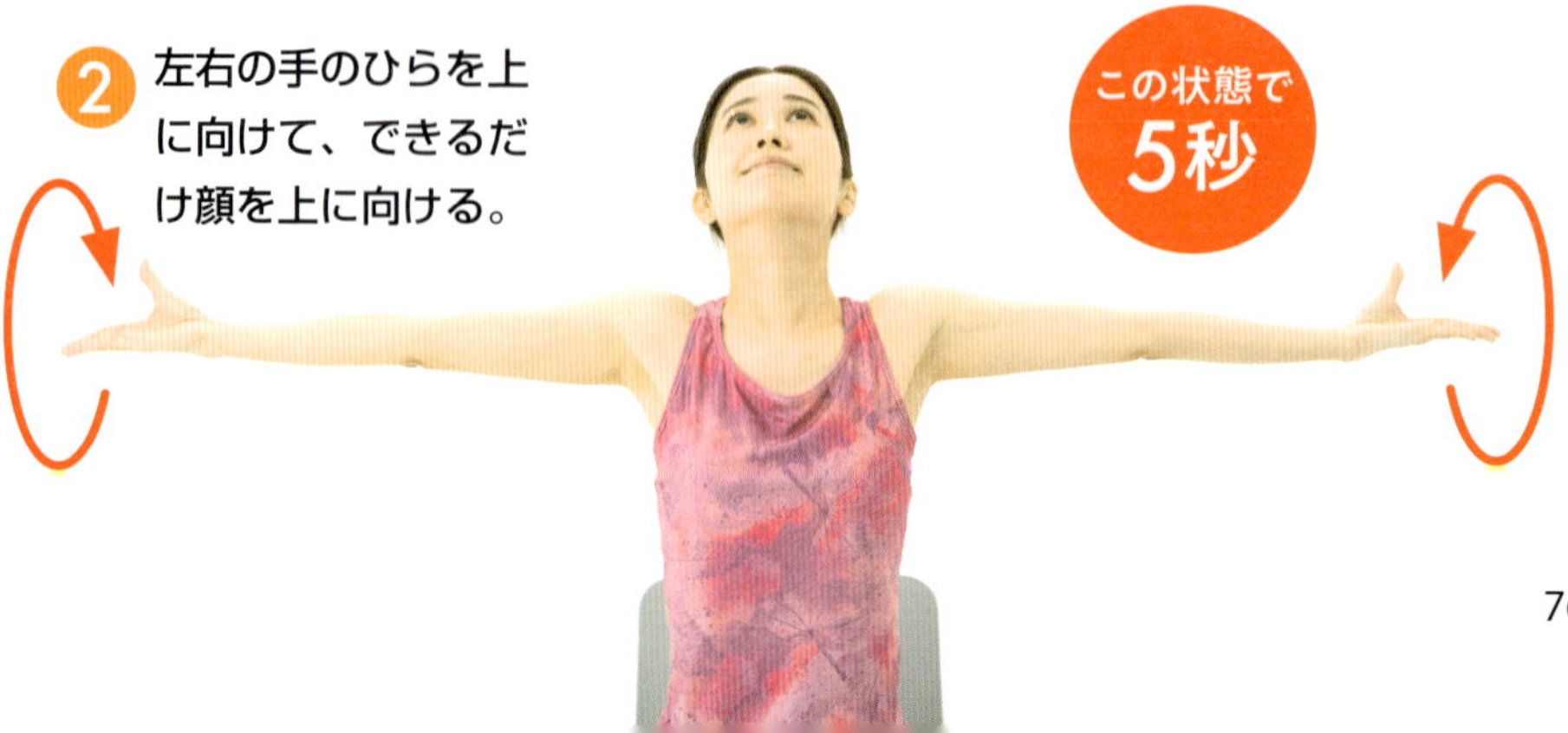

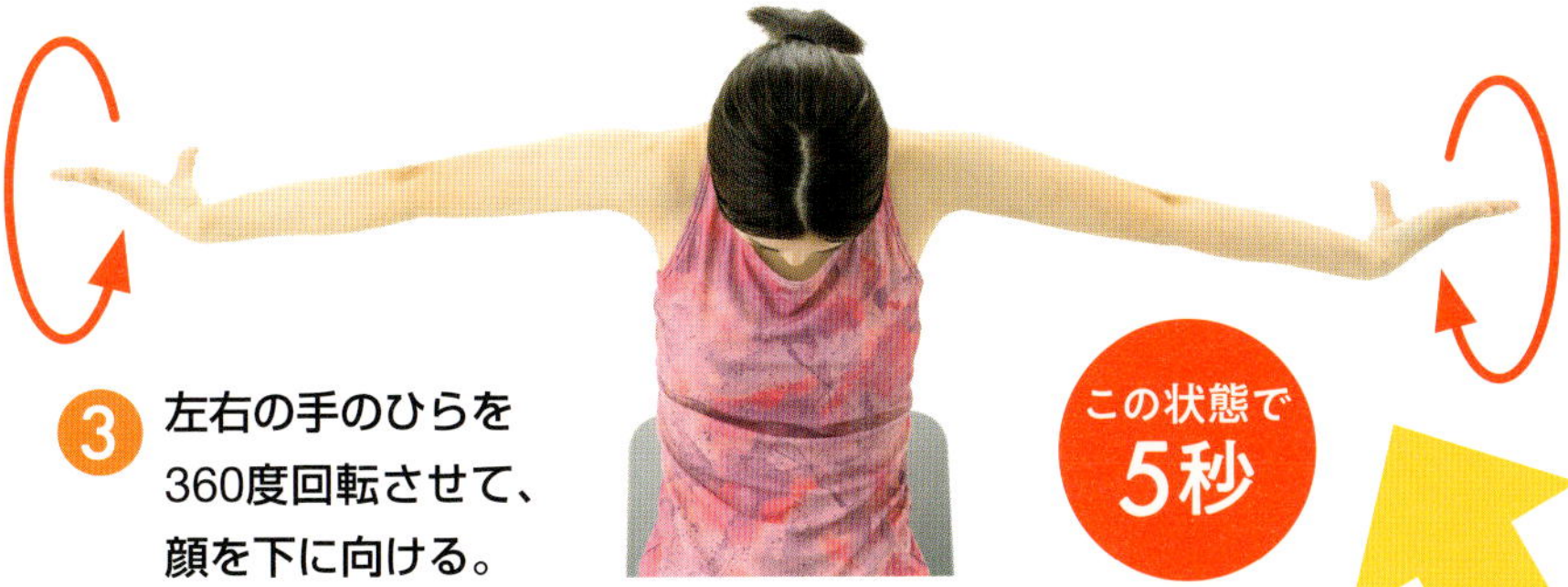

③ 左右の手のひらを360度回転させて、顔を下に向ける。

この状態で5秒

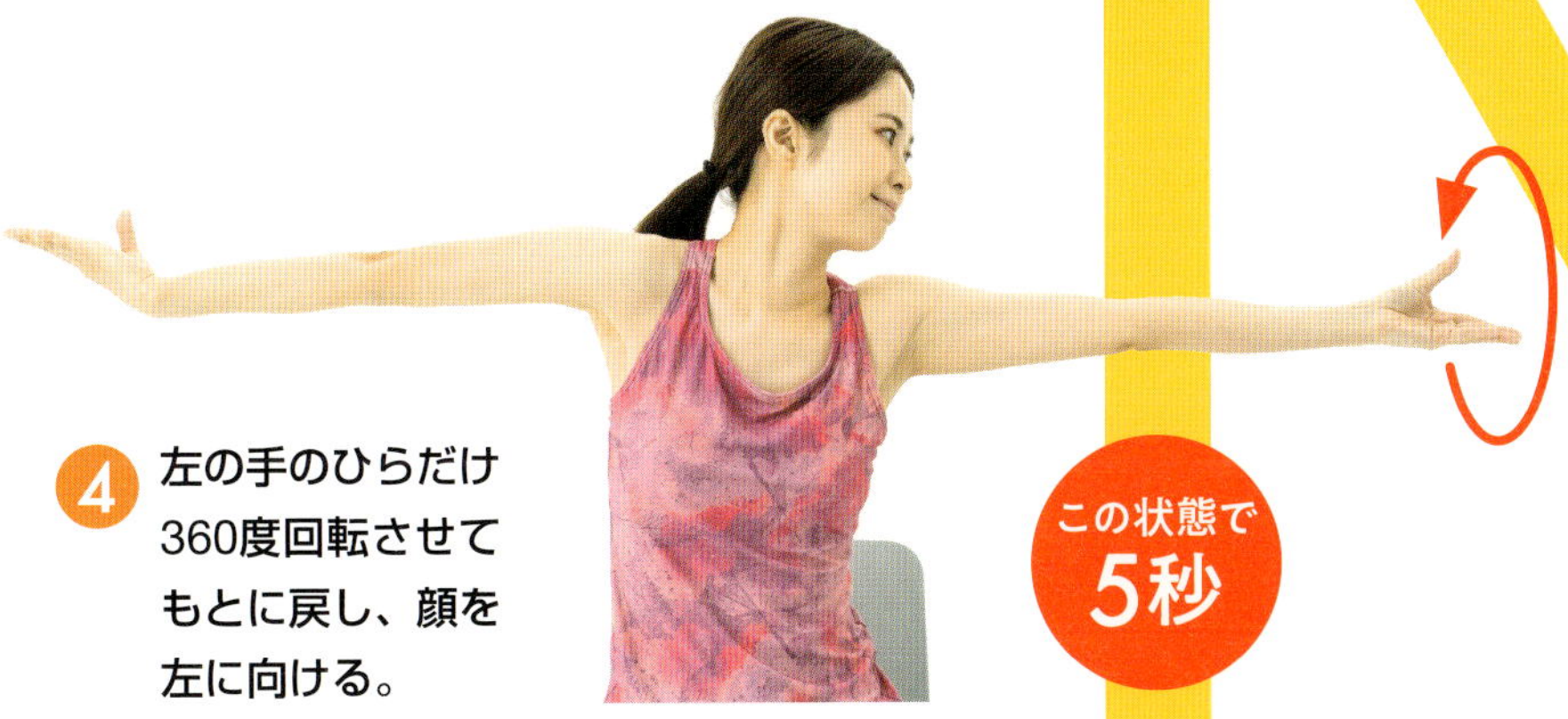

④ 左の手のひらだけ360度回転させてもとに戻し、顔を左に向ける。

この状態で5秒

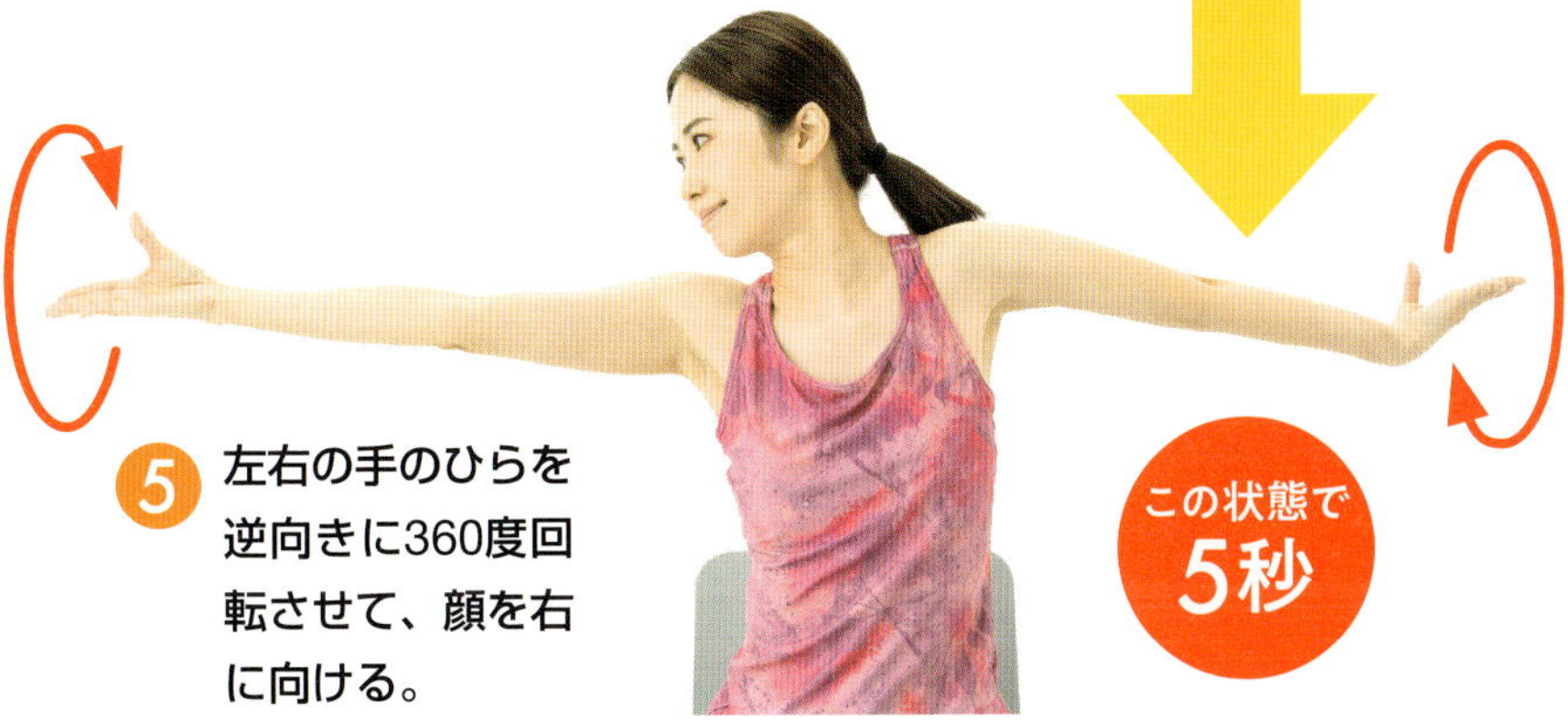

⑤ 左右の手のひらを逆向きに360度回転させて、顔を右に向ける。

この状態で5秒

①〜⑤で1セット
×
1日3セット

ポイント 首、肩、腕、手首、指先へとつながるアームラインがギューッと伸びるのを意識する。

タオル引き

この状態で
20秒

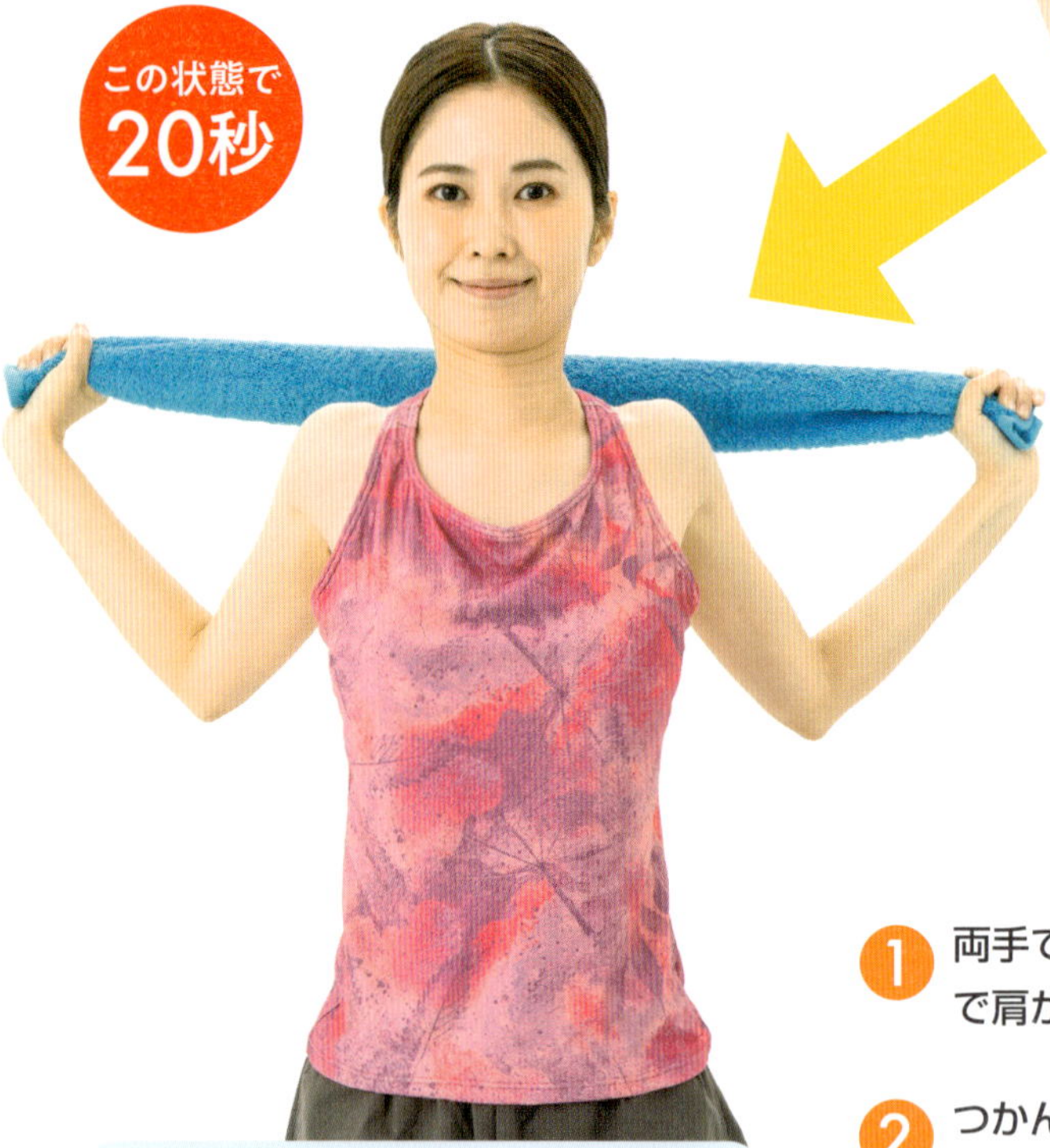

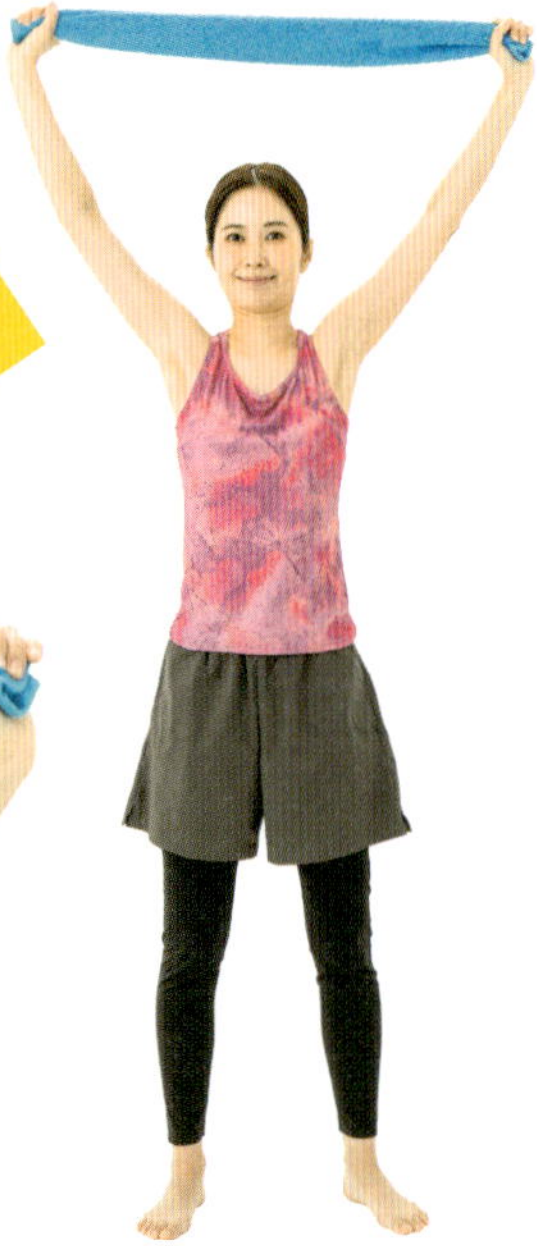

1. 両手でタオルの端をつかんで肩から垂直に上げる。
2. つかんだタオルを肩の高さまでまっすぐ下ろし、20秒間キープする。

タオルを引いたときに、左右の肩甲骨が中心にギュッと引き寄せられるのを意識する。

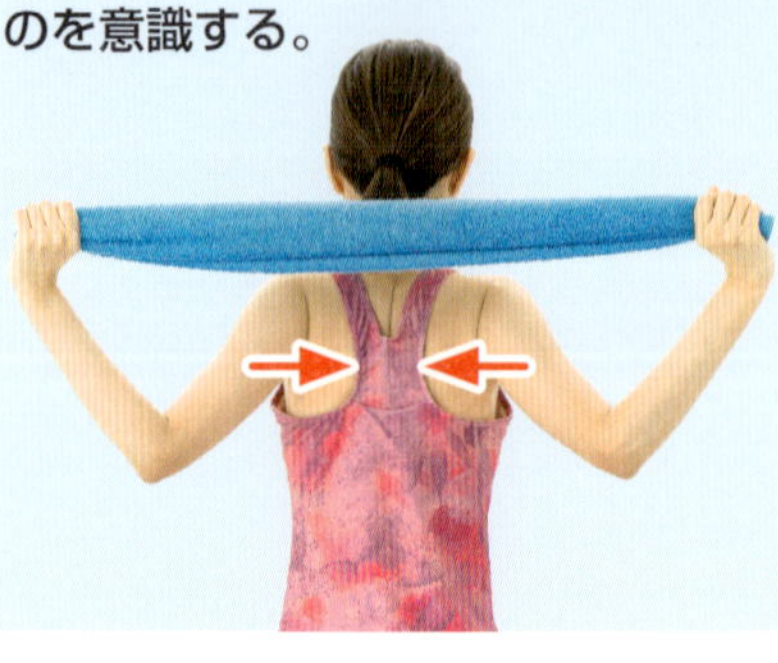

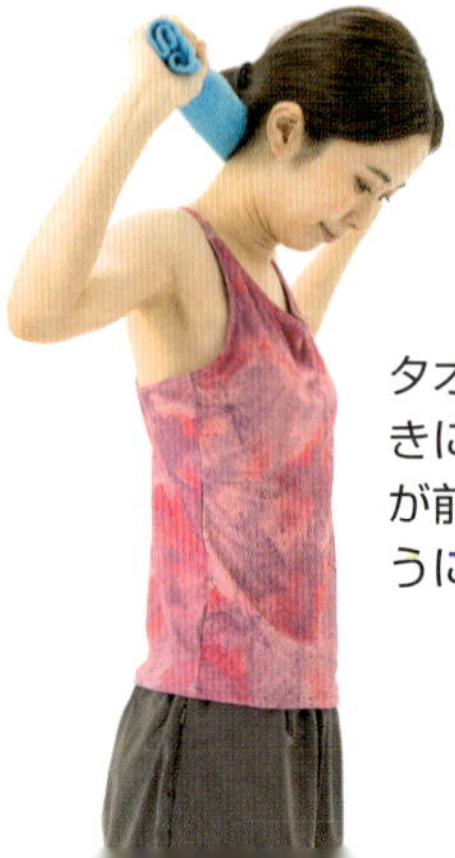

× NG

タオルを下ろすときに、なるべく首が前に倒れないようにする。

③
イスに座り、タオルをつかんだ両手を胸のほうに引き寄せて、グッと胸を張った状態で20秒間キープする。

④
次に、両手を水平にめいっぱい前に突き出し、顔はおなかのほうに向けて背中を丸めた状態で20秒間キープする。

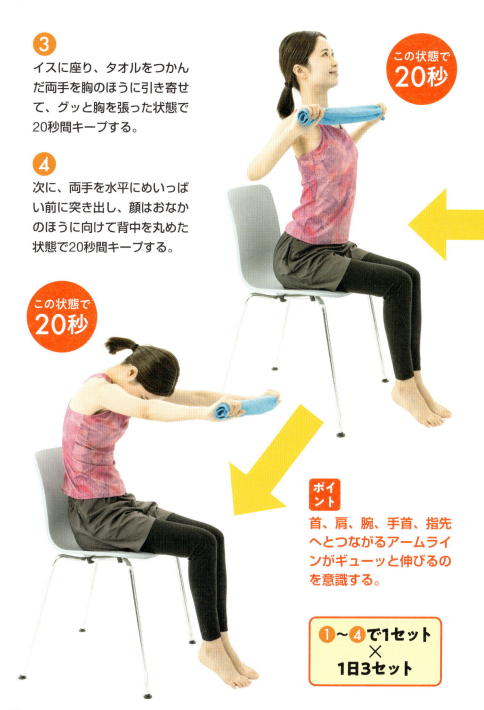

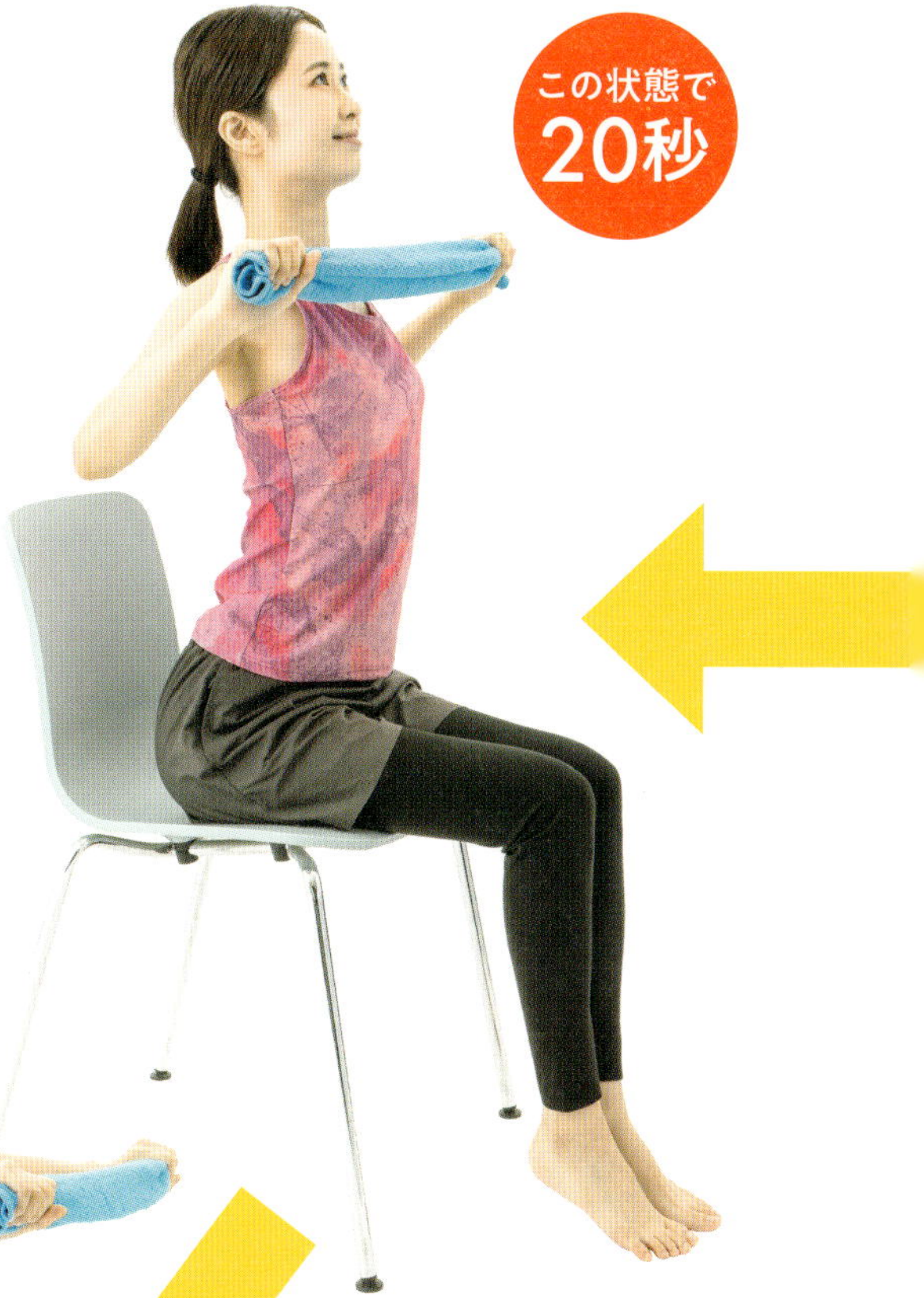

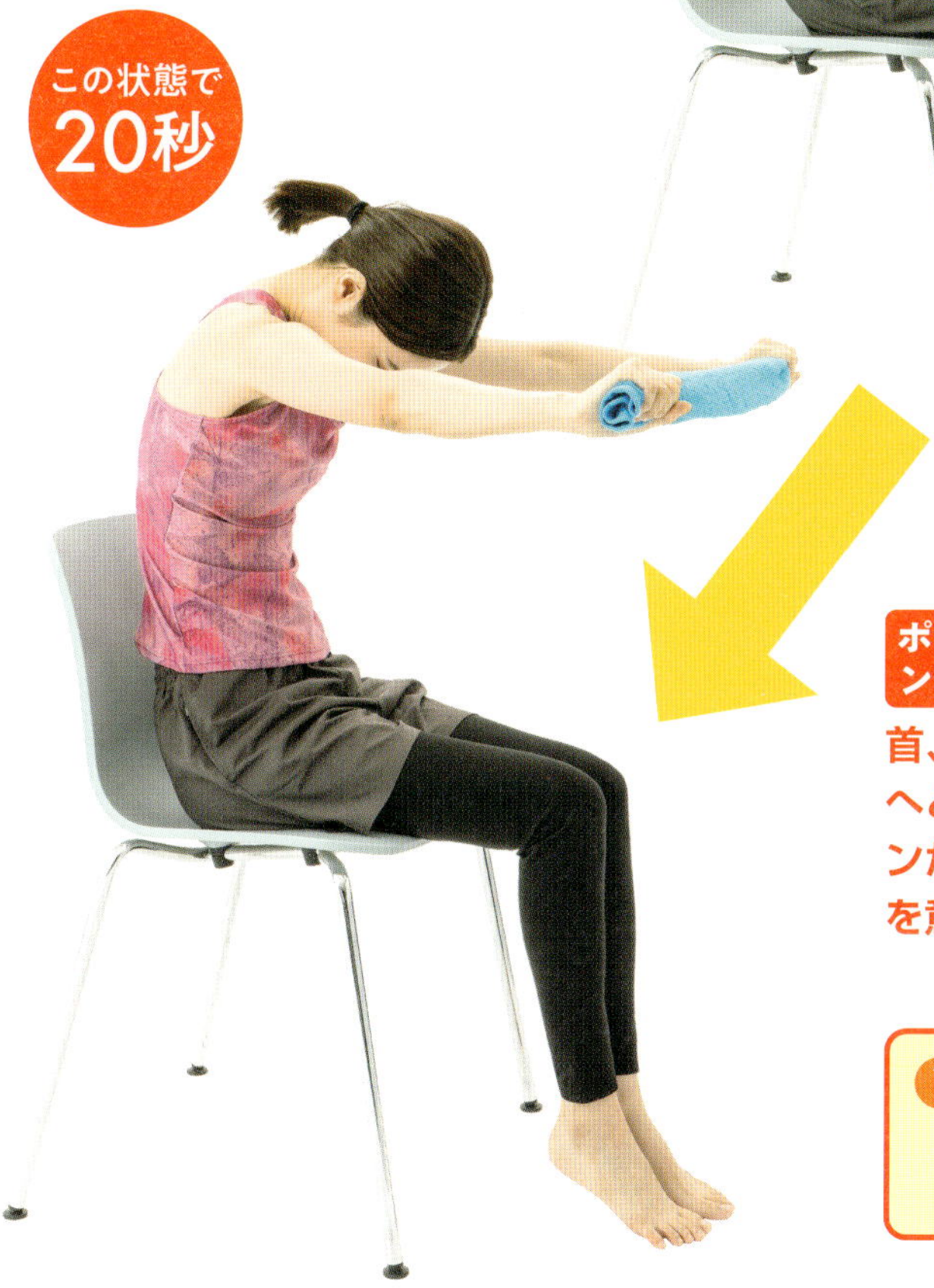

ポイント
首、肩、腕、手首、指先へとつながるアームラインがギューッと伸びるのを意識する。

①～④で1セット × 1日3セット

四十肩（五十肩）の場合

四十肩ストレッチ

四十肩（五十肩）の人は、「肩の上げ下げ」や「腕ブラブラ」で肩周囲の緊張をゆるめ、「肩甲骨回し」「腕支え上げ」「段階的胸反らし」で少しずつ可動域を広げていく。

肩の上げ下げ

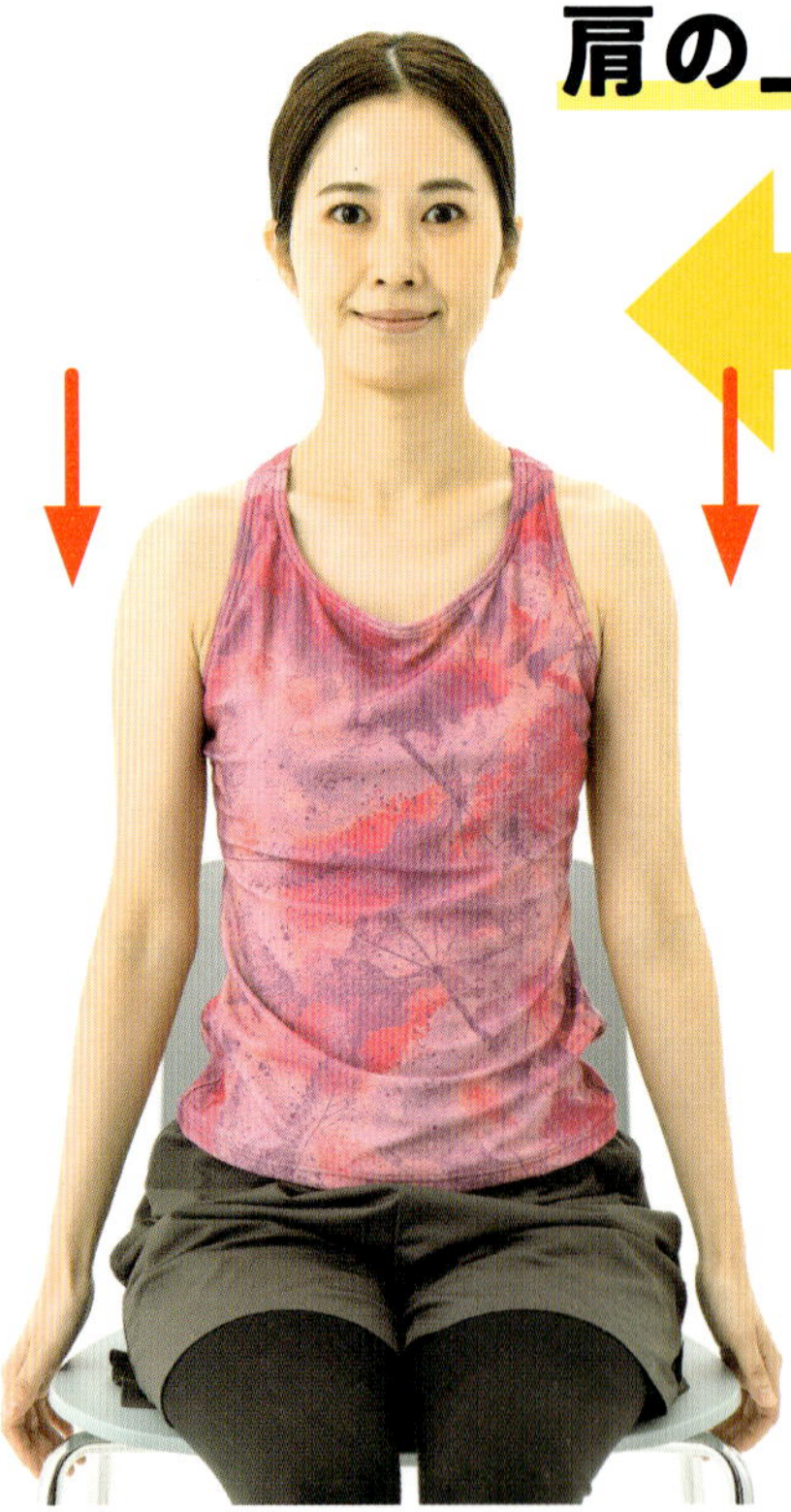

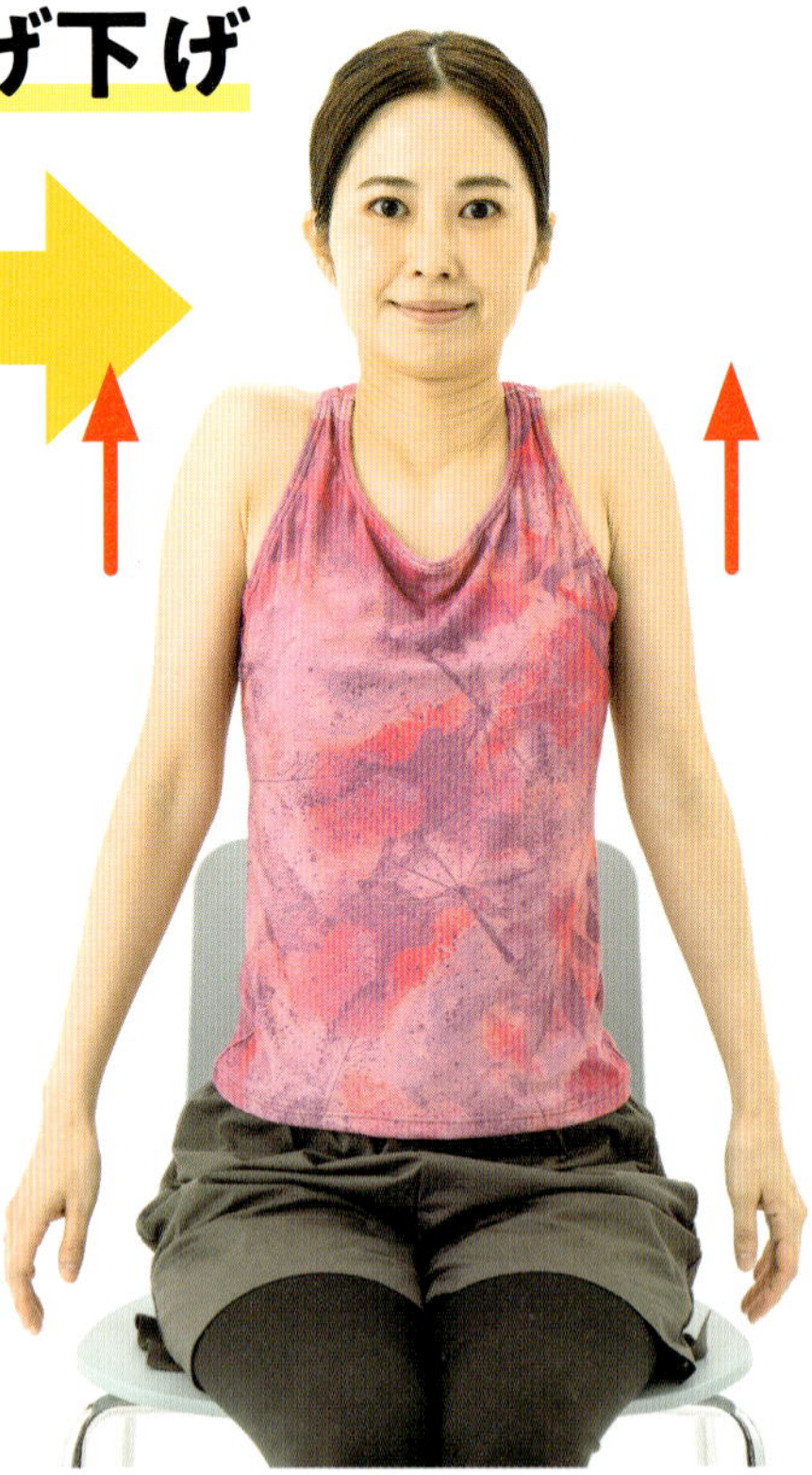

① イスに座り背筋を伸ばす。肩をできるだけ上げる。

② 肩の力を抜き、ストンと下げる。①②の動作を30回くり返す。

①～②で1セット
×
1日3セット

ポイント 肩周囲や肩甲骨周囲の筋肉のこりや筋膜の固縮を解消するのに有効。四十肩の改善には安静よりも筋肉を適度に動かすほうがいい。

腕ブラブラ

1 足を肩幅に広げて立ち、
上体を軽く前傾させて
腕をダランと垂らす。

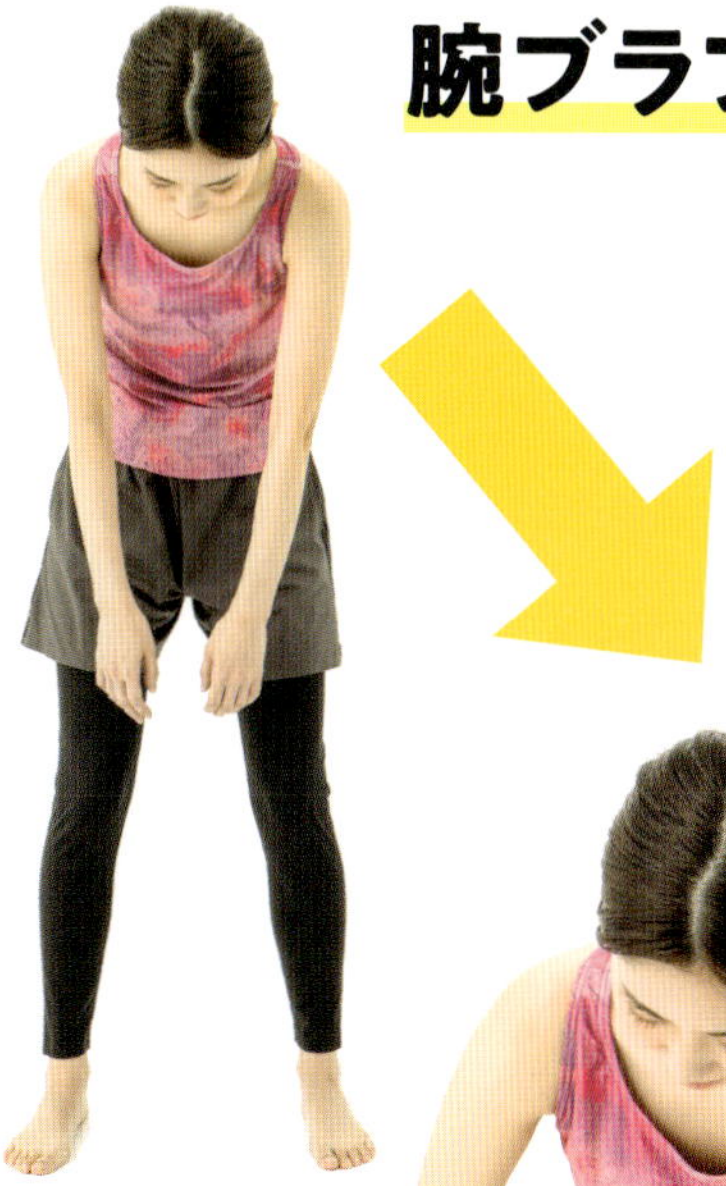

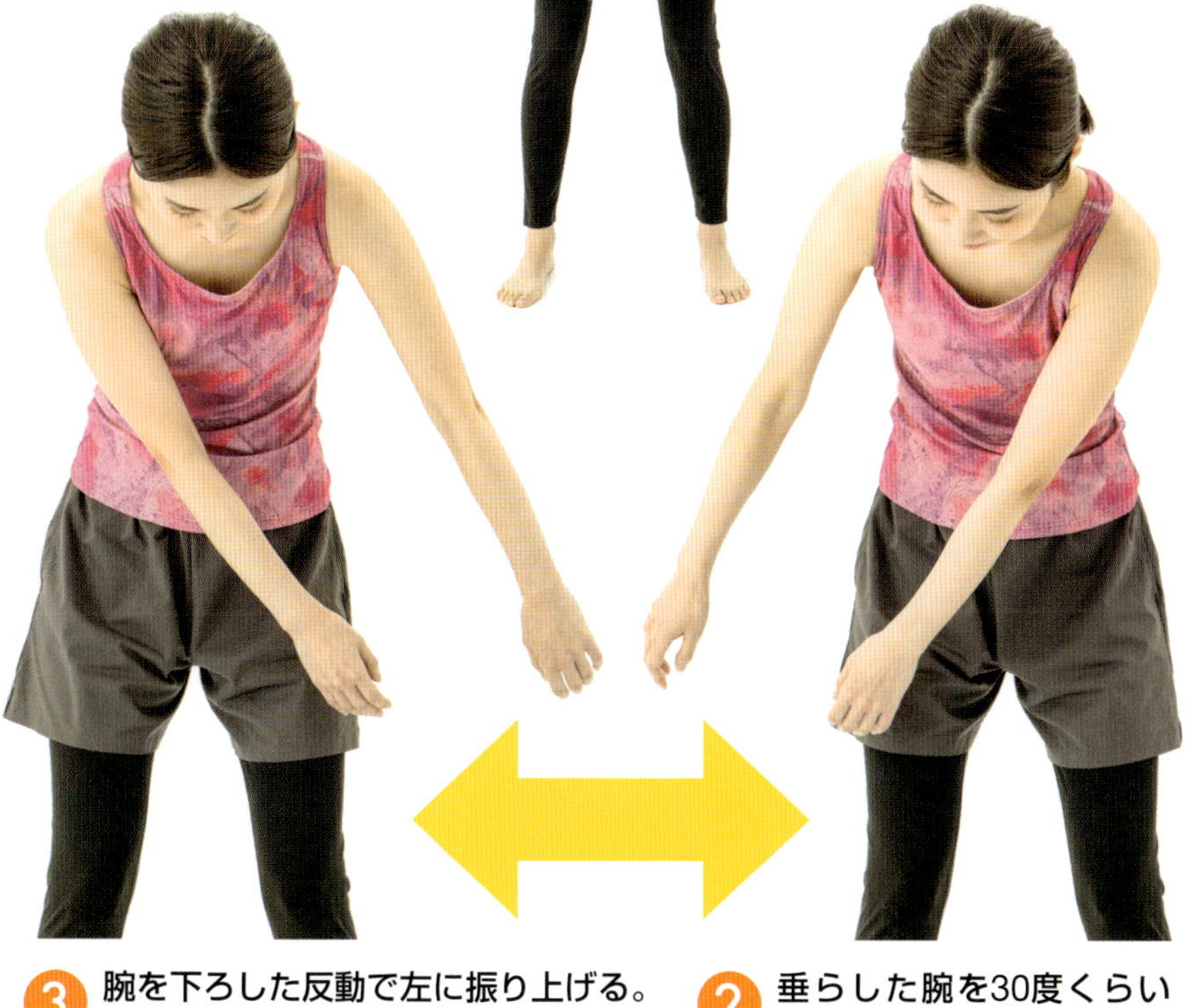

2 垂らした腕を30度くらい
右に振り上げる。

3 腕を下ろした反動で左に振り上げる。
②③を30回くり返す。

②〜③で1セット
×
1日3セット

ポイント 腕には力を入れず、肩を支点とした
振り子のようにブラブラと揺らす。
首・肩・肩甲骨周囲の緊張をほぐす
効果がある。

肩甲骨回し

❶ イスに座り、背筋を伸ばす。両腕を左右に広げて指先を肩に置く。

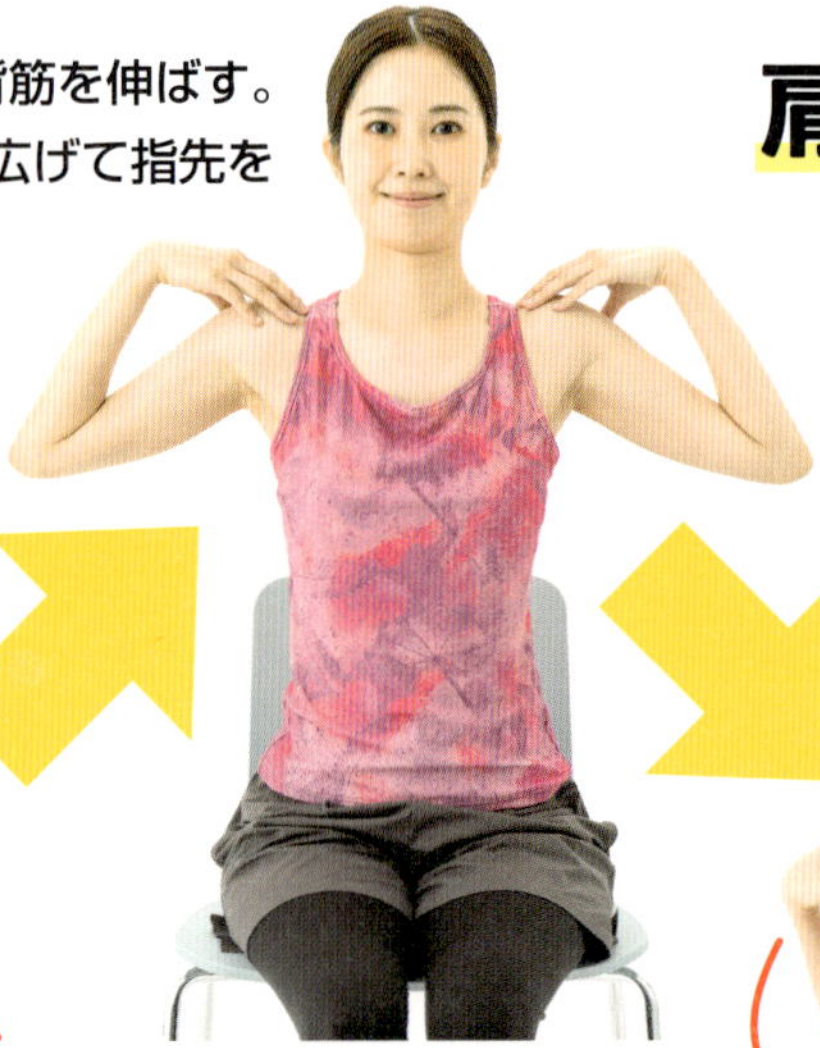

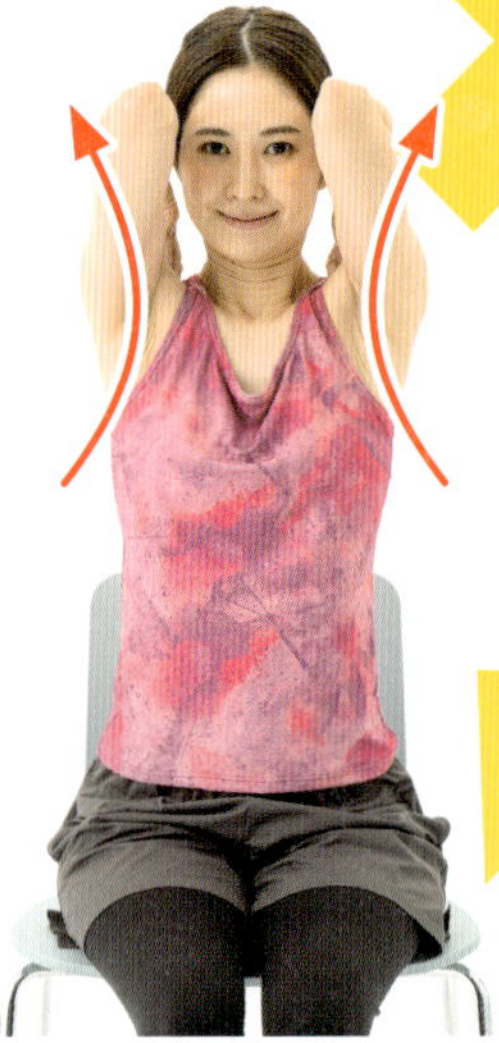

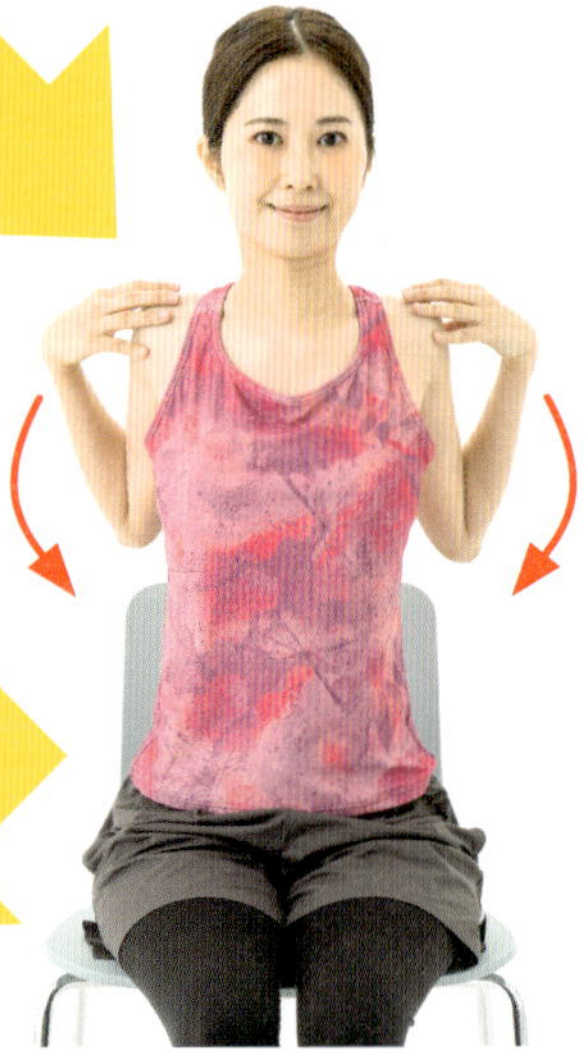

ひじを1回転させる

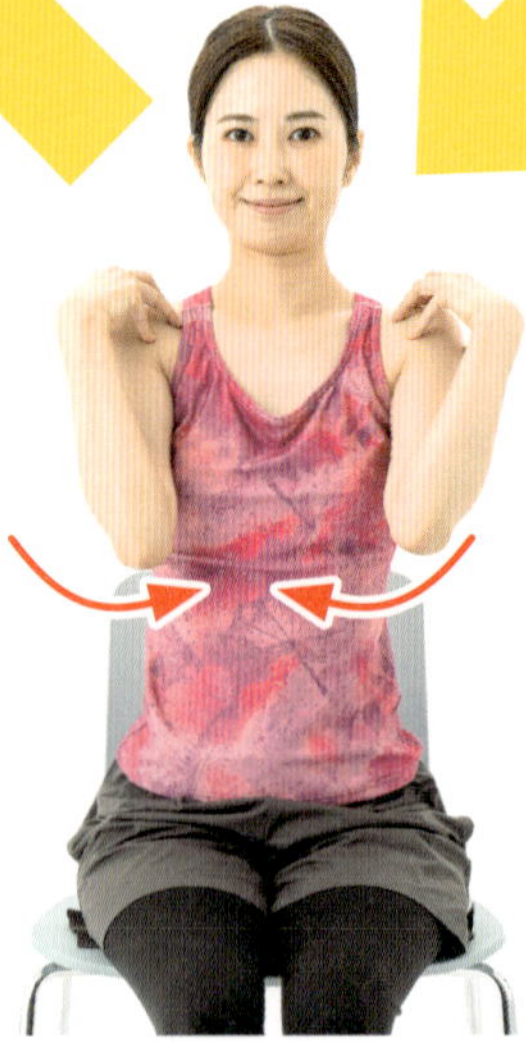

❹
指先を肩に添えたまま、ひじを真上に持ち上げてから、❶の姿勢に戻る。❶から❹の回転を10回行ったら、逆回転も10回行う。

❷
肩に手を添えたまま、ひじをできるだけ背中側に引き、胸を張る。

❸
ひじを下げてから胸の前に出す。指先は肩から離さない。

❶～❹で1セット
×
1日3セット

ポイント
肩を支点とした腕の回転運動。
腕を上げる動作がつらいときは、できる範囲で行う。
痛みが強い場合は中止する。

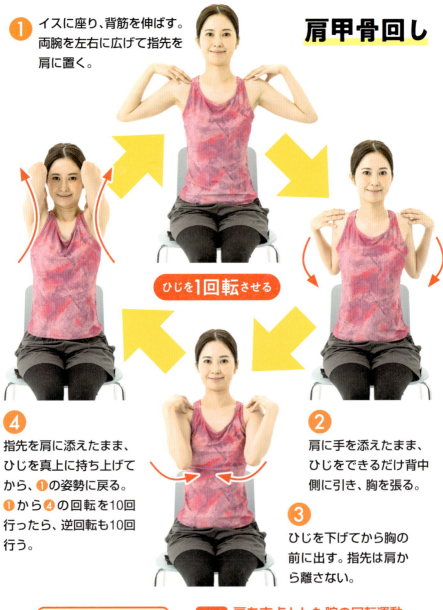

腕支え上げ

❶ 背すじを伸ばして立ち、左手で右手首をつかむ。

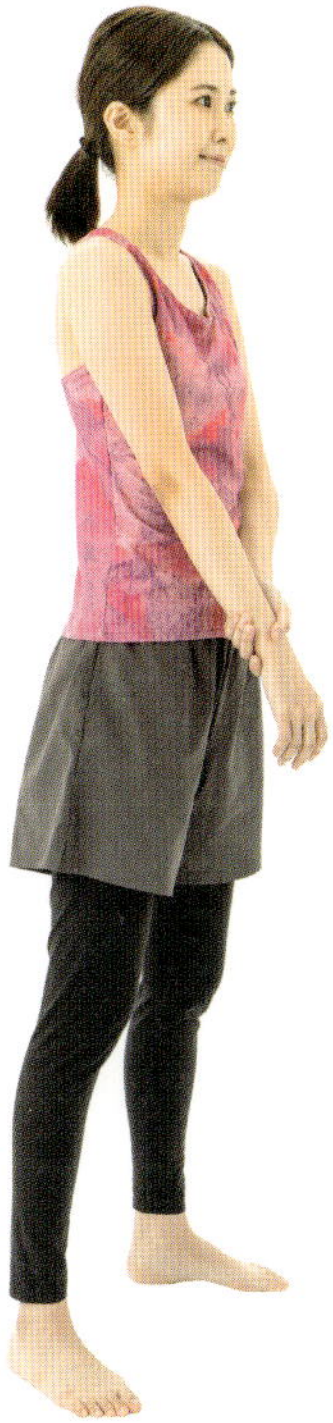

❷ 左手で右腕を持ち上げる。腕が床と水平になるまで上げて、20秒間キープする。

この状態で20秒

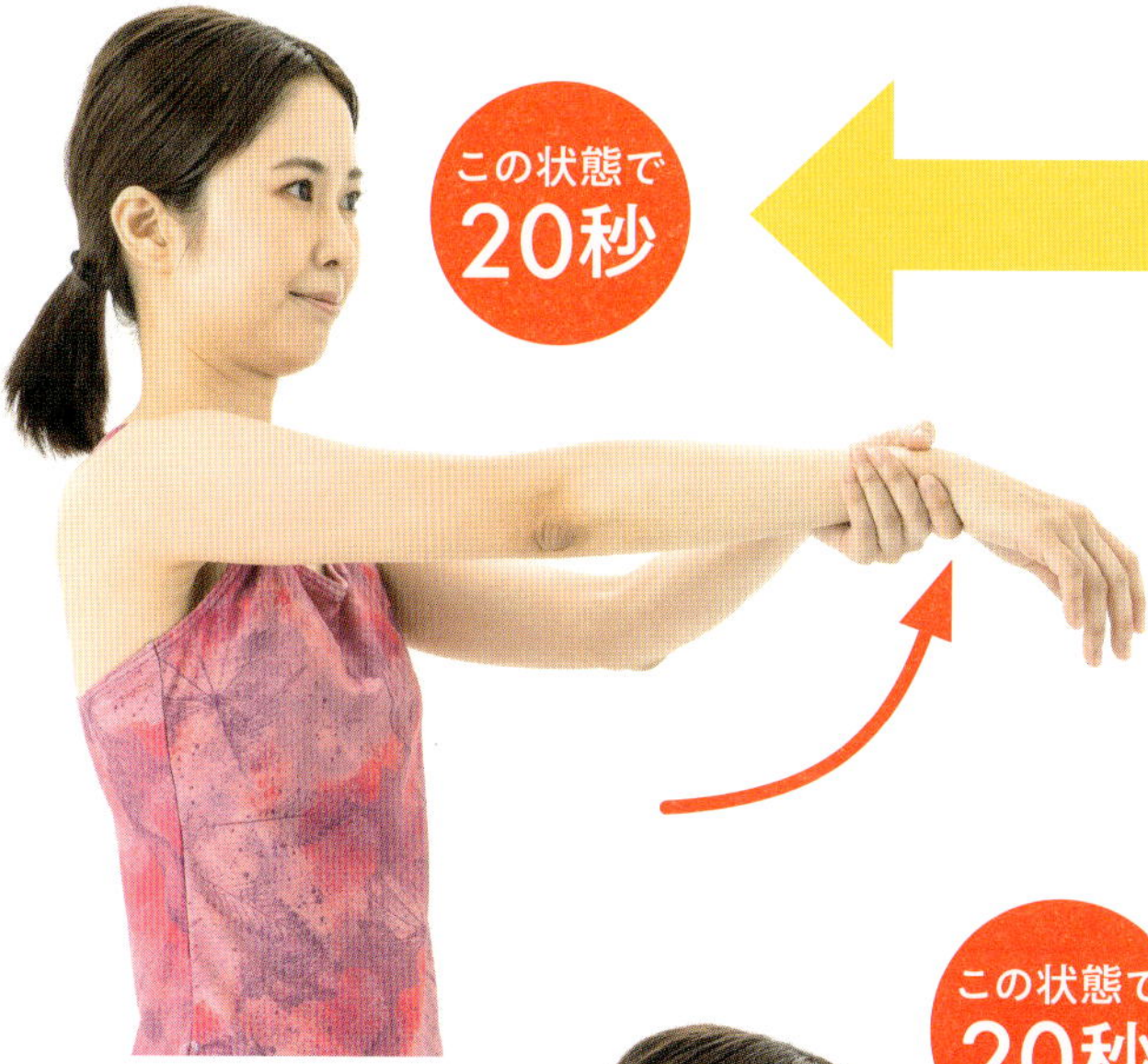

この状態で20秒

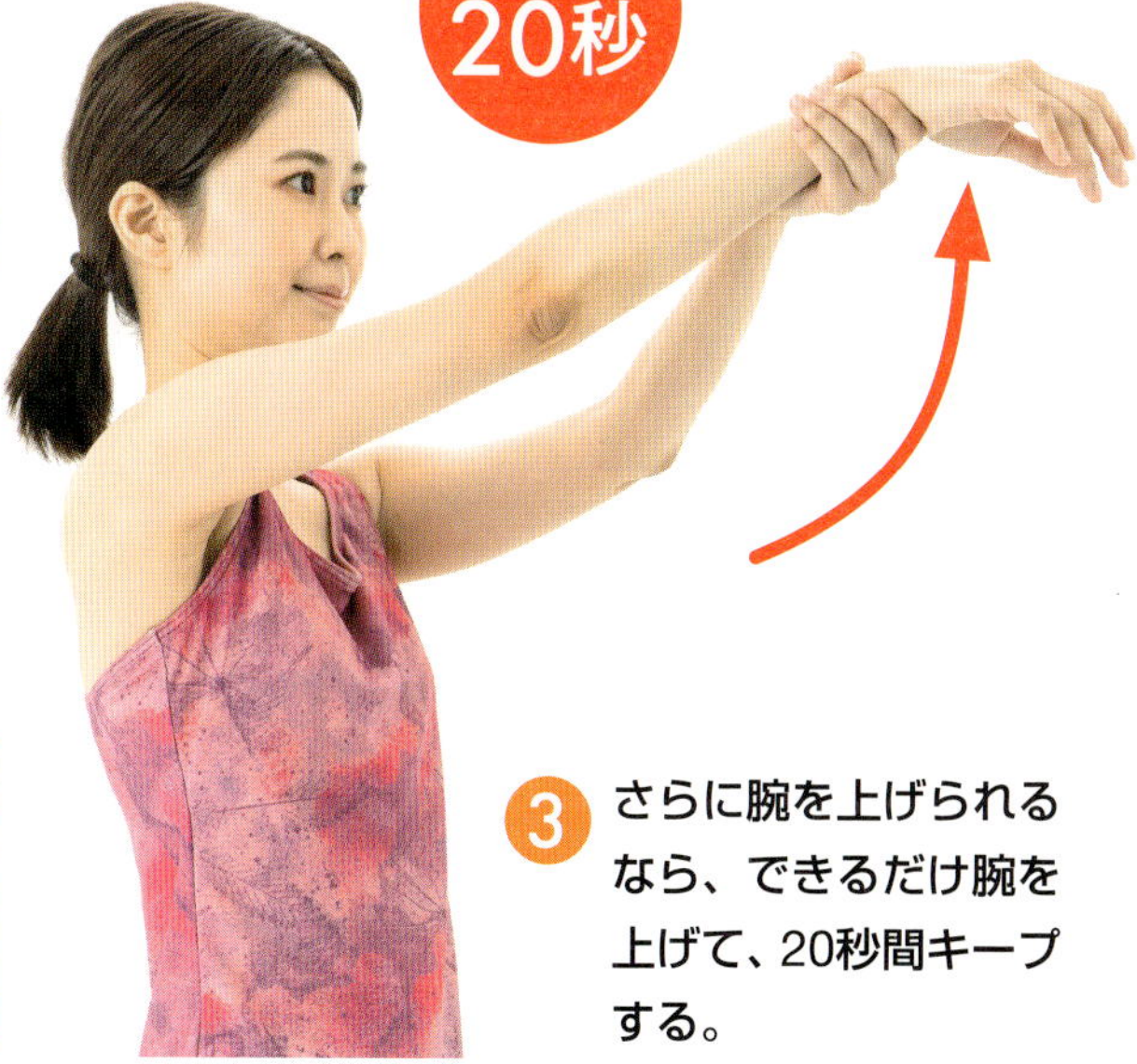

ポイント

腕を上げる高さは、痛みが生じる限界か、そのちょっと手前まで。

痛い側の腕のみ

❶〜❸で1セット
×
1日3セット

❸ さらに腕を上げられるなら、できるだけ腕を上げて、20秒間キープする。

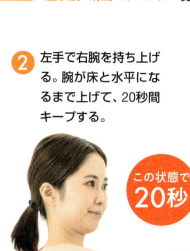

段階的胸反らし

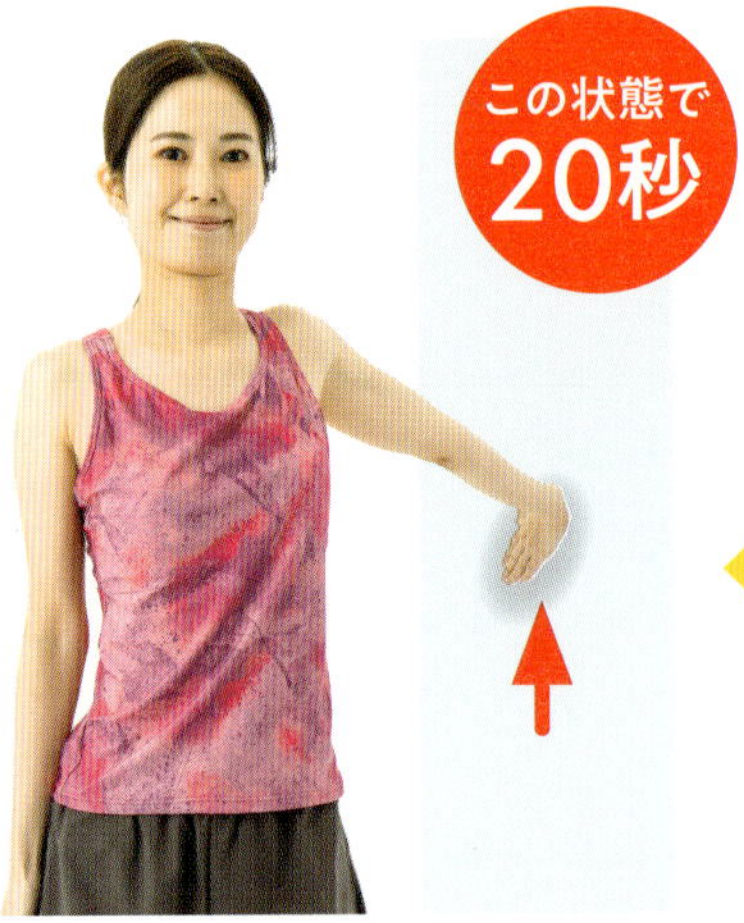

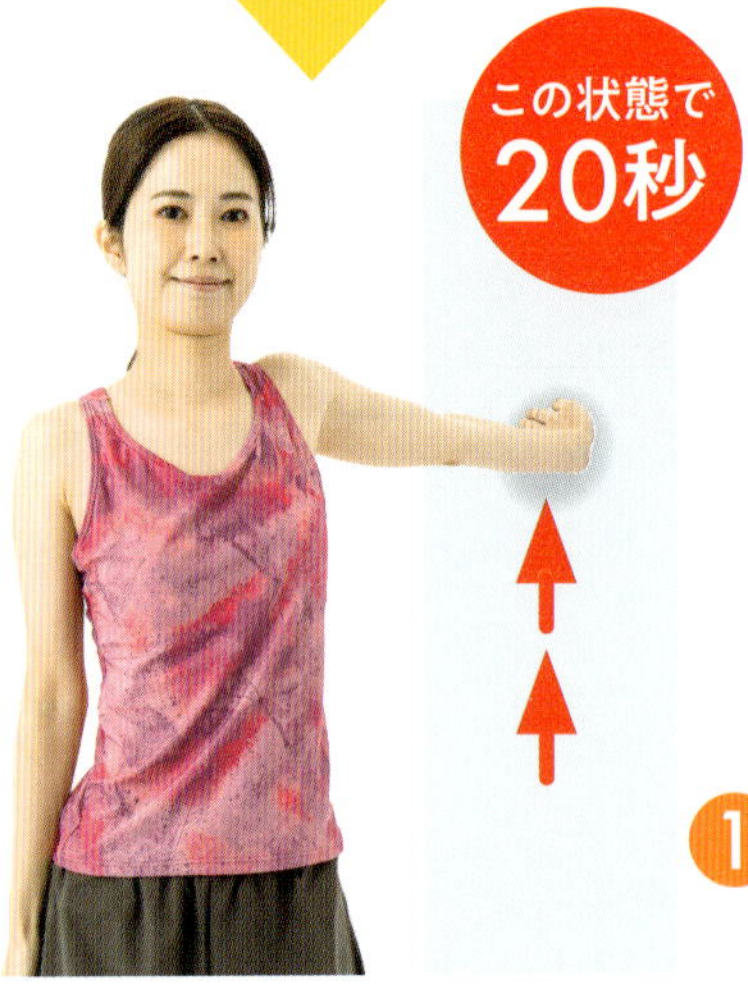

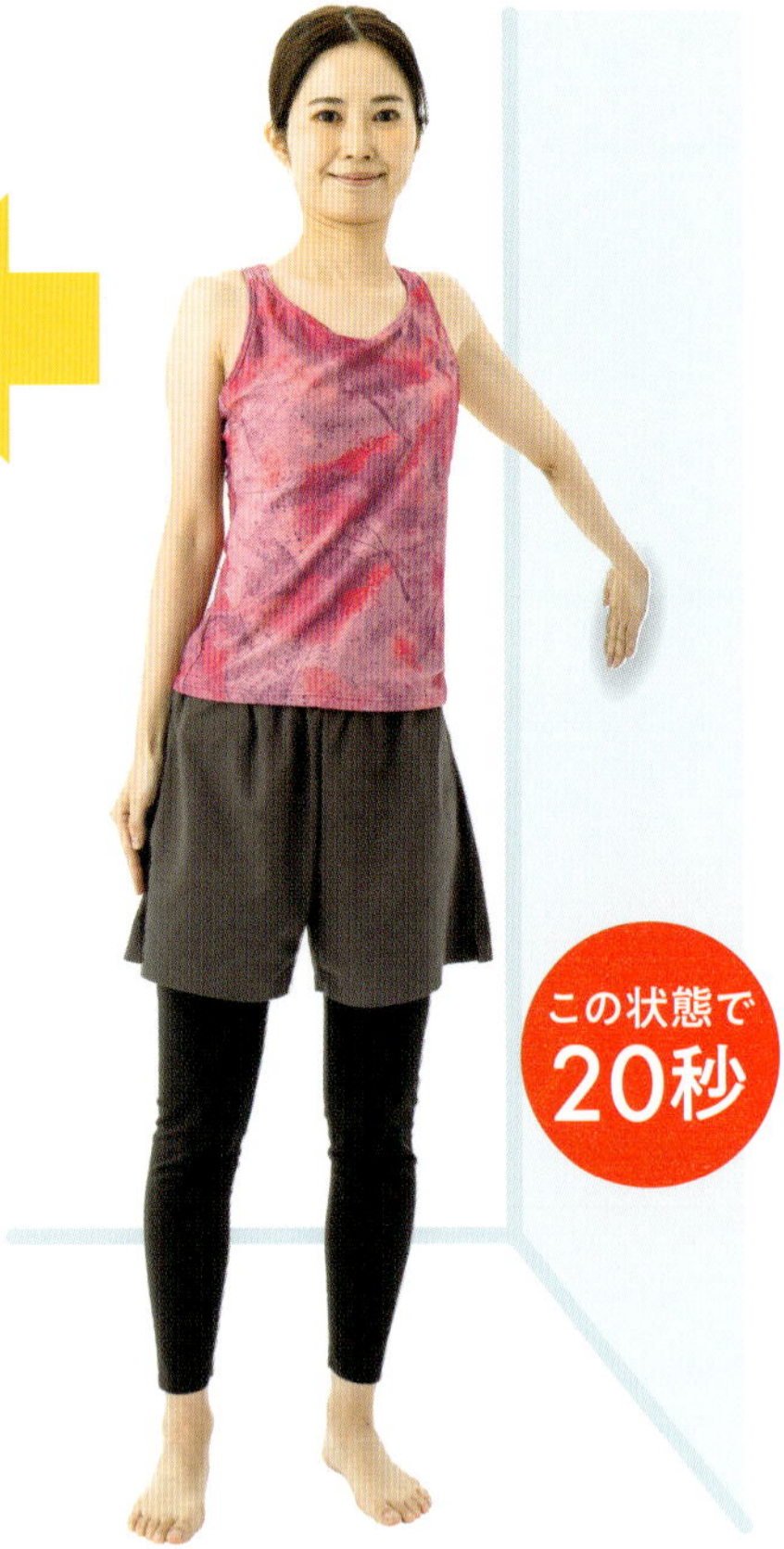

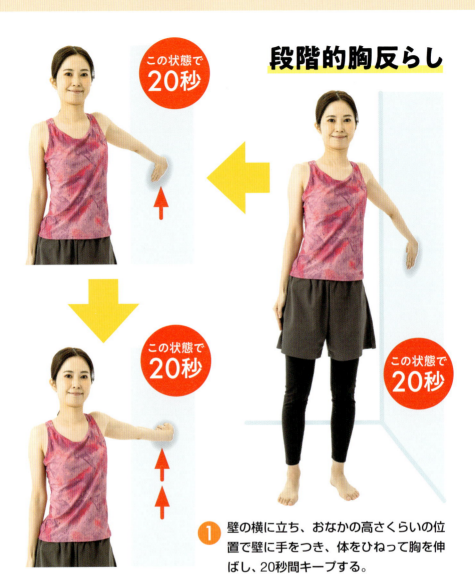

1. 壁の横に立ち、おなかの高さくらいの位置で壁に手をつき、体をひねって胸を伸ばし、20秒間キープする。

2. 手をつく位置を少しずつ上げながら、同様に体をひねって20秒間キープする。

痛い側の腕のみ

1～3で1セット
×
1日3セット

ポイント 手をつく位置は、楽にできる位置から始め、手のひら１つ分上、２つ分上、という具合に上げていくといい。

足裏痛・こむら返り（足底腱（筋）膜炎）

足裏はバックラインの一番底部。つま先の底部から足裏、かかとを通って背中に上がり、頭部の眉のあたりまでつながっているので、足裏やふくらはぎの固縮を取ることで体の背部のこりや痛みも解消する。

筋膜ライン
ここが伸びる!

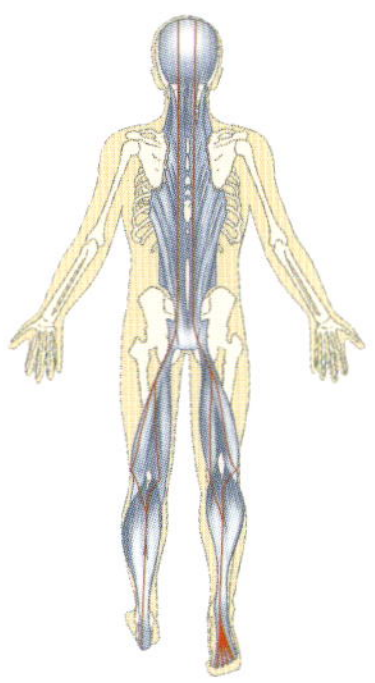

バックライン

- **足裏ボール**（85ページ）
- **ふくらはぎ2段階伸ばし**（86ページ）
- **足じゃんけん**（87ページ）

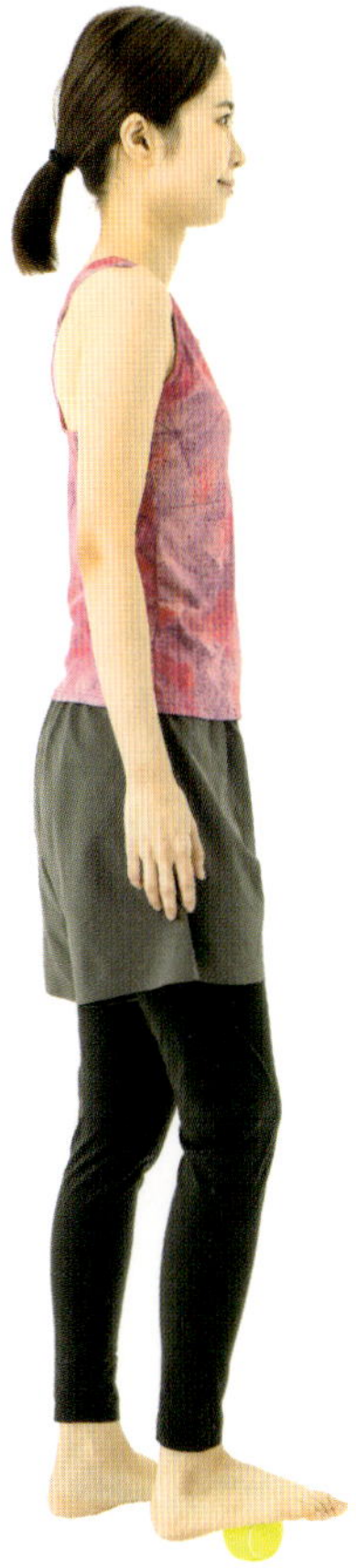

足裏ボール

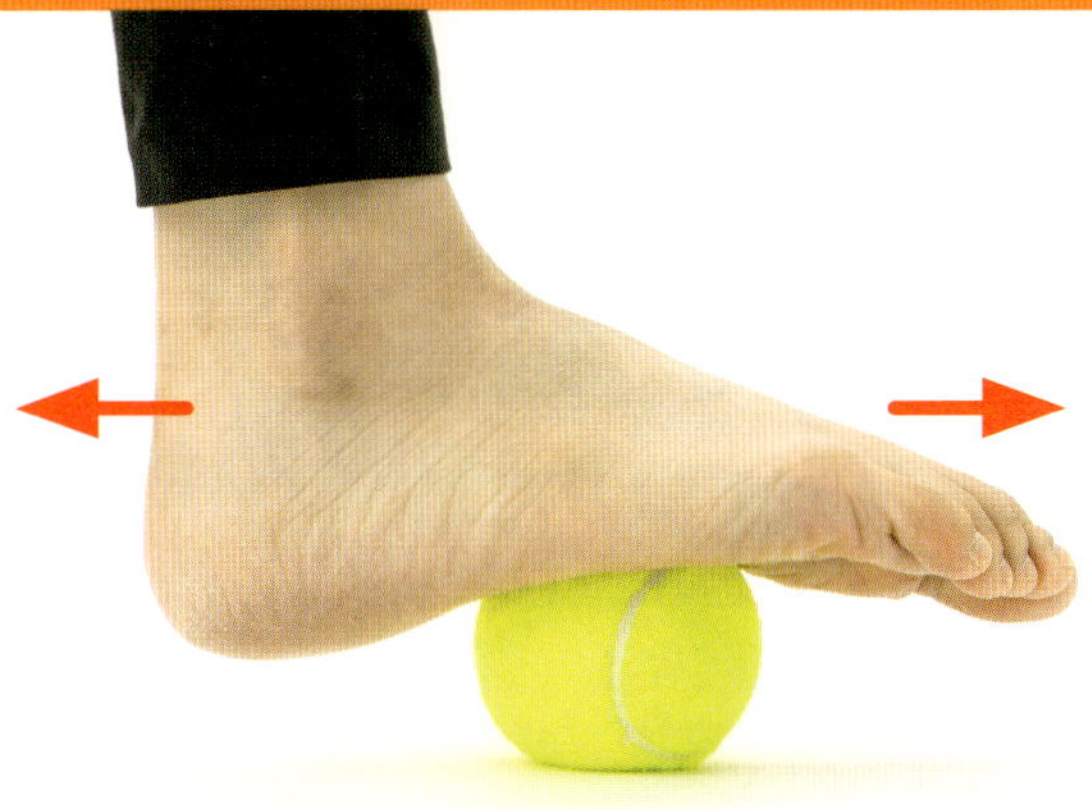

テニスボールの上に足を乗せて体重を軽くかけてボールを転がし、足の裏全体をストレッチする。

反対側も同様に行う
1日3セット

ポイント 足底腱（筋）膜炎などによる足の裏の痛みやこりの軽減に有効。

ふくらはぎ2段階伸ばし

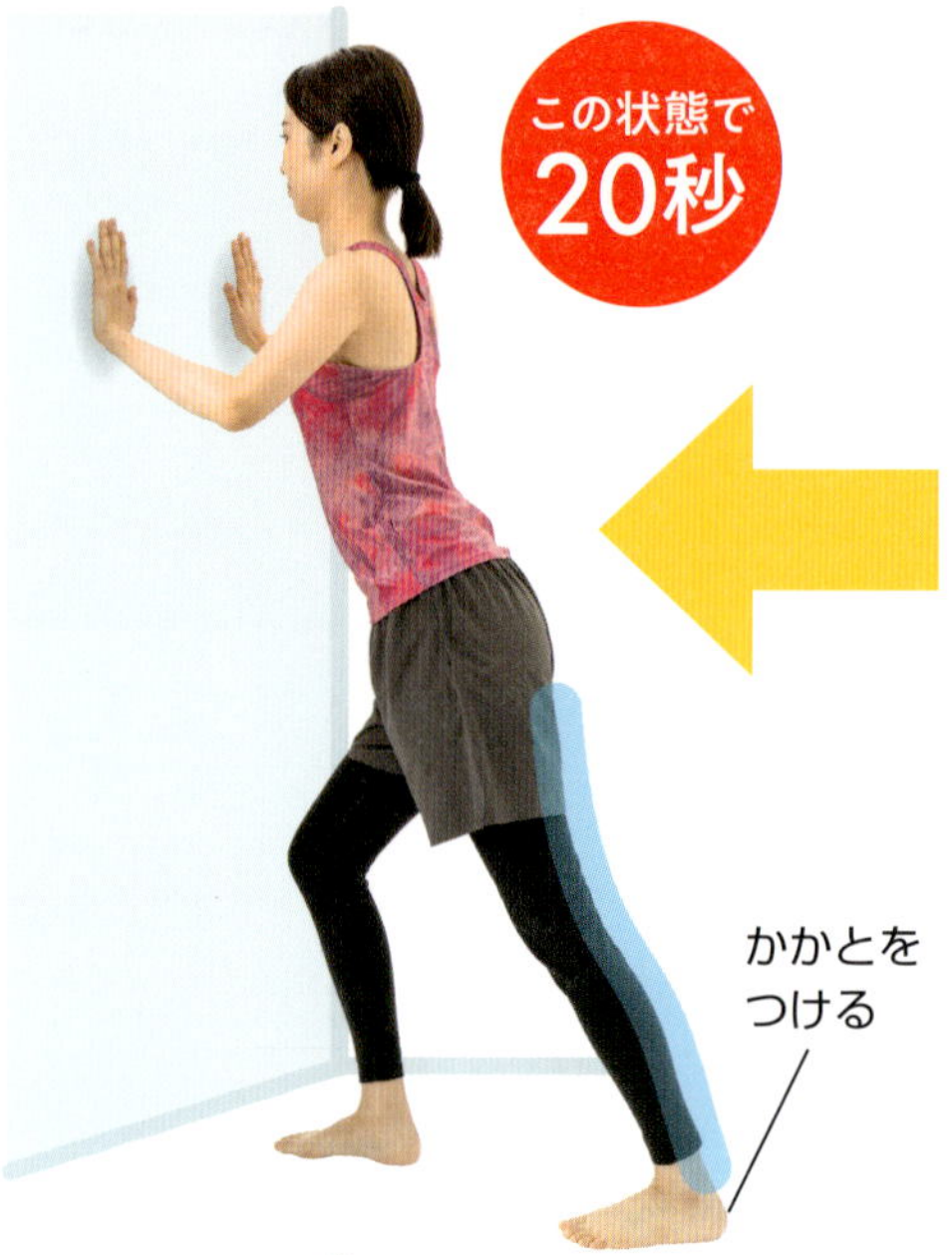
この状態で
20秒
かかとを
つける

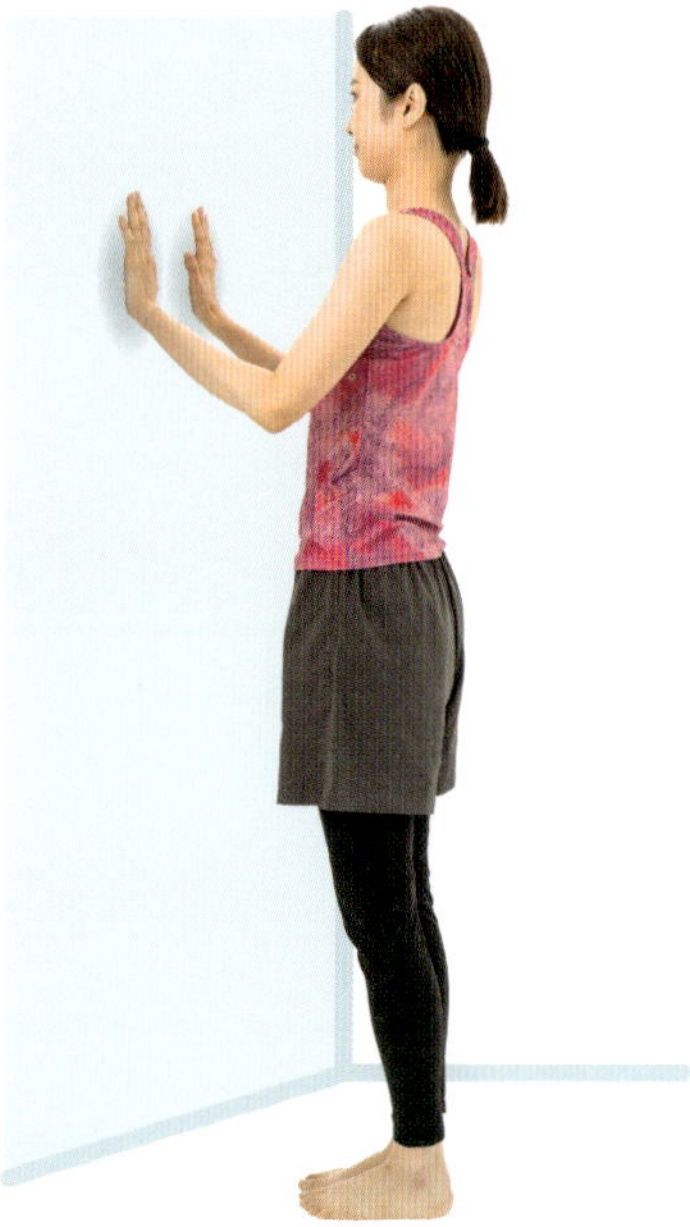

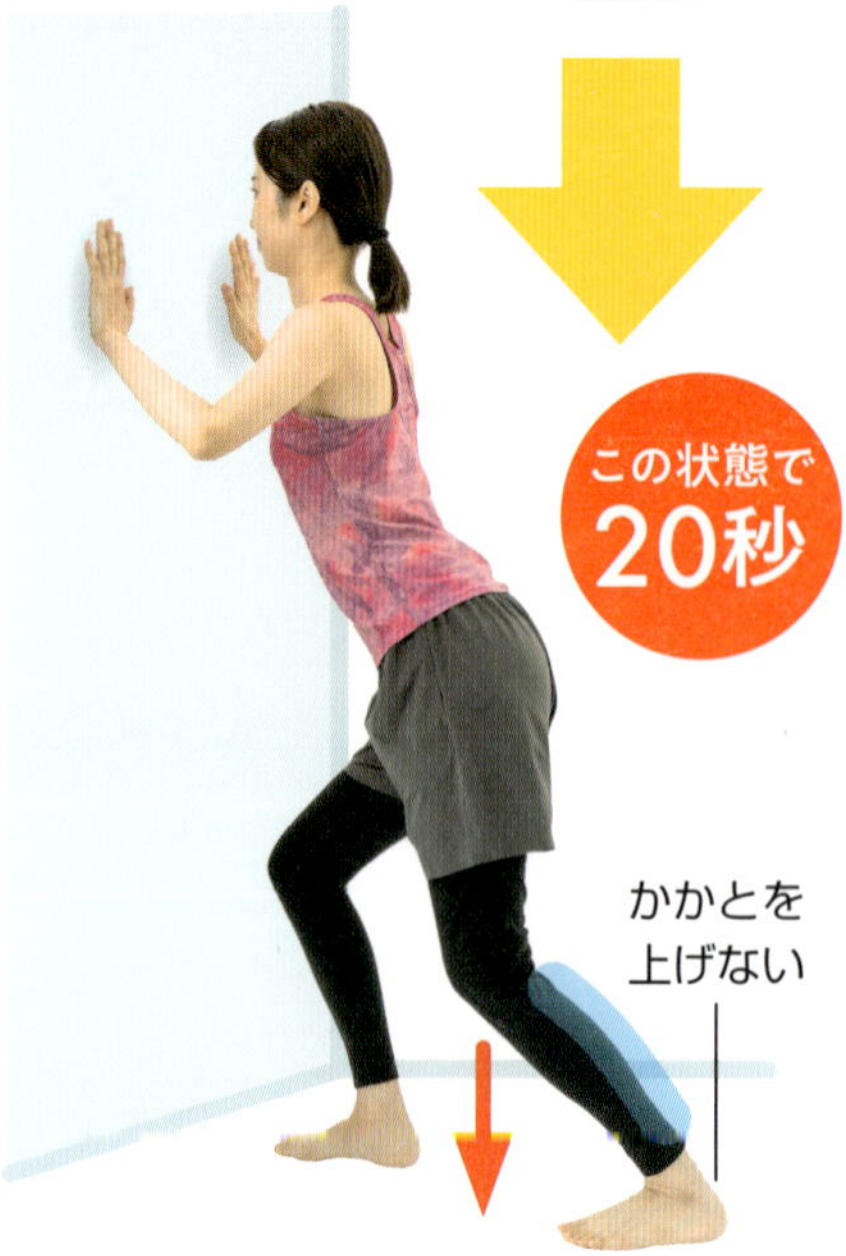
この状態で
20秒
かかとを
上げない

1. 壁に向かって立ち、胸の高さで壁に手をつく。
2. 左足を後ろに伸ばし、ひざを曲げずに胸を壁に寄せて、太もも裏、ふくらはぎの筋肉を伸ばして20秒間キープする。
3. 左ひざを曲げて腰を落として、20秒間キープする。

ポイント ふくらはぎがよく伸びるのでこむら返り対策に有効。

反対側も同様に行う

1～3で1セット×1日3セット

効力アップ
筋トレ

足じゃんけん

チョキ

この状態で
20秒

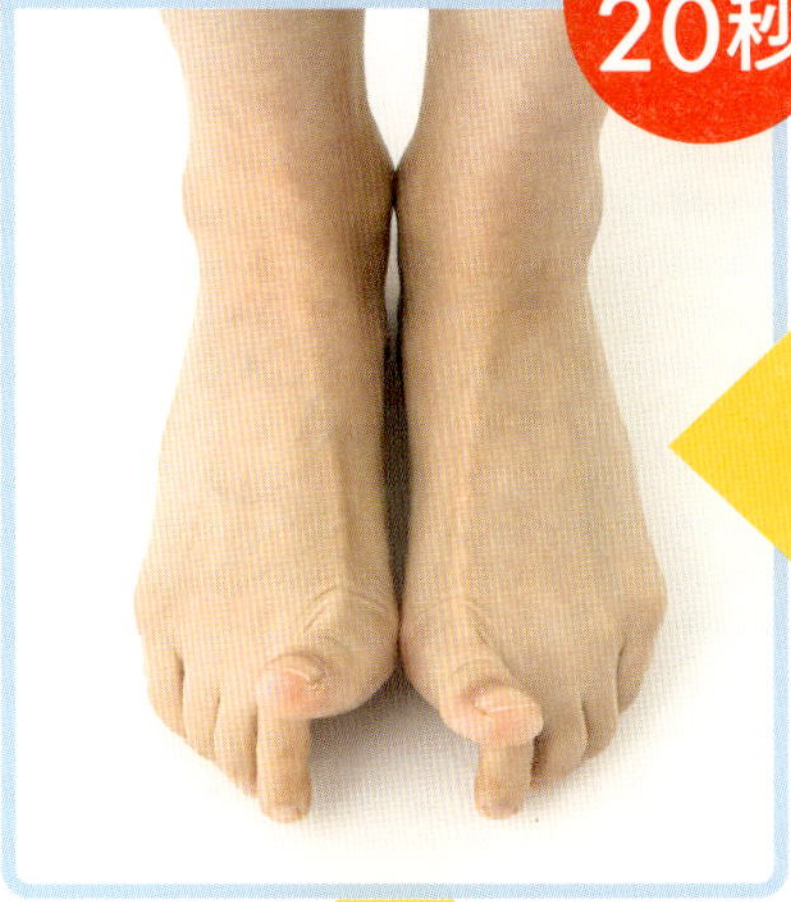

グー

この状態で
20秒

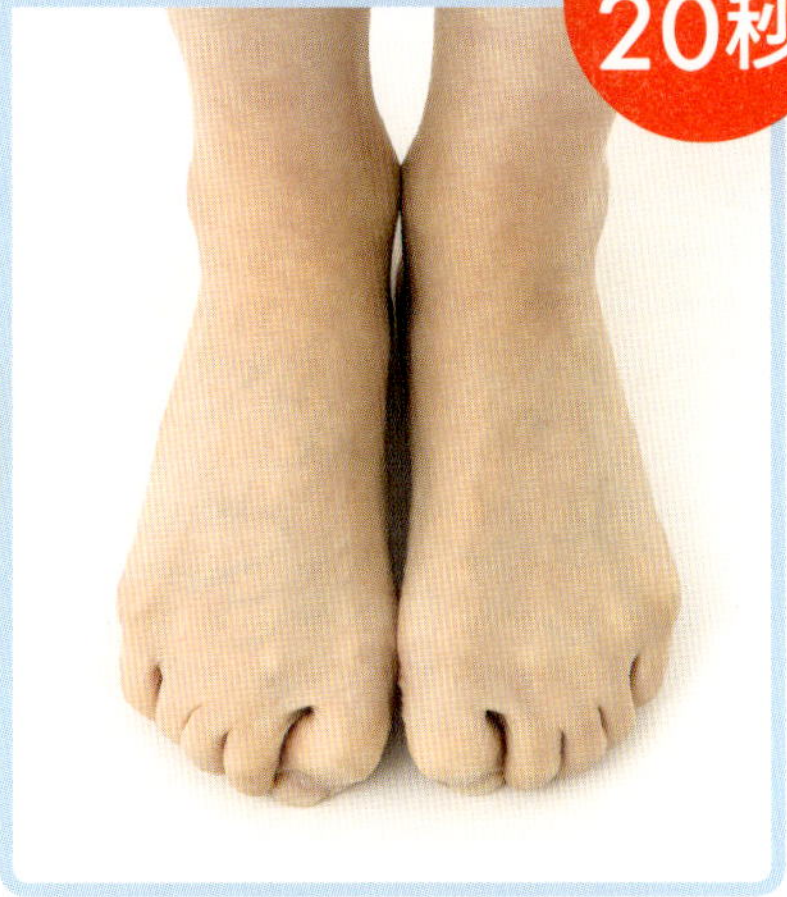

パー

この状態で
20秒

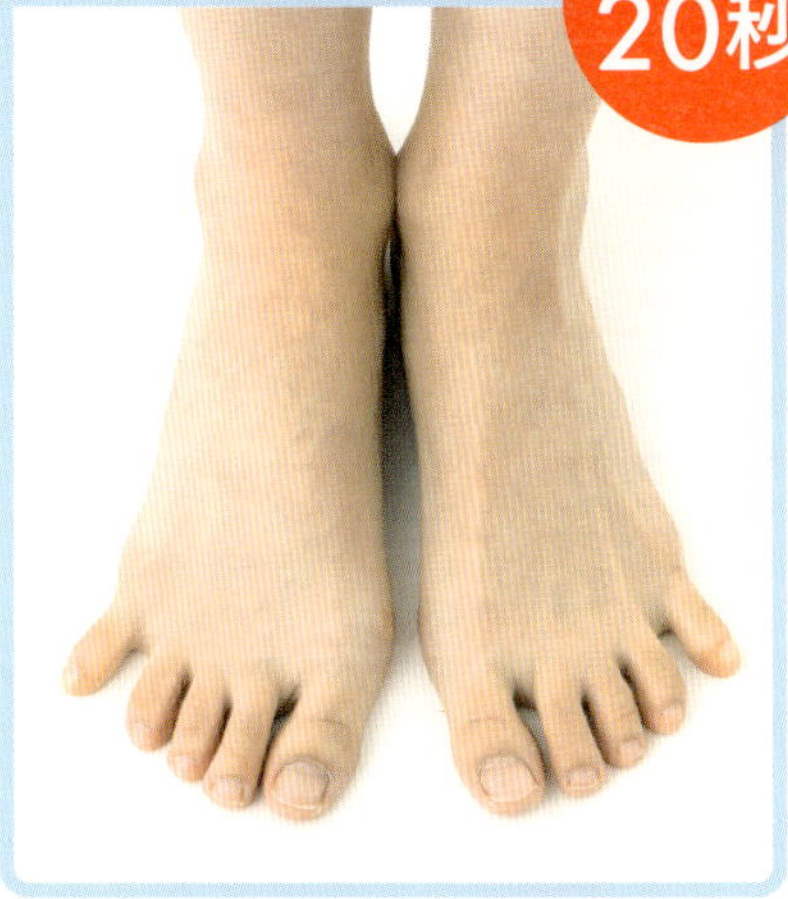

1. 両足をつけて、すべての指を丸めてグーの形にして、20秒間キープする。
2. 両足の親指だけを上げて、チョキの形にして20秒間キープする。
3. すべての指をできるだけ広げてパーの形にして、20秒間キープする。

ポイント 足の裏や指など足先全体の筋肉のストレッチとトレーニングになる。

①~③で1セット
×
1日3セット

O脚・X脚・外反母趾

体の動きのバランスを取るスパイラルラインが固縮すると、骨盤の前傾や後傾が起こり、ひざ痛や股《こ》関節痛の原因となるO脚やX脚、足指の痛みの原因となる外反母趾《ぼし》や扁平足といった足の変形を招くことがあります。改善には全身連動ストレッチに加えて、ここで紹介するストレッチも行うとより効果的です。

筋膜ライン
ここが伸びる!

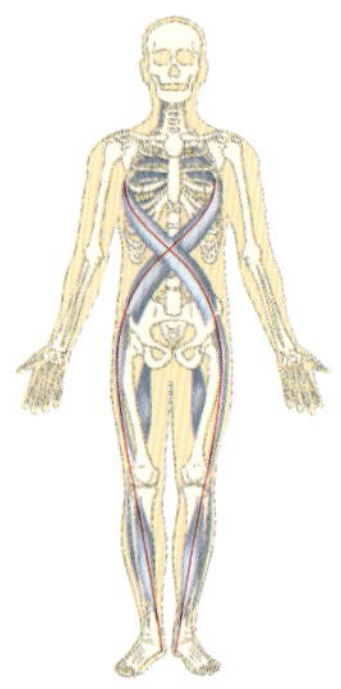

スパイラルライン

- **すね伸ばし**（88ページ）
- **開脚ひねり**（89ページ）
- **ひざ立て上体ひねり**（90ページ）

すね伸ばし

反対側も同様に行う
①～②で1セット × 1日3セット

ポイント
すねを通るスパイラルラインのストレッチ。扁平足や外反母趾の予防・改善に有効。

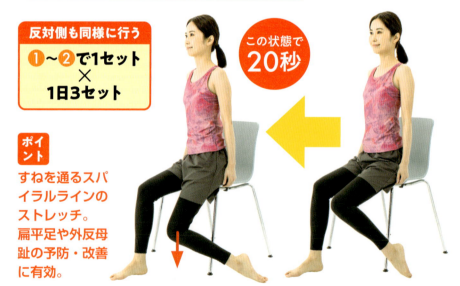

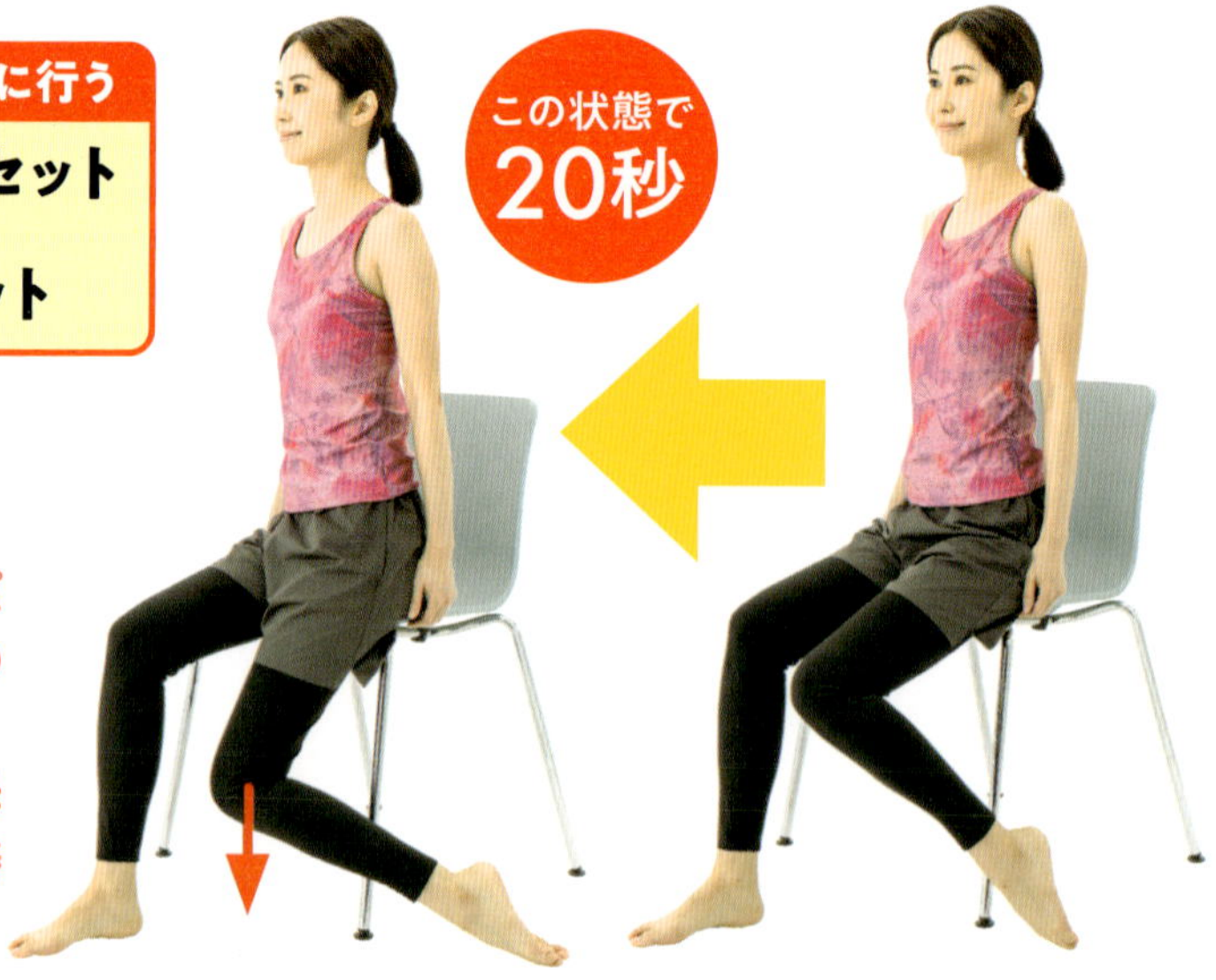

① イスに座り、左足の指の甲側を床につける。

② 左足のひざをグッと下げて、すねの筋肉を伸ばして20秒間キープする。

開脚ひねり

1. イスに浅く座り、両足をできるだけ左右に大きく開いて、両ひざの上に手を置く。
2. 右肩を前に突き出し、顔は左斜め上を向いて、20秒間キープする。

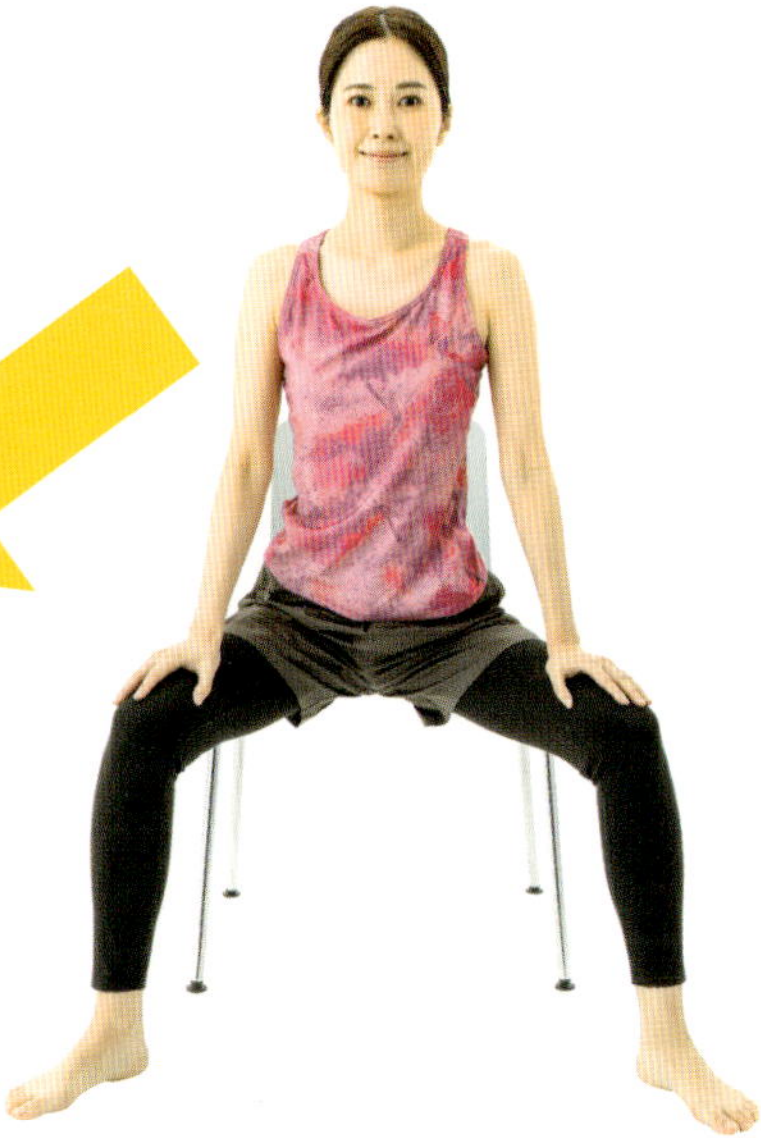

この状態で
20秒

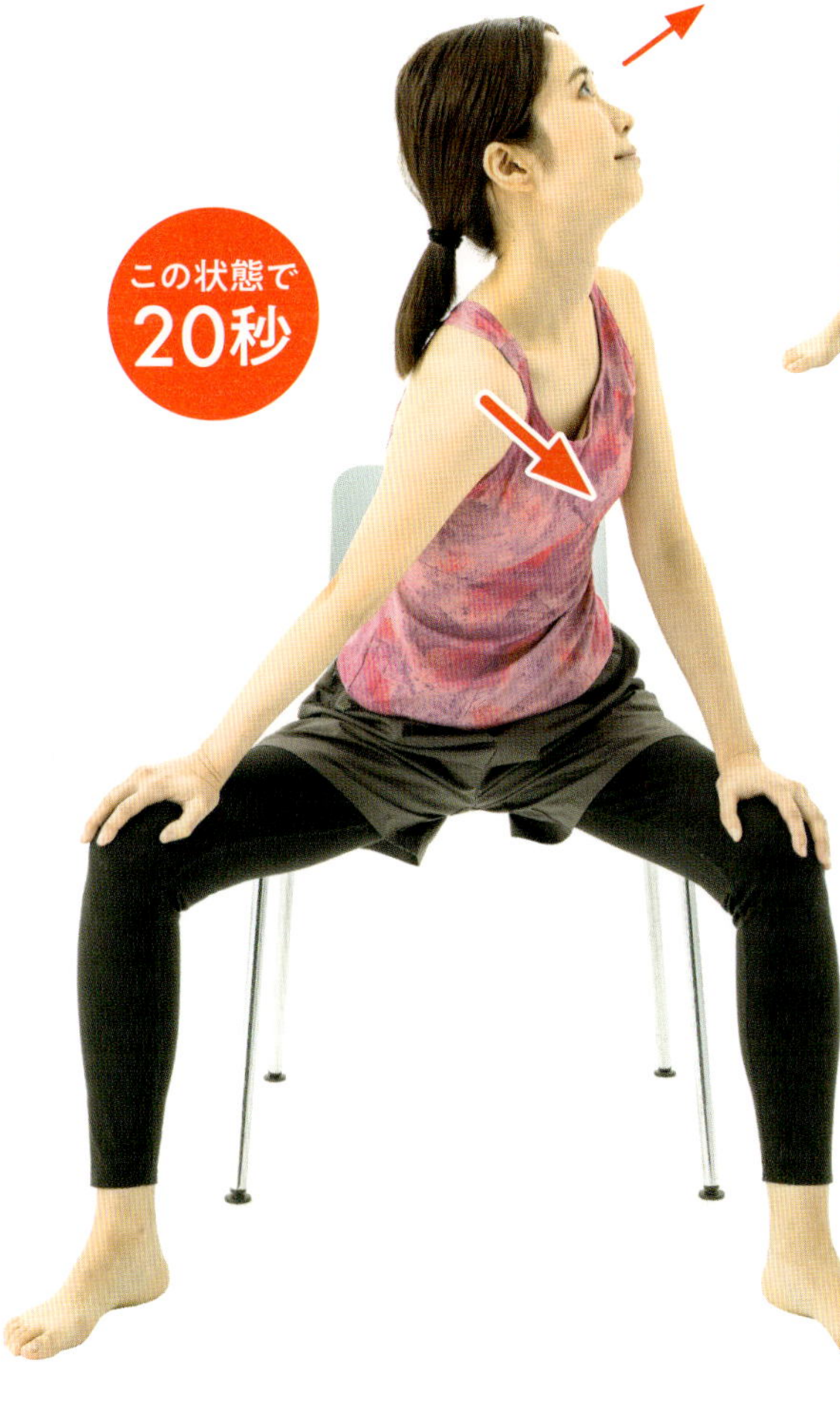

ポイント

体幹を通るスパイラルラインの固縮が解消される。傾いた骨盤がまっすぐに立って姿勢がよくなり、足のゆがみも改善する。

反対側も同様に行う

①～②で1セット
×
1日3セット

ひざ立て上体ひねり

① 足を伸ばして床に座り、左足はひざを立てる。左足をクロスさせて、右足の外側に置く。
右手は左足のひざに引っ掛け、左手は床につく。

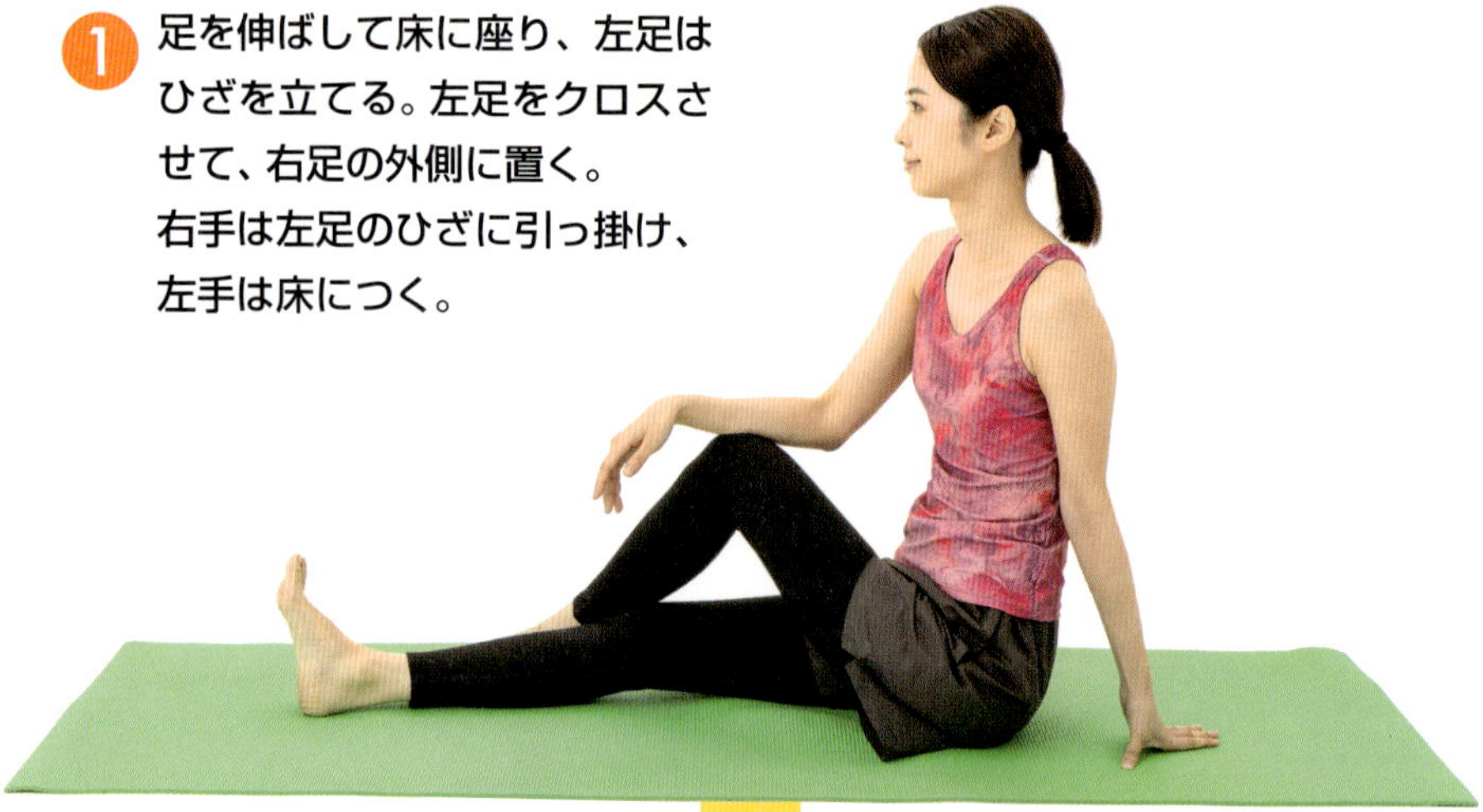

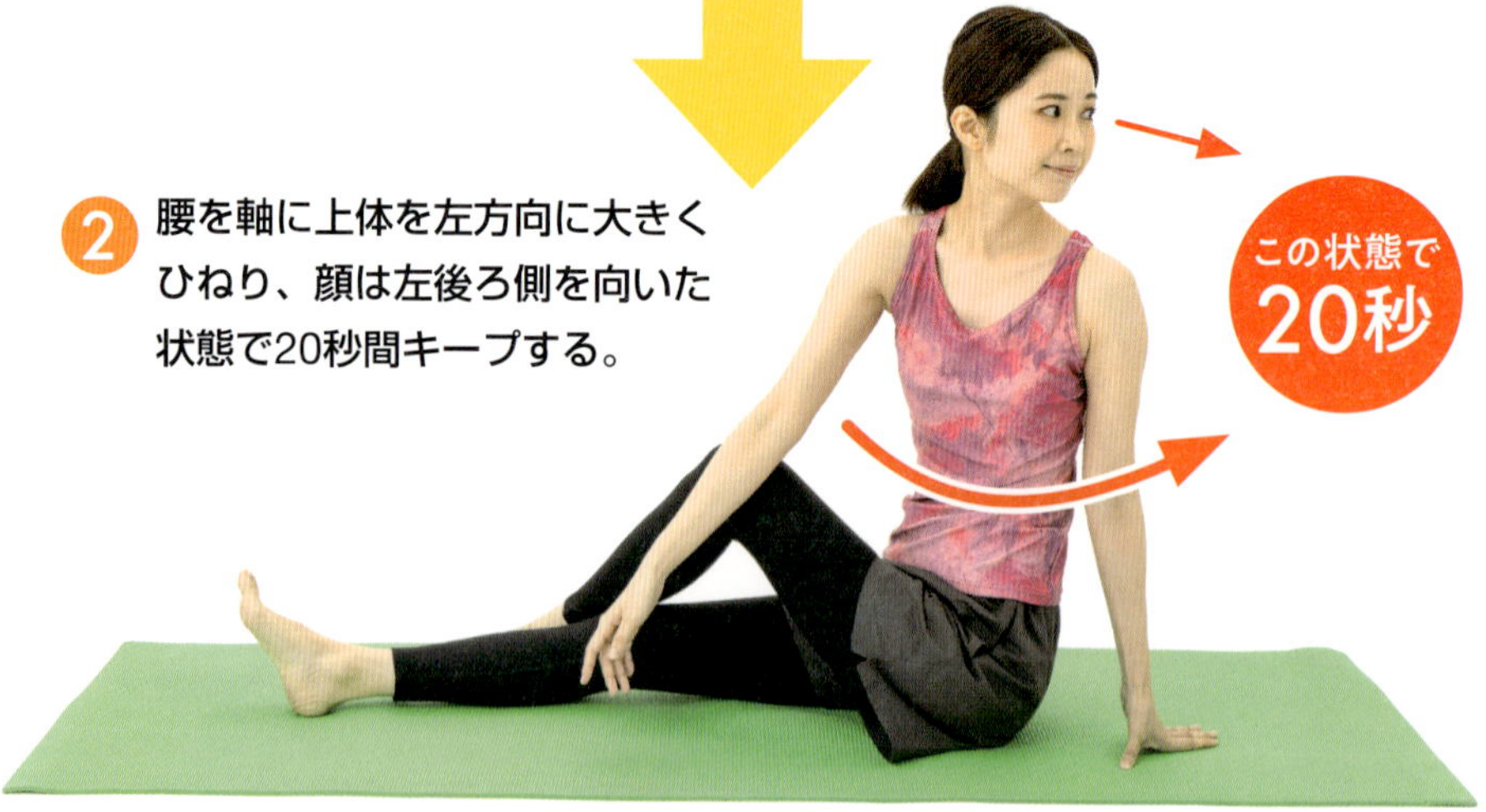

② 腰を軸に上体を左方向に大きくひねり、顔は左後ろ側を向いた状態で20秒間キープする。

反対側も同様に行う

①~②で1セット
×
1日3セット

ポイント できるだけ大きくひねり、痛気持ちいい位置で止める。
首の裏、肩甲骨、体幹、お尻、太もも、すねへとつながるスパイラルラインの固縮が解消する。

手指・ひじの痛み

ひじや指先の痛みの解消には、アームラインの固縮を解消するのが有効です。アームラインは体幹中心部の前面（胸）と背面（背中）から肩を通り、腕、手のひら、指先までつながる筋膜ラインです。腕や肩の複雑な可動性を保つために特殊な構造をしており、固縮しやすいので、ストレッチによるていねいなケアが必要です。

筋膜ライン
ここが伸びる!

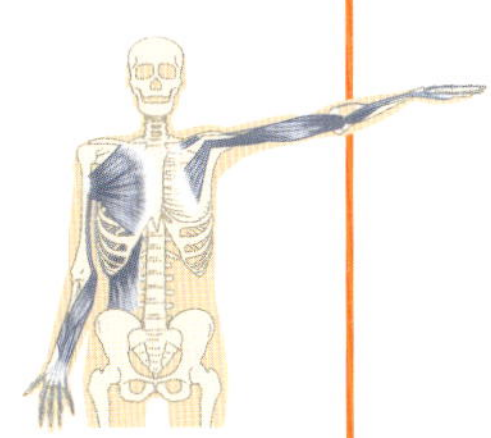

アームライン

- **胸反らし**（91ページ）
- **小胸筋ストレッチ**（92ページ）
- **手首曲げ**（93ページ）
- **ヘバーデン・ストレッチ**（94ページ）

胸反らし

1. 壁の横に立ち、肩の高さで壁に手をつく。
2. 体をひねって胸を伸ばし、20秒間キープする。

この状態で 20秒

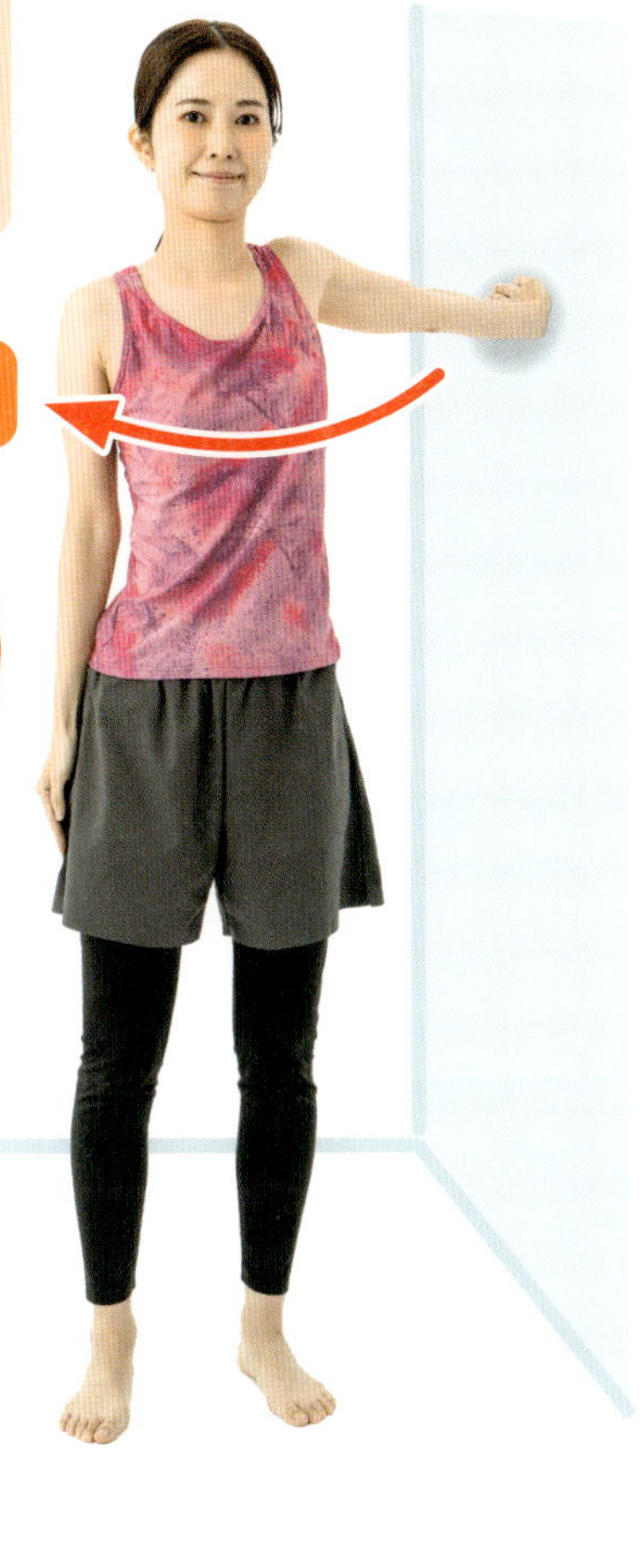

ポイント 体幹付近のアームラインの固縮を取る。壁につける手の位置を上にずらすと、前鋸筋《ぜんきょきん》（肩甲骨と肋骨《ろっこつ》をつなぐ筋肉）のストレッチになる。

反対側も同様に行う
1～2で1セット × 1日3セット

小胸筋ストレッチ

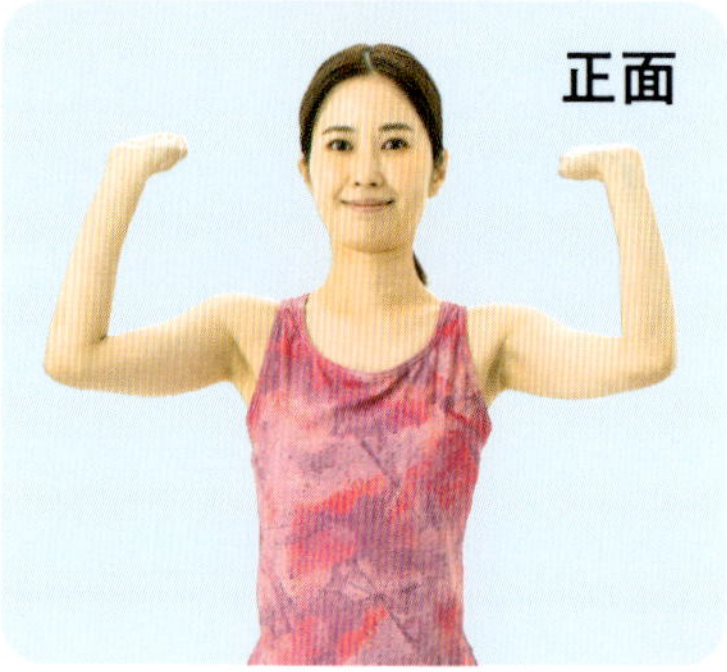

❶ 背すじを伸ばして立ち、左の写真のように腕を開き、両手のひらを天井に向ける。

❷ 手のひらの向きを天井と平行に保ちながら、後ろ側に押し出す。できるだけ押し出した状態で20秒間キープする。

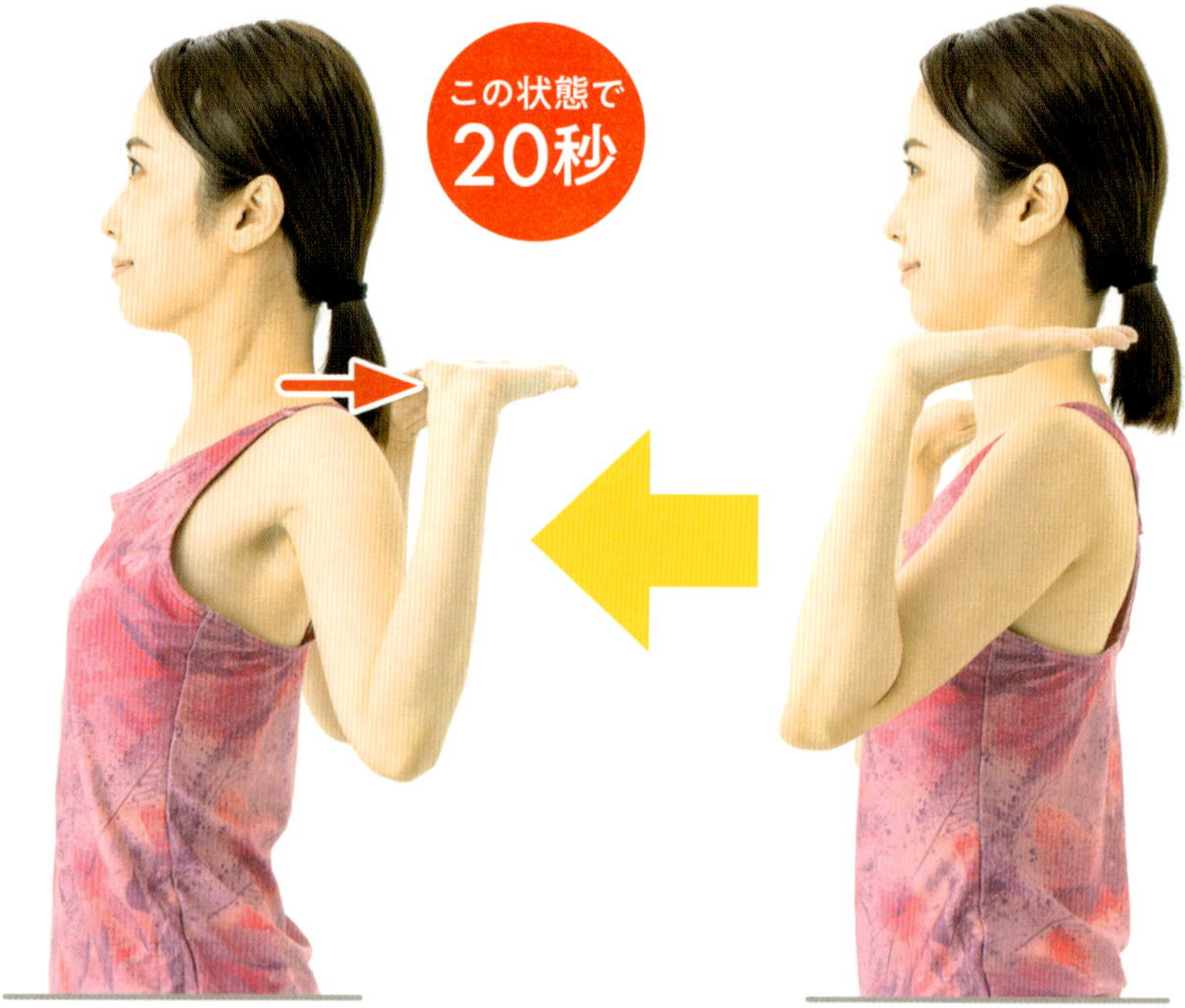

❶～❷で1セット
×
1日3セット

ポイント 肩が前方に出て内側に巻き込む「巻き肩」の人に特によく効くストレッチ。胸から肩のアームラインの固縮を解消する。

手首曲げ

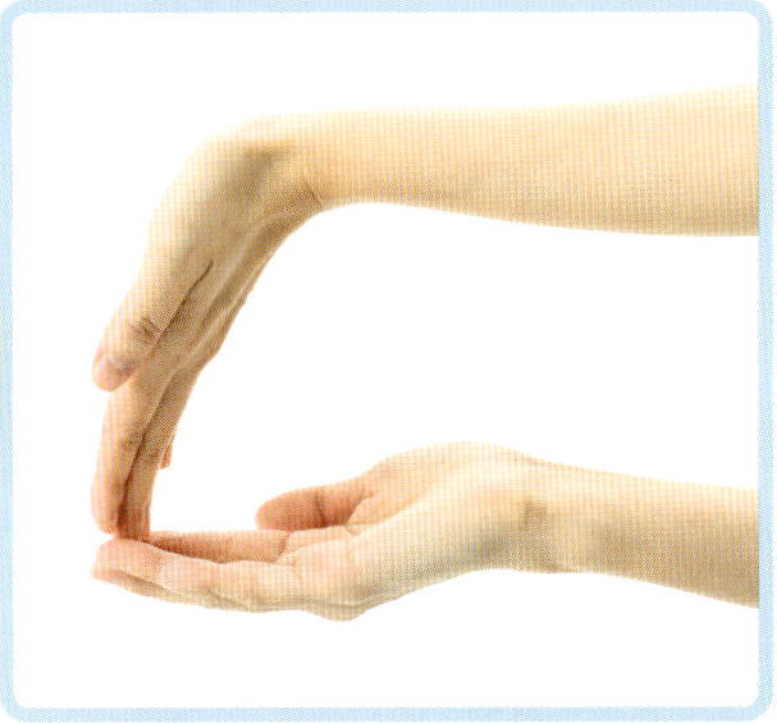

❶ 左腕を伸ばし、右手を左手の指先に引っ掛ける。

この状態で
20秒

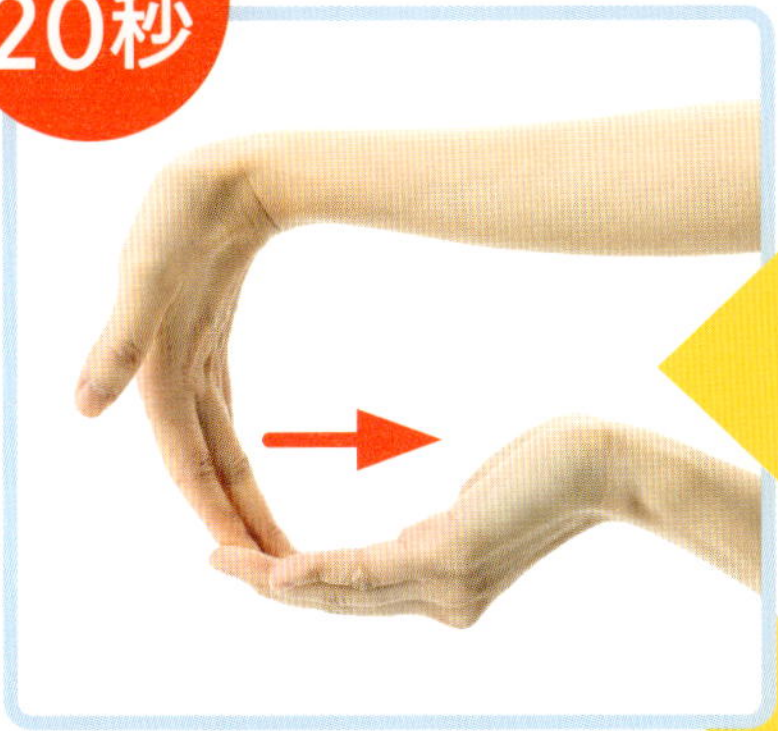

❷ 右手で左手の指を引っ張り、20秒間キープする。

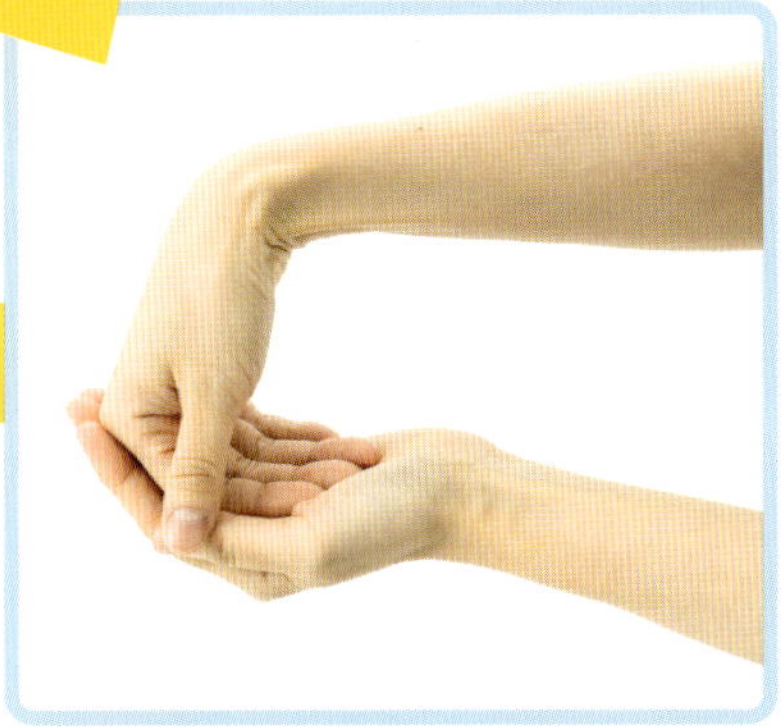

❸ 右腕を伸ばし、右手の甲を左手でつかむ。

この状態で
20秒

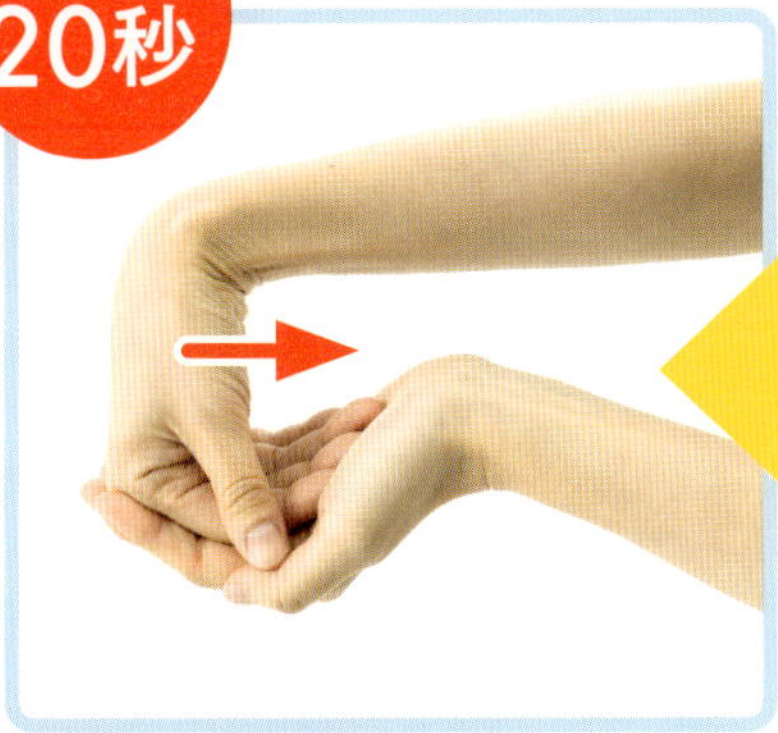

❹ 左手で右手の甲を引っ張り、20秒間キープする。

反対側も同様に行う

❶～❹で1セット
×
1日3セット

ポイント テニスひじ（上腕骨外側上顆《じょうか》炎）などによく効くストレッチ。ひじから手首、手のひらへとつながるアームラインの固縮を解消する。

ヘバーデン・ストレッチ

指押し

すべての指の第一関節をストレッチする

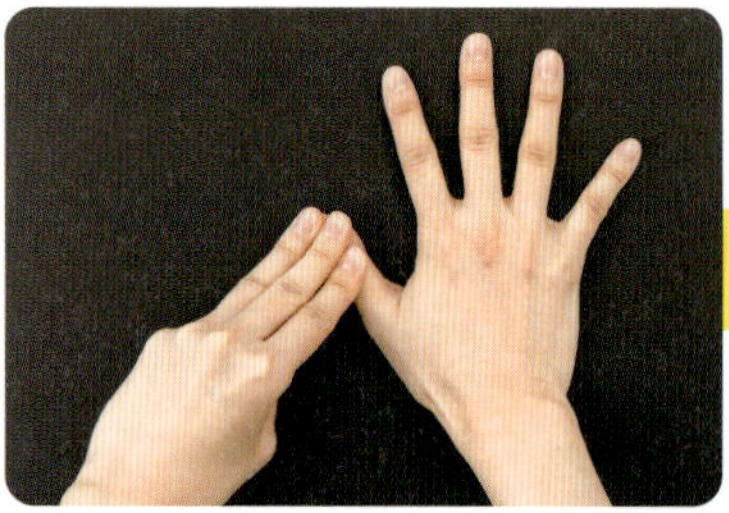

① 机に右手を開いて置き、左手の指３本で親指の第一関節を５秒間押す。

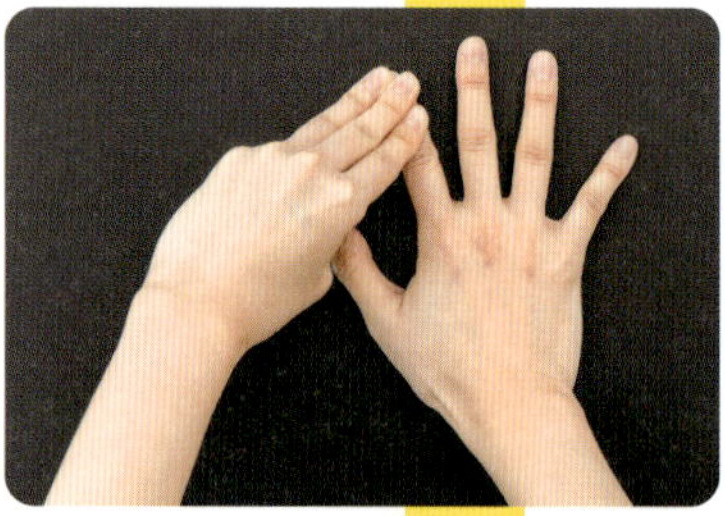

② 人さし指の第一関節を５秒間押す。

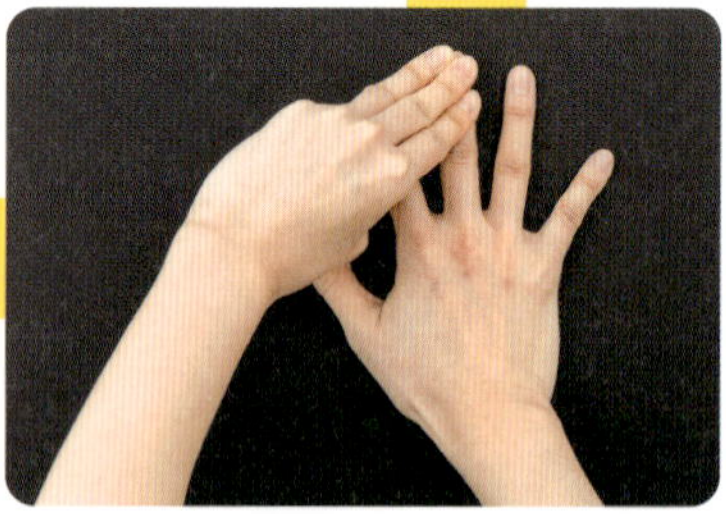

③ 中指の第一関節を５秒間押す。

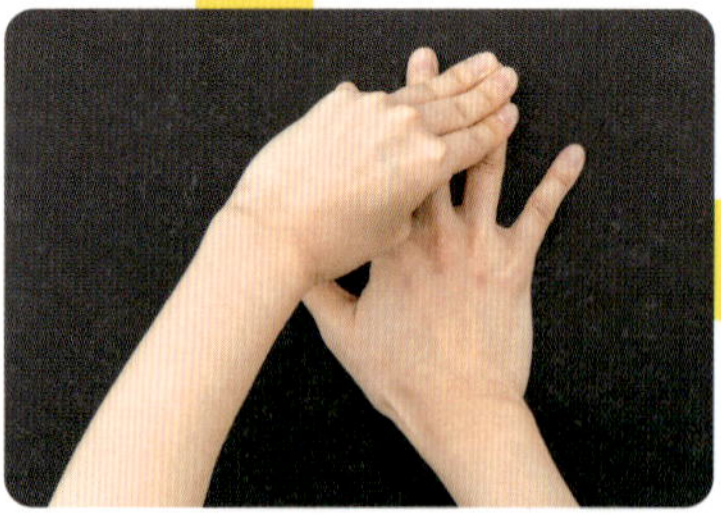

④ 薬指の第一関節を５秒間押す。

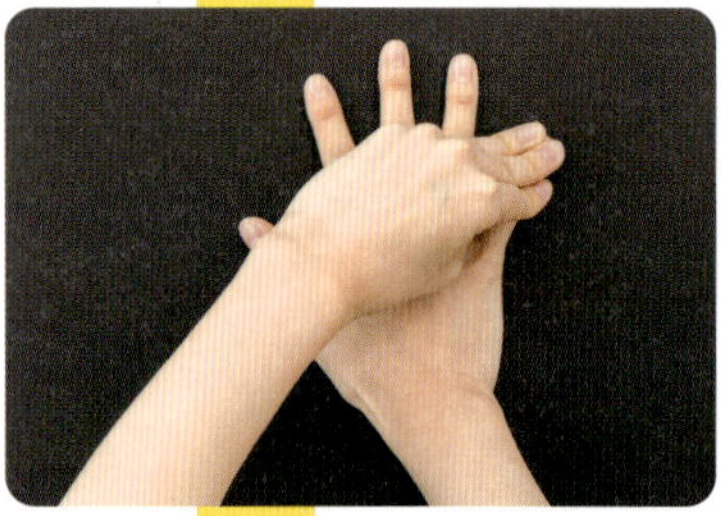

⑤ 小指の第一関節を５秒間押す。

反対側も同様に行う

①～⑤で1セット
×
1日3セット

ポイント ヘバーデン結節は、指の第一関節が腫れて変形してしまう病気。第一関節をテーピングしたり軽く押したりしてストレッチするといい。

全指ローリング

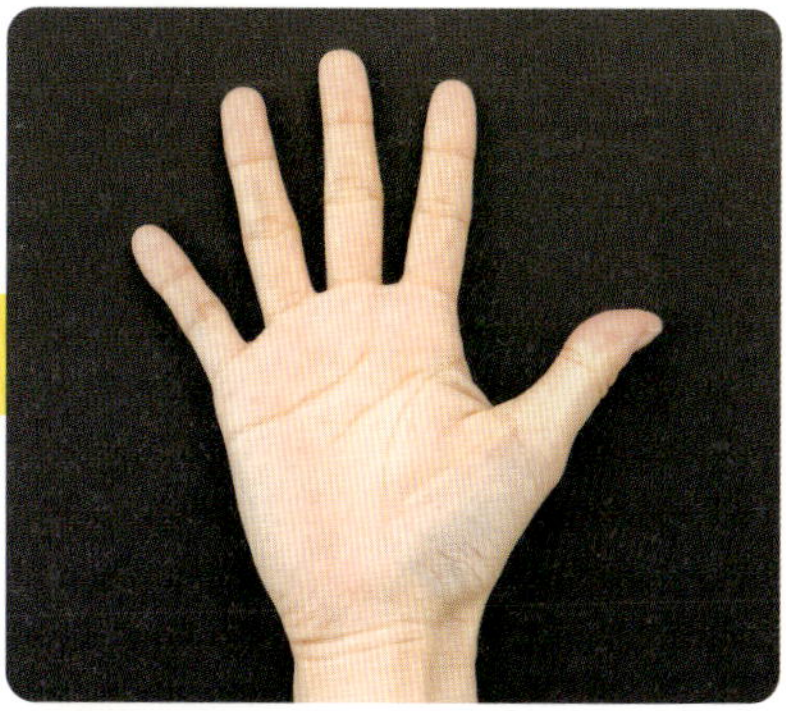

1 右手の指を伸ばしてパーの形に開く。

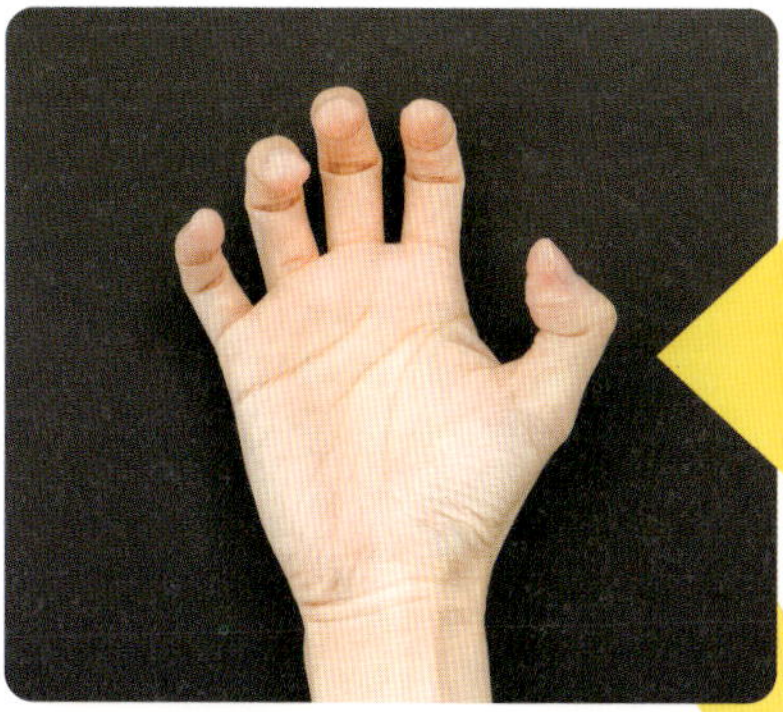

2 全指の第一関節を曲げる。第二関節がつられて曲がってもかまわない。

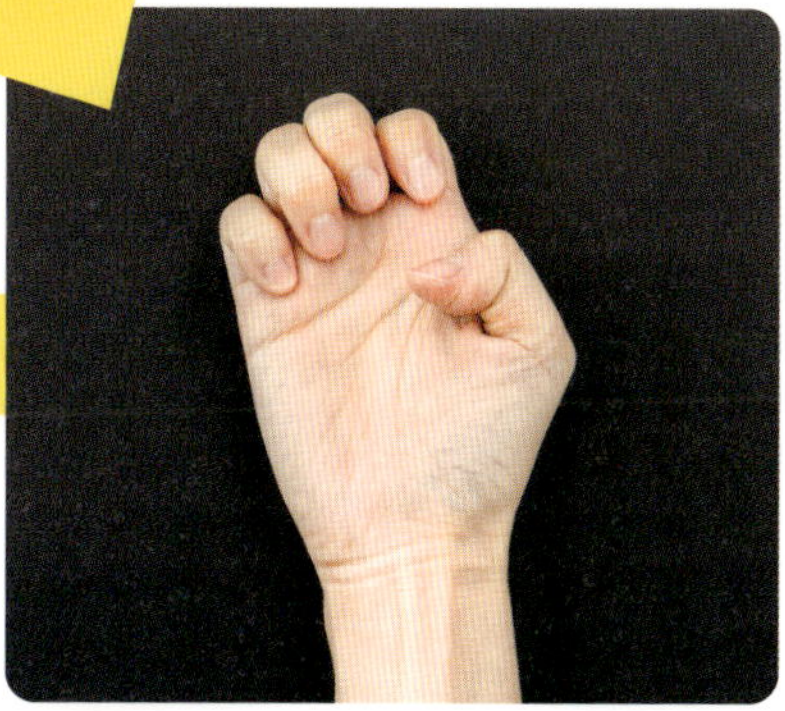

3 次に、全指の第二関節も曲げる。

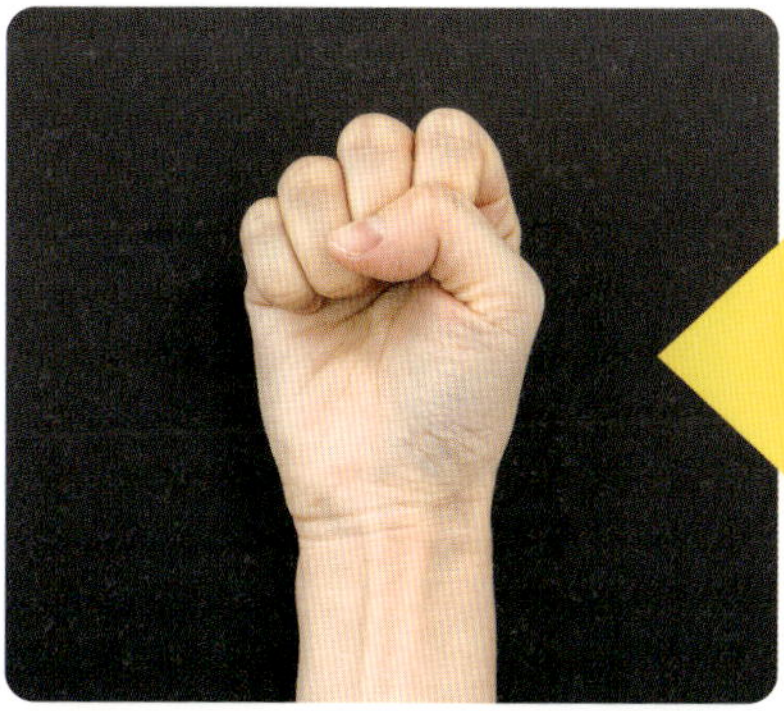

4 最後に、全指の第三関節まですべて曲げて、グーの形にして強く握る。
1～4を10回くり返す。

反対側も同様に行う

1～4で1セット
×
1日3セット

ポイント 第一関節から第三関節まで、順番にゆっくりと折り曲げていくことで、指のストレッチを行う。

指輪っか

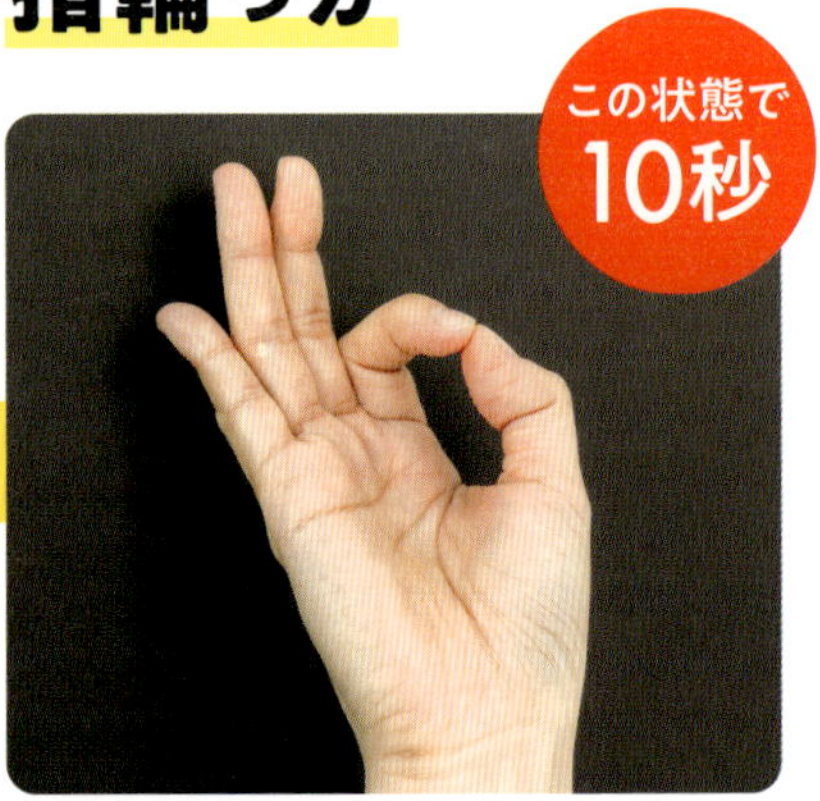

① 右手の親指と人さし指の先を合わせてグッと力を入れて、10秒間キープする。

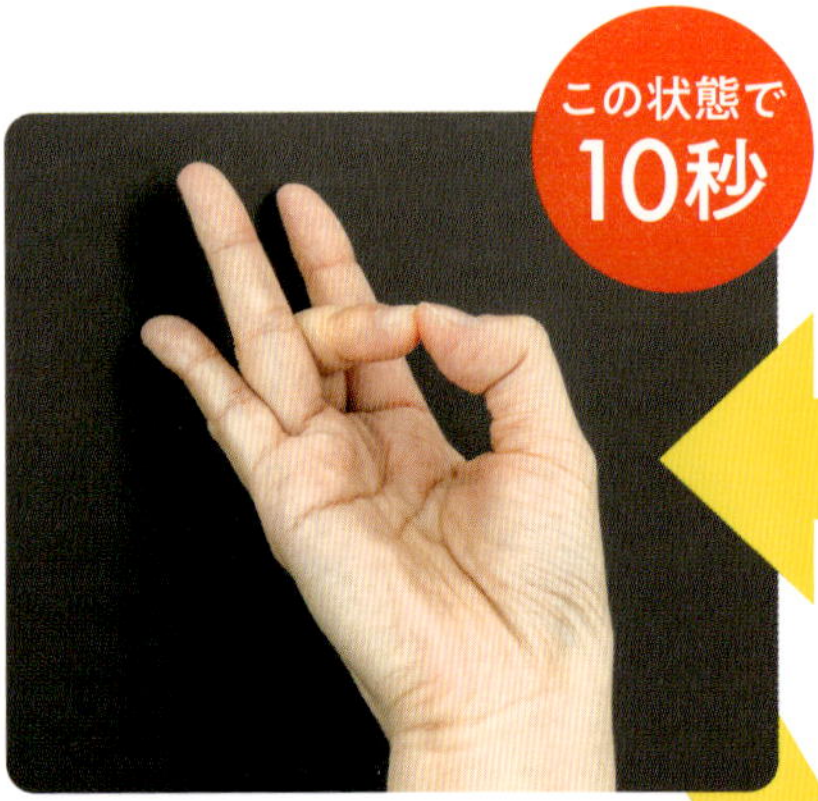

② 次に、親指と中指の先を合わせてグッと力を入れて、10秒間キープする。

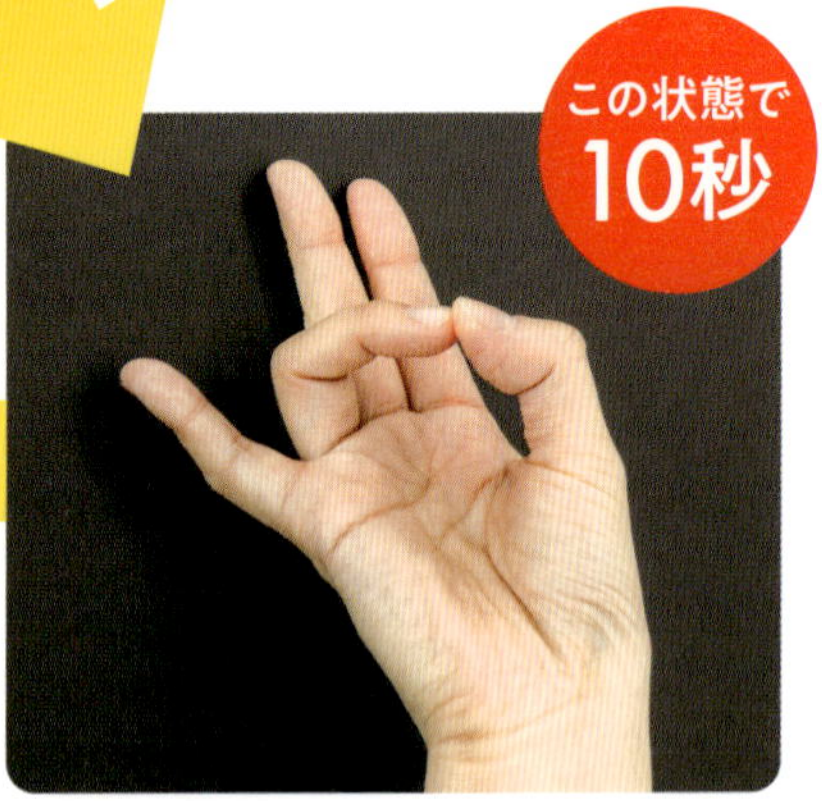

③ 同様に、親指と薬指の先を合わせてグッと力を入れて、10秒間キープする。

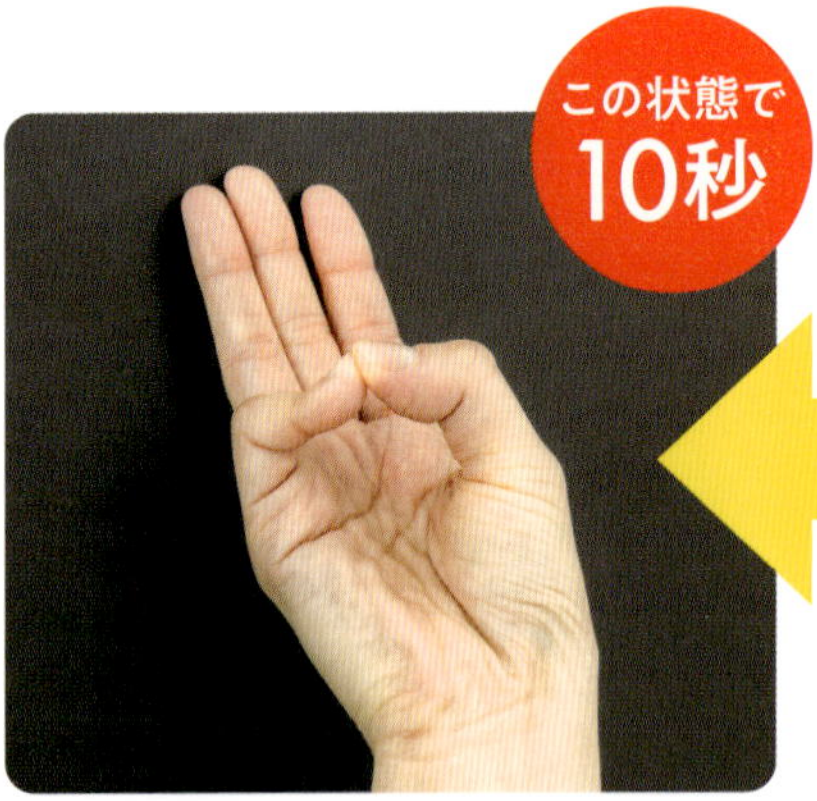

④ 同様に、親指と小指の先を合わせてグッと力を入れて、10秒間キープする。

反対側も同様に行う

①～④で1セット
×
1日3セット

ポイント 指の先端を合わせて丸い円になるようにする。
指のストレッチとともに筋トレにもなる。
痛い場合は無理をしない。

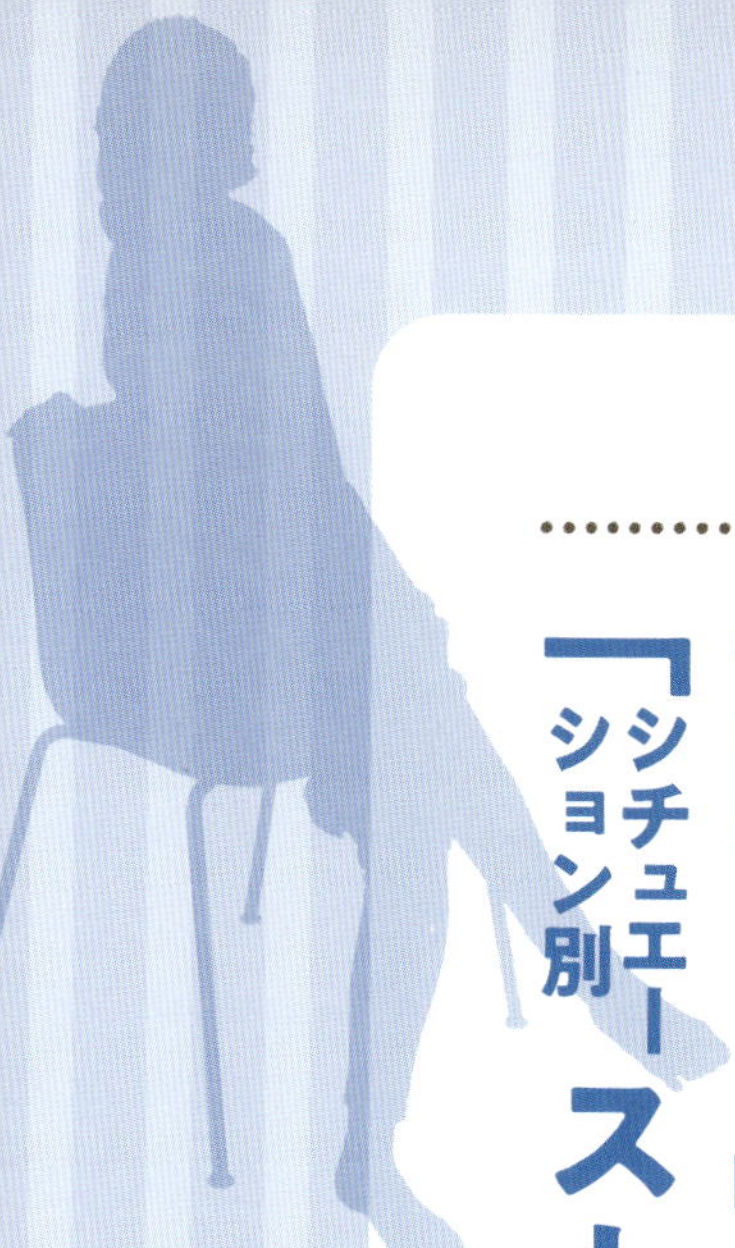

第5章

靴が楽に履けた！
高いところに手が届いた！
日常生活での「つらい」「しんどい」「困った」が楽になる
シチュエーション別「ストレッチ・ガイド」

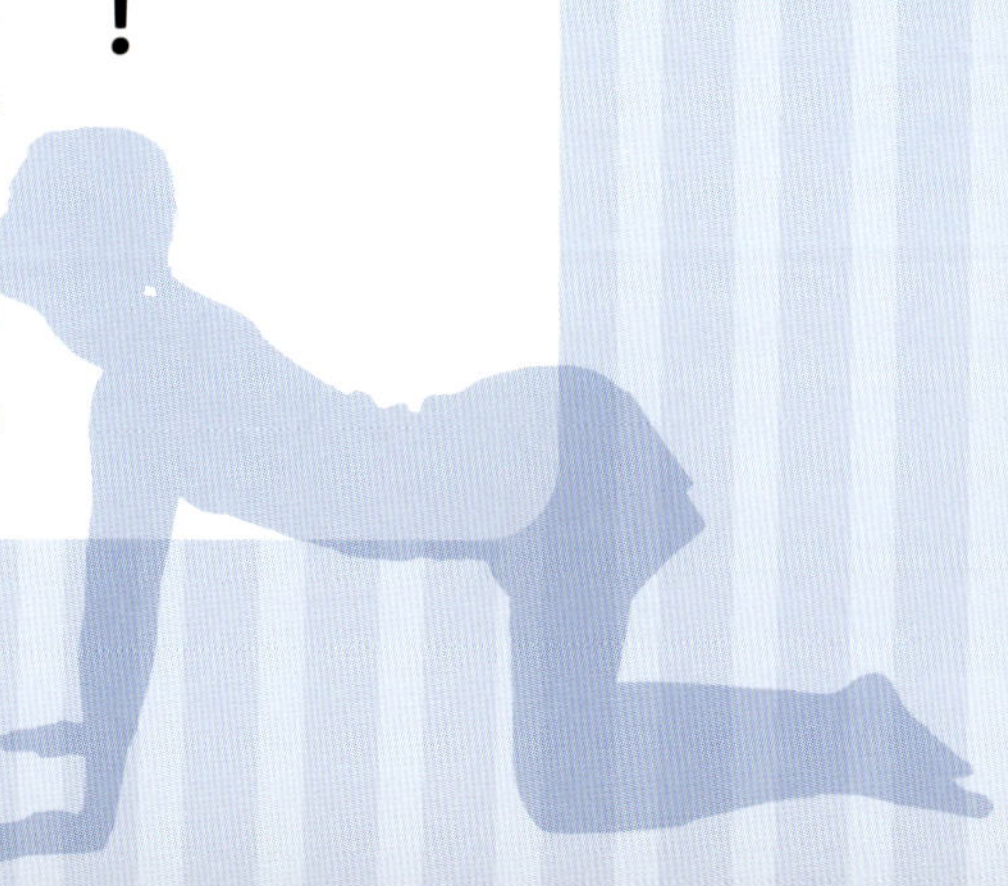

さまざまな**生活動作**に合わせて**筋膜ライン**を**集中的にストレッチ**する**シチュエーション別**ストレッチ一覧

ふだんの生活の中でちょっとした動作を行うときにも、数多くの関節がかかわり、筋肉が複雑に連係して働いています。そうしたつながりの中のどれかひとつが固縮（こわばって固くなること）しただけでも、スムーズな動作ができなくなってしまいます。例えば、高いところのものを取ろうとするときにも、指先から腕、肩、胸へとつながるアームラインや、首から体の前面を通るフロントライン、わきから足へと続くラテラルラインという具合に、さまざまな筋膜ラインがかかわっています。高いところの物が取りにくい人は、こうした筋膜ラインが固縮しているため、ストレッチで解消する必要があります。

この章では、ふだんの生活の中で**「つらい」「しんどい」「困った」となりやすい生活動作**を取り上げ、**シチュエーション別に効果のあるストレッチ**を紹介します。左㌻の一覧を参考に、自分に合ったストレッチを試してみてください。

シチュエーション別ストレッチ一覧

シチュエーション	ストレッチ	
立ち上がったり座ったりするのがしんどくなった人 に効くストレッチ	●前もも伸ばし………… ●片あぐら………… ●背中伸ばし…………	100ページ 101ページ 102ページ
階段の上り下りがしんどくなった人 に効くストレッチ	●すね伸ばし………… ●ふくらはぎ2段階伸ばし…	104ページ 105ページ
歩くとふらつくようになった人 に効くストレッチ	●わき腹伸ばし………… ●体側ストレッチ………… ●開脚ひねり…………	106ページ 107ページ 108ページ
動くとすぐに息切れがするようになった人 に効くストレッチ	●呼吸筋伸ばし………… ●とんがり体操…………	109ページ 110ページ
背すじがピンと伸びなくなった人 に効くストレッチ	●おなか伸ばし………… ●背中曲げ伸ばし…………	111ページ 112ページ
買い物やゴミ出しがしんどくなった人 に効くストレッチ	●両手ねじり………… ●腕伸ばし………… ●壁ぎわスクワット…………	114ページ 115ページ 116ページ
高いところの物が取りづらくなった人 に効くストレッチ	●小胸筋ストレッチ………… ●体側ストレッチ………… ●首反らし…………	117ページ 118ページ 119ページ
服を着るときにもたつくようになった人 に効くストレッチ	●卍回転………… ●胸反らし………… ●腕伸ばし…………	120ページ 122ページ 123ページ
靴や靴下を履くときにしんどくなった人 に効くストレッチ	●片足抱え………… ●片あぐら………… ●もも裏伸ばし…………	124ページ 126ページ 127ページ

立ち上がったり座ったりするのがしんどくなった人に効くストレッチ

正座をしたりしゃがんだりするときには前ももやお尻、背中を通る筋膜ラインの固縮を解消する必要があります。また、立ち上がりの動作やあぐらをかくといった動作をスムーズに行うには、股関節を柔軟にすることも大切です。

前もも伸ばし

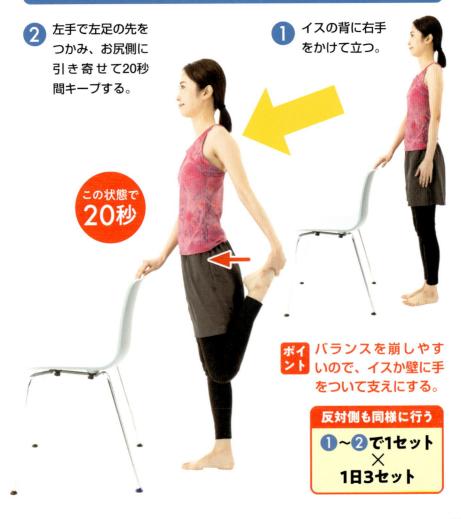

① イスの背に右手をかけて立つ。

② 左手で左足の先をつかみ、お尻側に引き寄せて20秒間キープする。

ポイント バランスを崩しやすいので、イスか壁に手をついて支えにする。

反対側も同様に行う

①〜②で1セット
×
1日3セット

片あぐら

❶ イスに腰かけて、右足首を左足太もも上に乗せる。

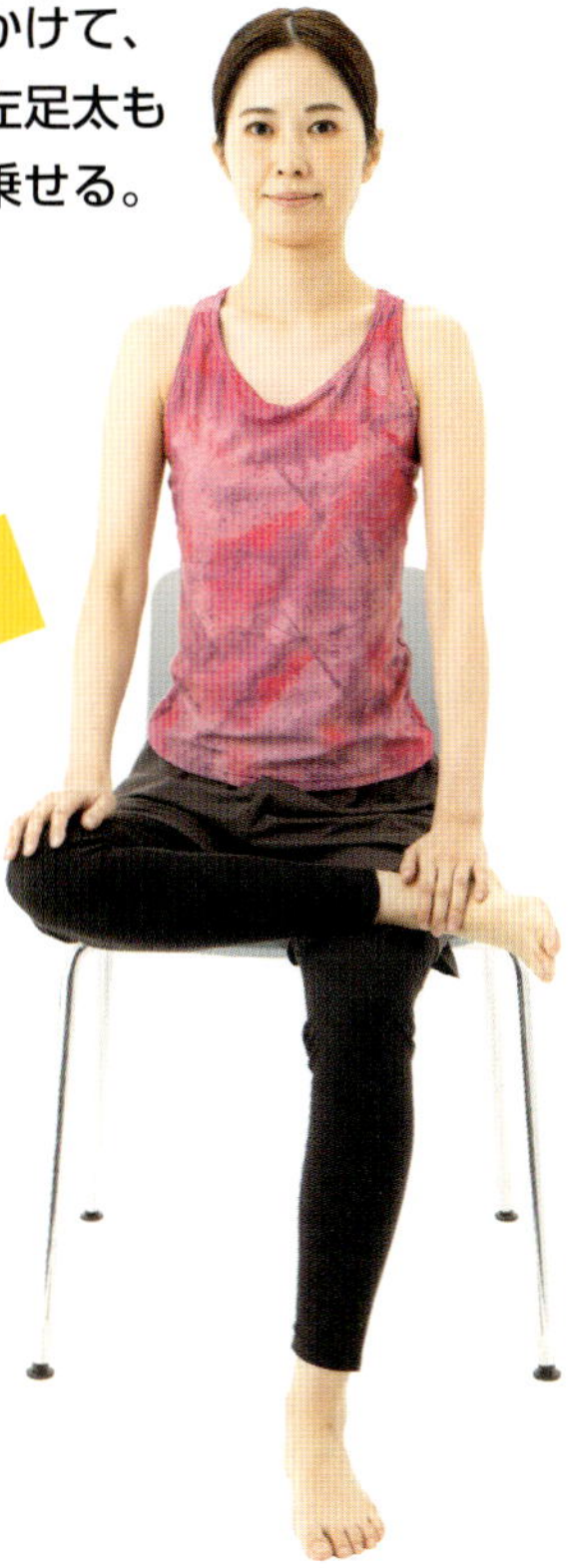

❷ 左手で右足首を押さえたまま、上体を前に倒していく。痛気持ちいいところで20秒間キープする。

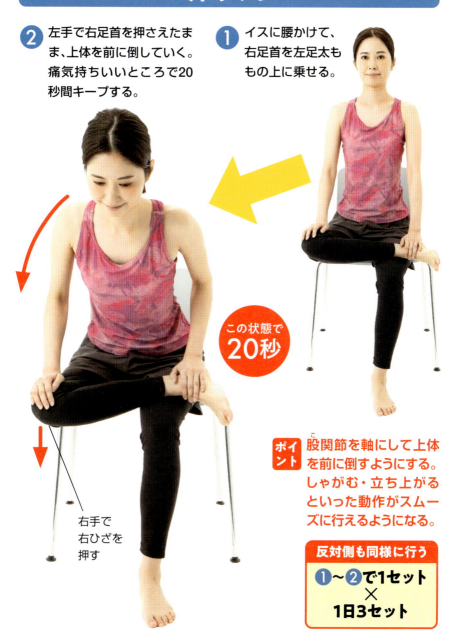

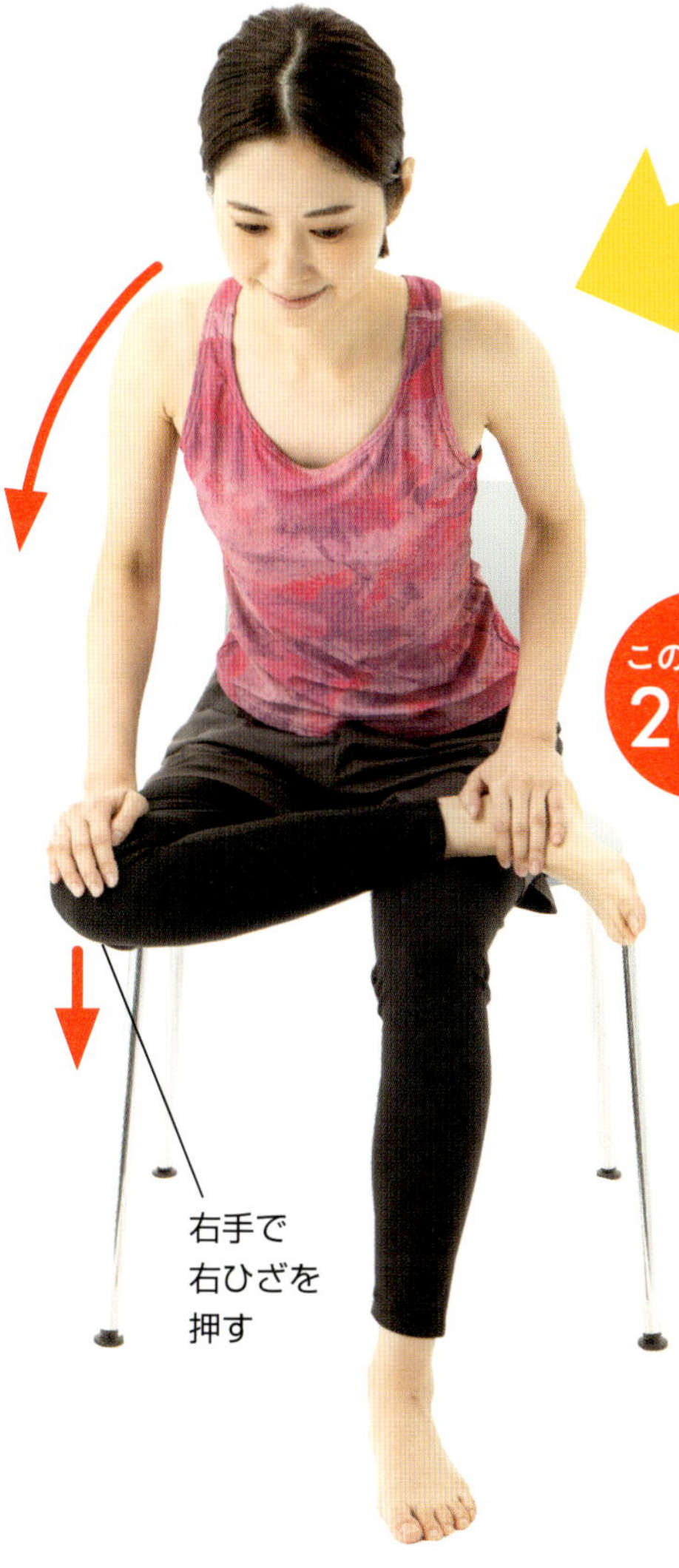

この状態で
20秒

ポイント 股《こ》関節を軸にして上体を前に倒すようにする。しゃがむ・立ち上がるといった動作がスムーズに行えるようになる。

反対側も同様に行う

❶～❷で1セット
×
1日3セット

背中伸ばし

2 足を肩幅に開き、両手を伸ばしてイスの背にかける。

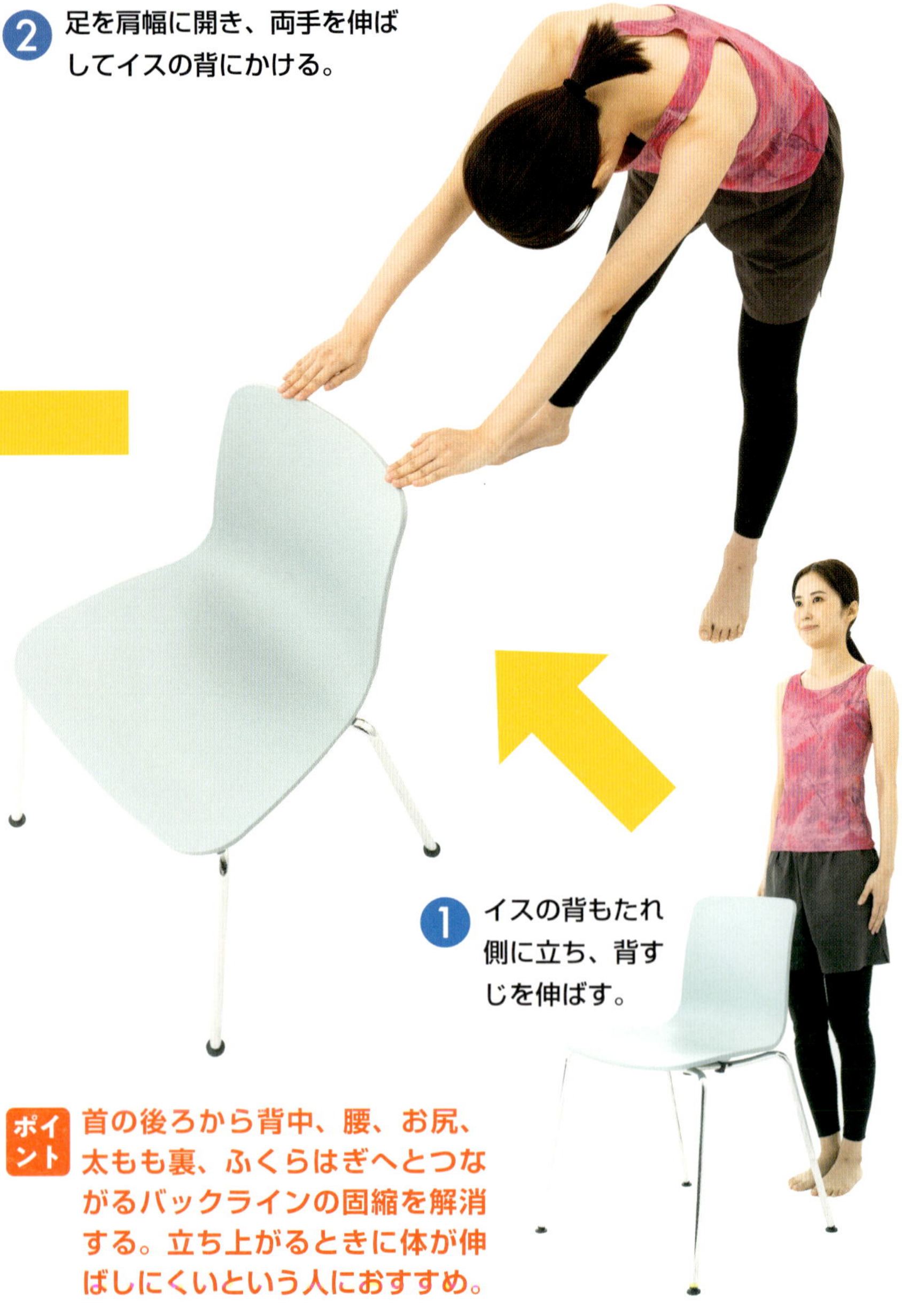

1 イスの背もたれ側に立ち、背すじを伸ばす。

ポイント 首の後ろから背中、腰、お尻、太もも裏、ふくらはぎへとつながるバックラインの固縮を解消する。立ち上がるときに体が伸ばしにくいという人におすすめ。

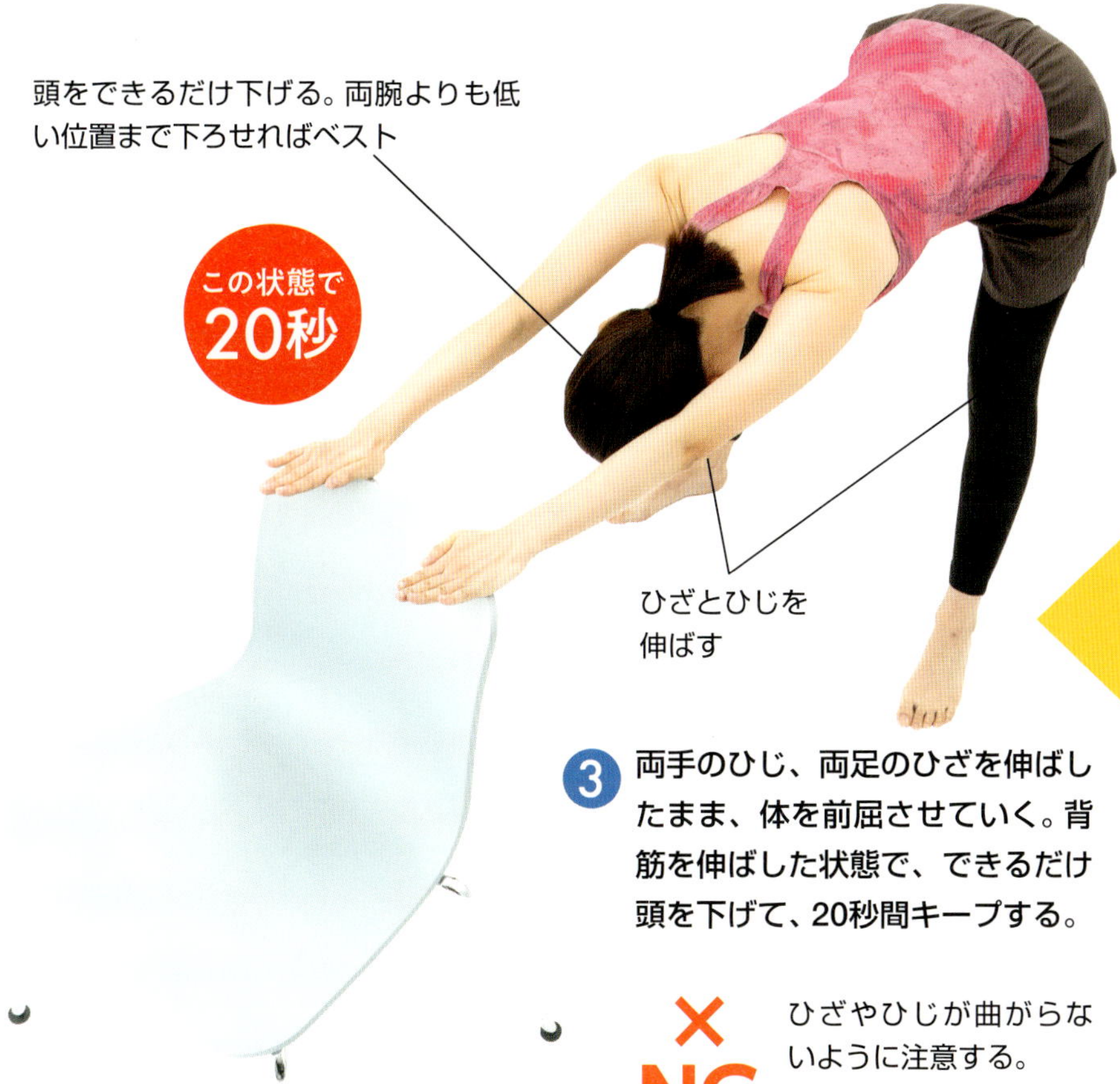
頭をできるだけ下げる。両腕よりも低い位置まで下ろせればベスト
この状態で
20秒
ひざとひじを
伸ばす

❸ 両手のひじ、両足のひざを伸ばしたまま、体を前屈させていく。背筋を伸ばした状態で、できるだけ頭を下げて、20秒間キープする。

× NG

ひざやひじが曲がらないように注意する。

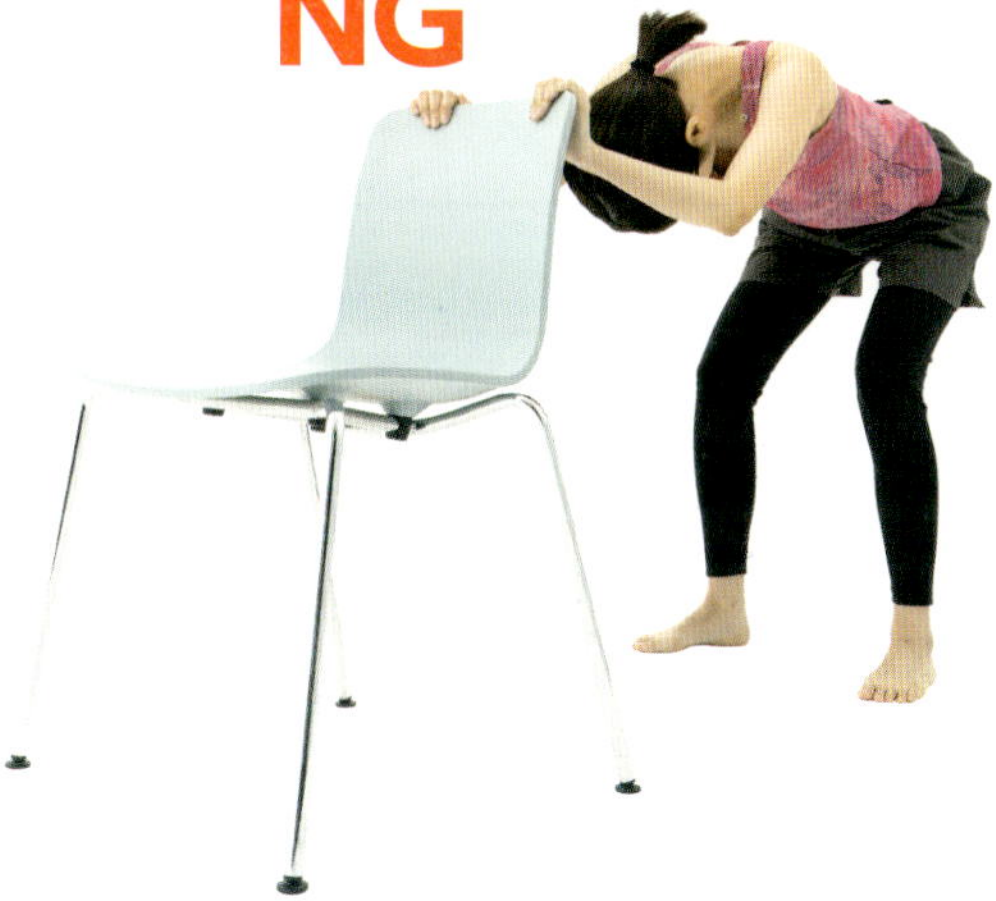

❶～❸で1セット
×
1日3セット

階段の上り下りがしんどくなった人に効くストレッチ

階段の上り下りをスムーズに行うには、つま先をなめらかに上げ下げしたり、太もも裏やふくらはぎを通る筋膜ラインの柔軟性が必要です。太ももの筋力も欠かせないので、「壁ぎわスクワット」（116㌻参照）で鍛えるといいでしょう。

すね伸ばし

① イスに座り、左足の指の甲側を床につける。

② 左足のひざをグッと下げて、すねの筋肉を伸ばして20秒間キープする。

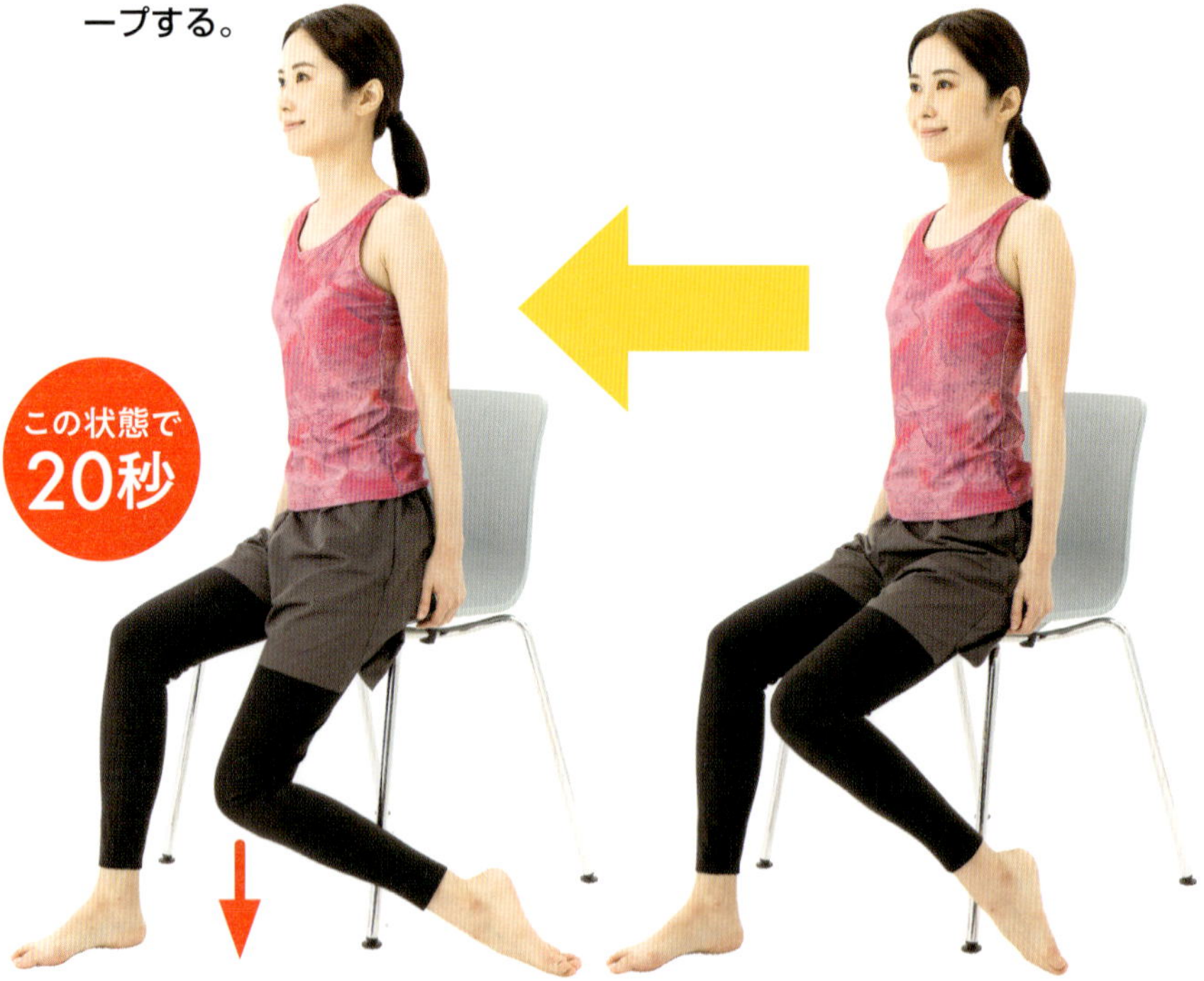

ポイント すねを通るスパイラルラインのストレッチ。足首の動きがスムーズになる。

反対側も同様に行う

①～②で1セット
×
1日3セット

ふくらはぎ2段階伸ばし

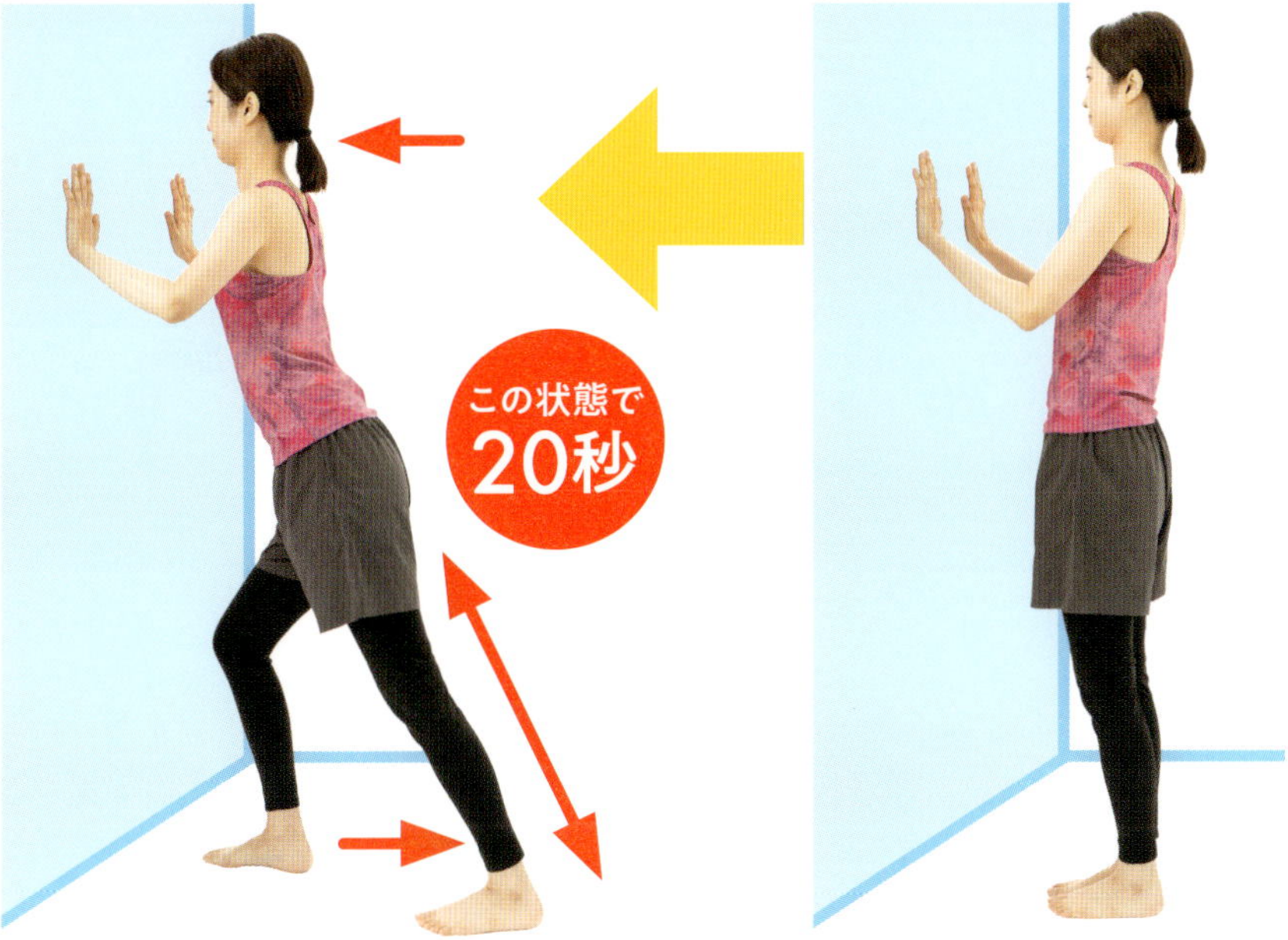

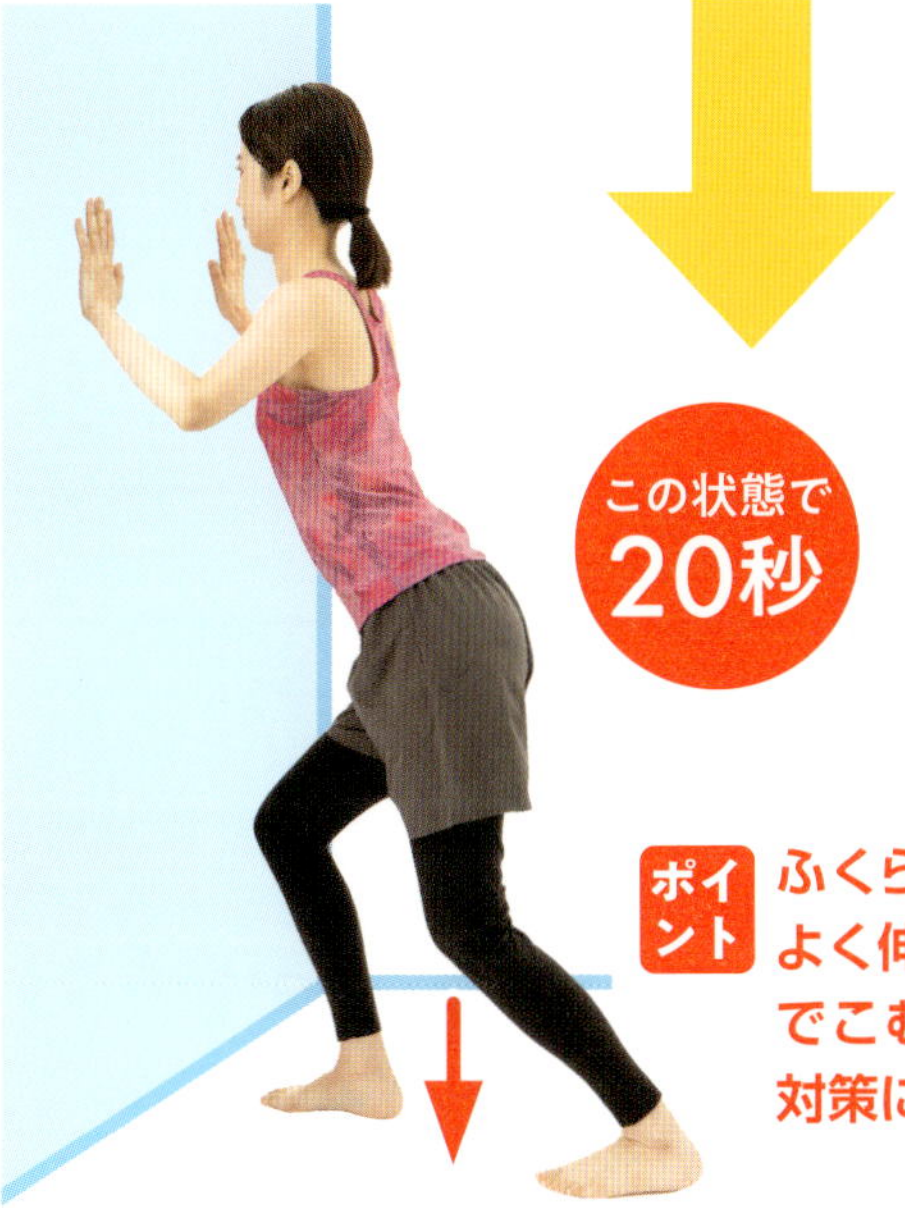

❶ 壁に向かって立ち、胸の高さで壁に手をつく。

❷ 左足を後ろに伸ばし、ひざを曲げずに胸を壁に寄せて、太もも裏、ふくらはぎの筋肉を伸ばして20秒間キープする。

❸ 左ひざを曲げて腰を落として、20秒間キープする。かかとを床から離さないように注意。

ポイント ふくらはぎがよく伸びるのでこむら返り対策に有効。

反対側も同様に行う

❶〜❸で1セット
×
1日3セット

歩くとふらつくようになった人に効くストレッチ

体の左右バランスにかかわるラテラルラインや、体のひねりにかかわるスパイラルラインが固縮すると、ふらつきやすくなります。これらの柔軟性を取り戻すためのストレッチを行いましょう。

わき腹伸ばし

1 床に横向きに寝て、体の左側を下にして足を伸ばす。両手は床につく。

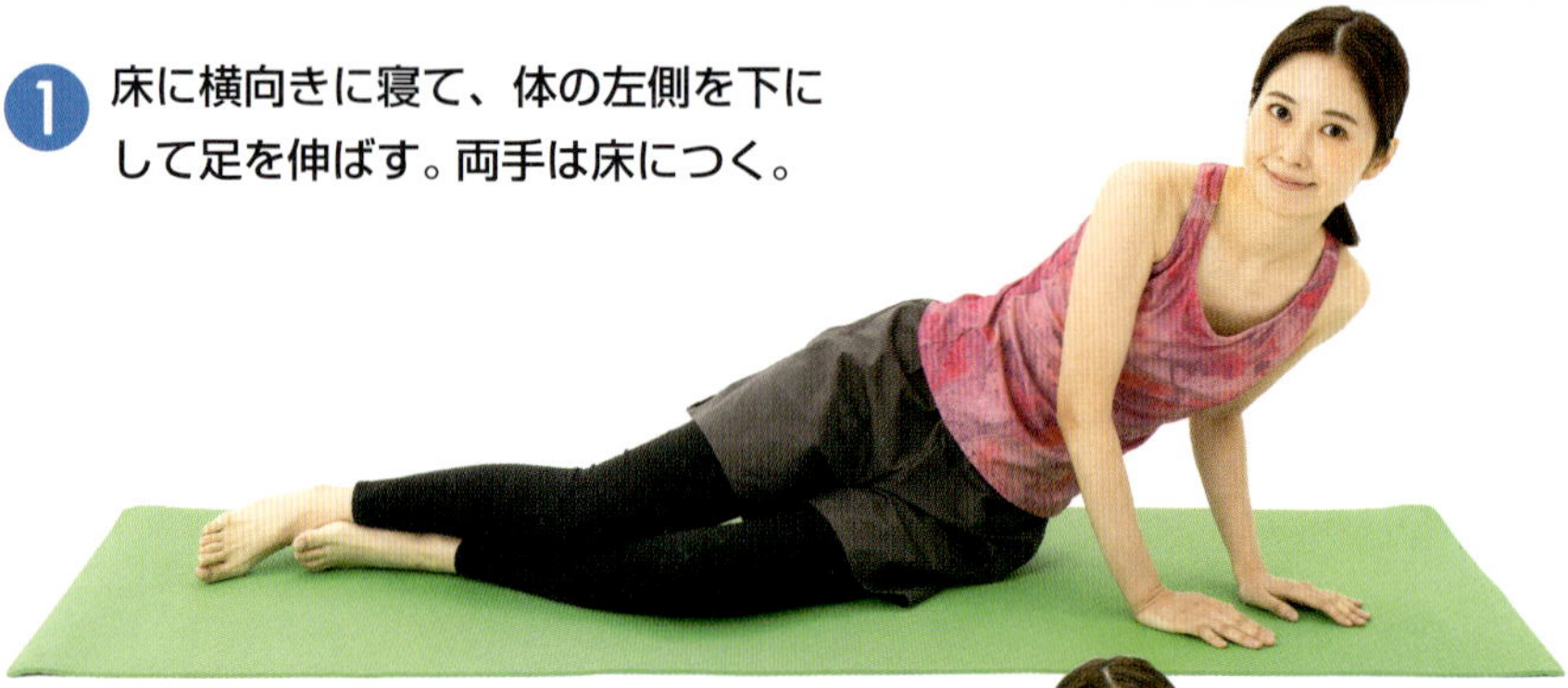

2 体を横向きに保ったまま、床についた両手を伸ばし、上体を上げた状態で20秒間キープする。

この状態で
20秒

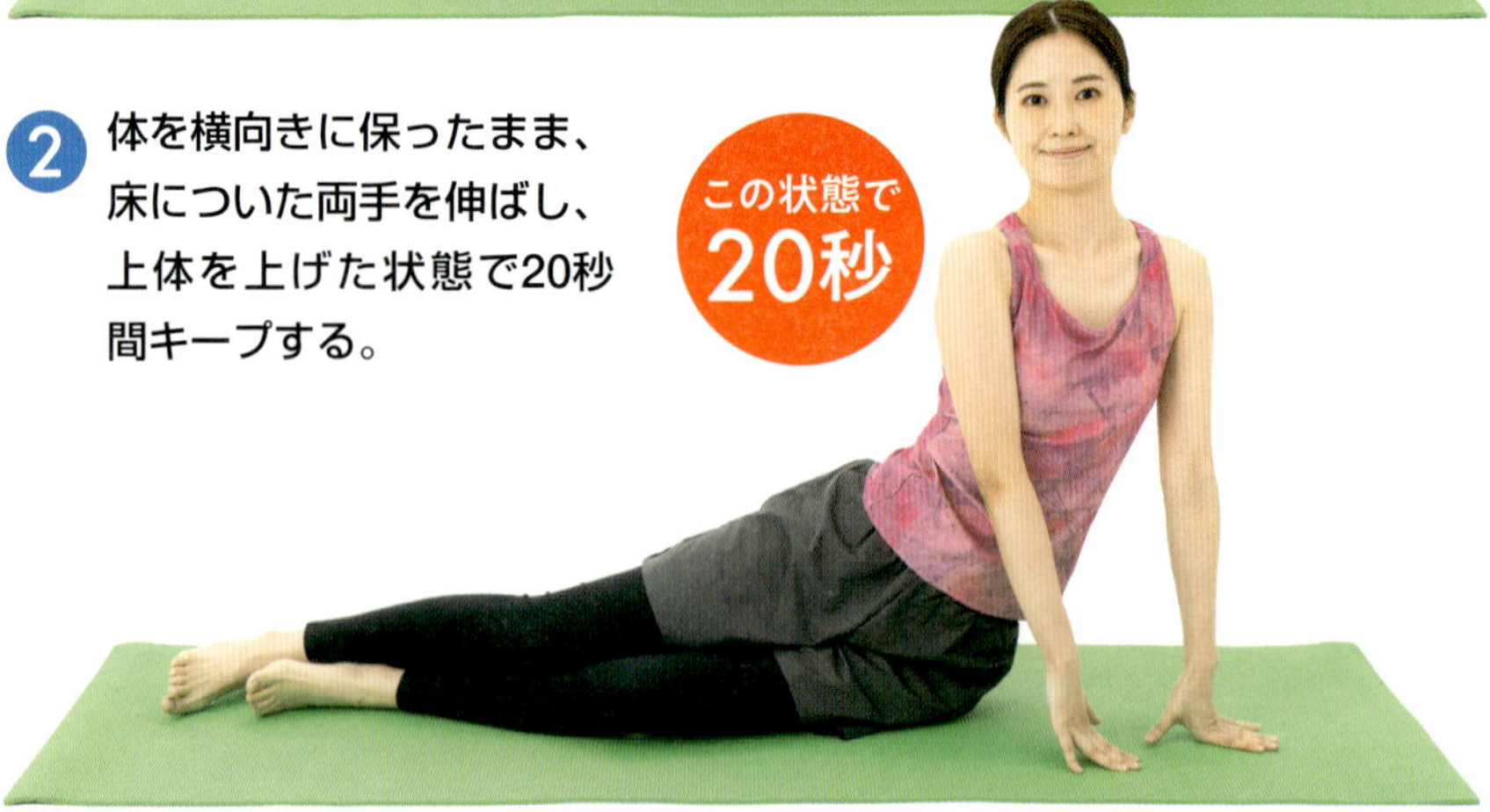

反対側も同様に行う

1~2で1セット
×
1日3セット

ポイント 上体を上げたときに、わきと股関節の外側がギューッと伸びているのを感じながらストレッチする。

体側ストレッチ

1. 壁が左側にくるように横向きに立ち、背すじを伸ばす。

2. 次に、左足を前に出し、クロスさせて右側に置く。

3. 右手を上げて、体を弓状に曲げて壁側に傾け、右手を壁につけて20秒間キープする。

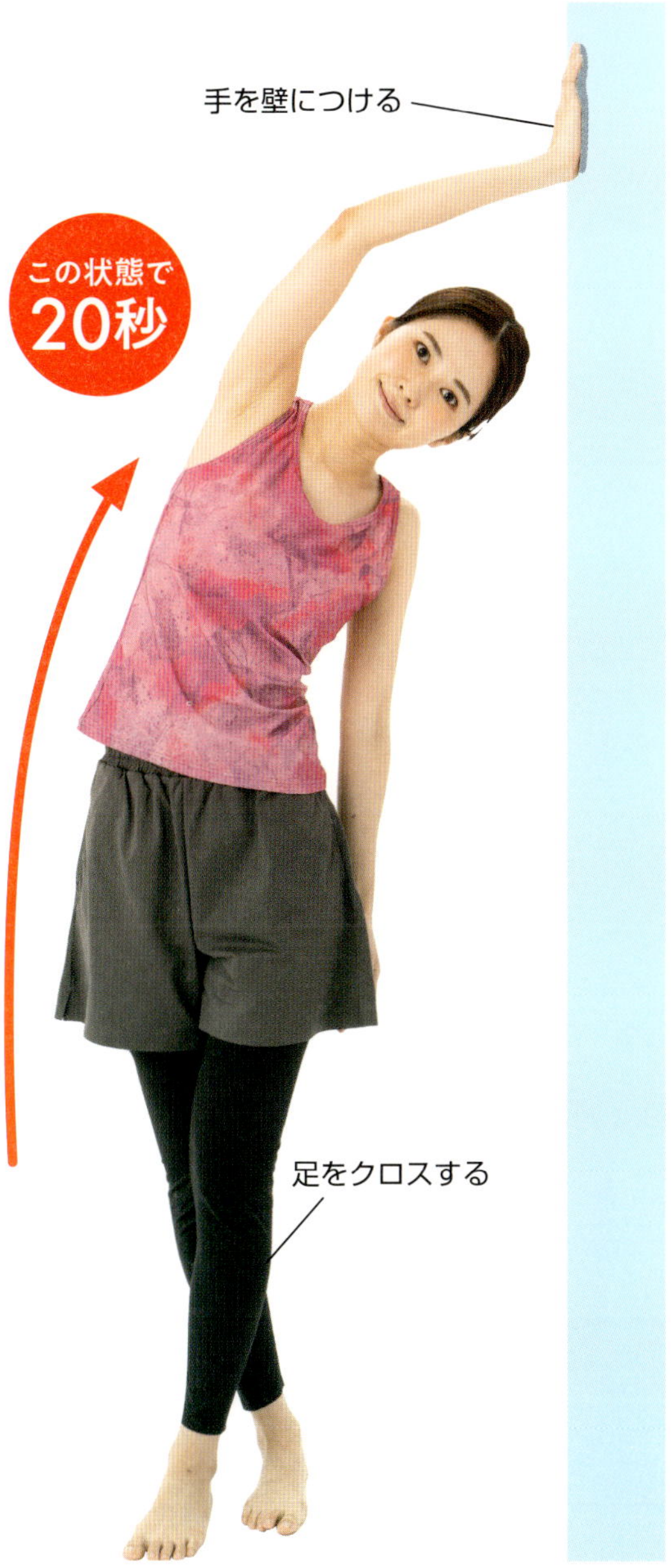
手を壁につける
この状態で
20秒
足をクロスする

ポイント

**首の横側から胸、わき、腰・お尻・太もも・すねの側面につながるラテラルラインがギューッと伸びるのを意識しながら行う。
歩行時に左右にふらつきにくくなる。**

反対側も同様に行う

**1～3で1セット
×
1日3セット**

開脚ひねり

1. イスに浅く座り、両足をできるだけ左右に大きく開いて、両ひざの上に手を置く。

2. 右肩を前に突き出し、顔は左斜め上を向いて、20秒間キープする。

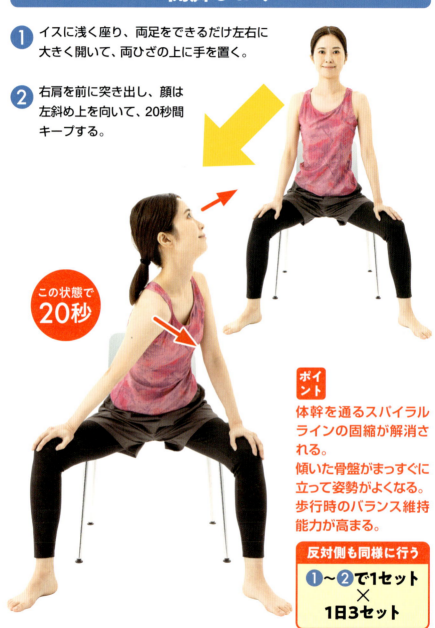

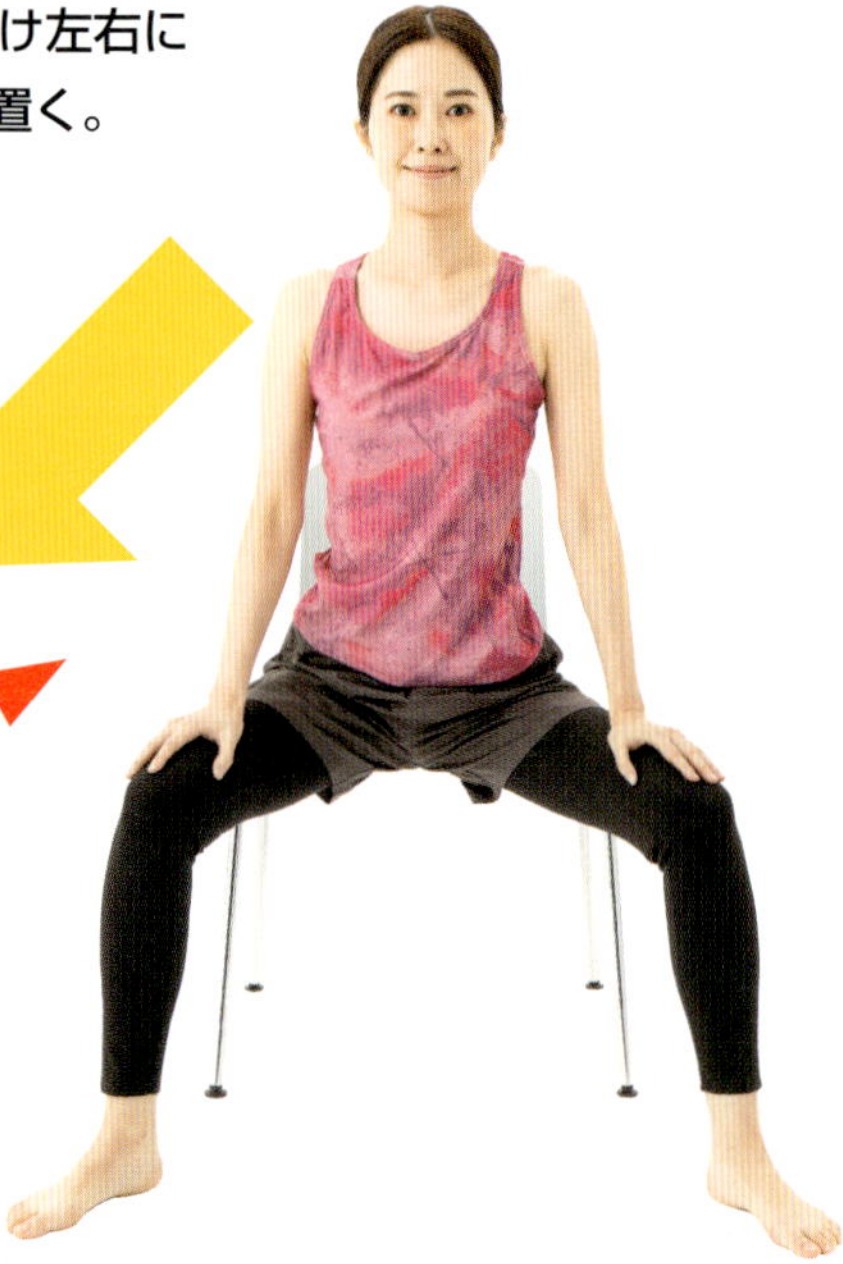

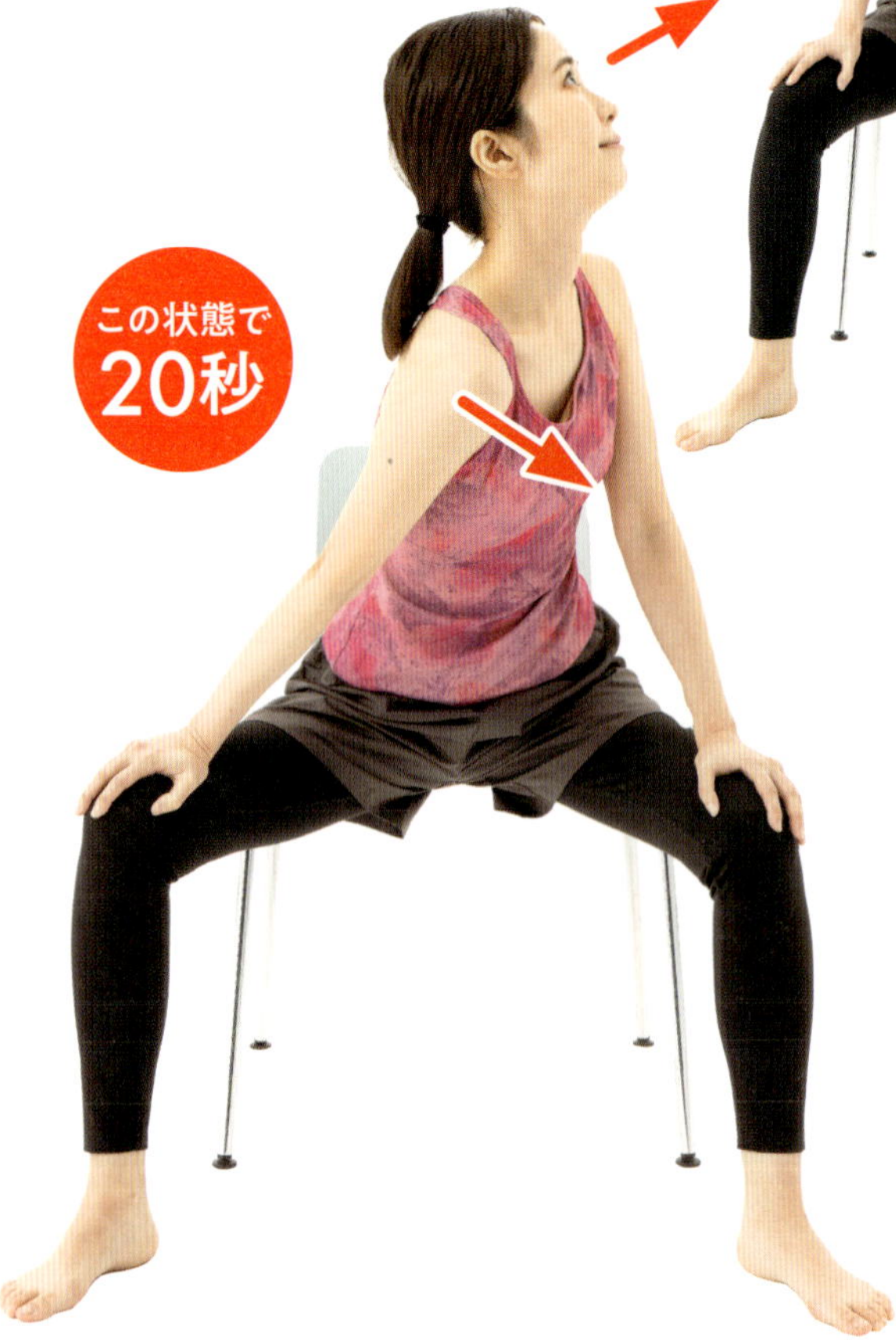

ポイント

体幹を通るスパイラルラインの固縮が解消される。
傾いた骨盤がまっすぐに立って姿勢がよくなる。
歩行時のバランス維持能力が高まる。

反対側も同様に行う

1～2で1セット
×
1日3セット

動くとすぐに息切れがするようになった人に効くストレッチ

呼吸を楽にするには、肋骨《ろっこつ》と肋骨の間にある肋間筋のストレッチが有効です。また、胸部前面につながるフロントラインのストレッチも併せて行うようにしましょう。

呼吸筋伸ばし

❶ 両足を肩幅に広げて立ち、右手をまっすぐ上げる。左手は腰に添える。

❷ 右手を上げたまま、上体をできるだけ左に倒した状態で20秒間キープする。

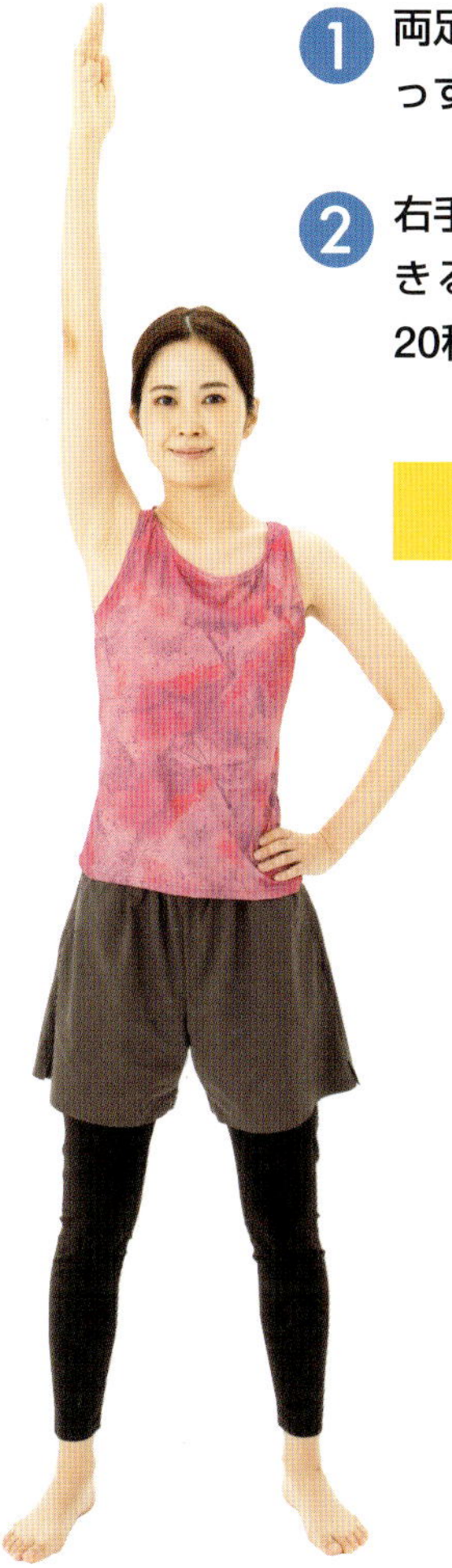

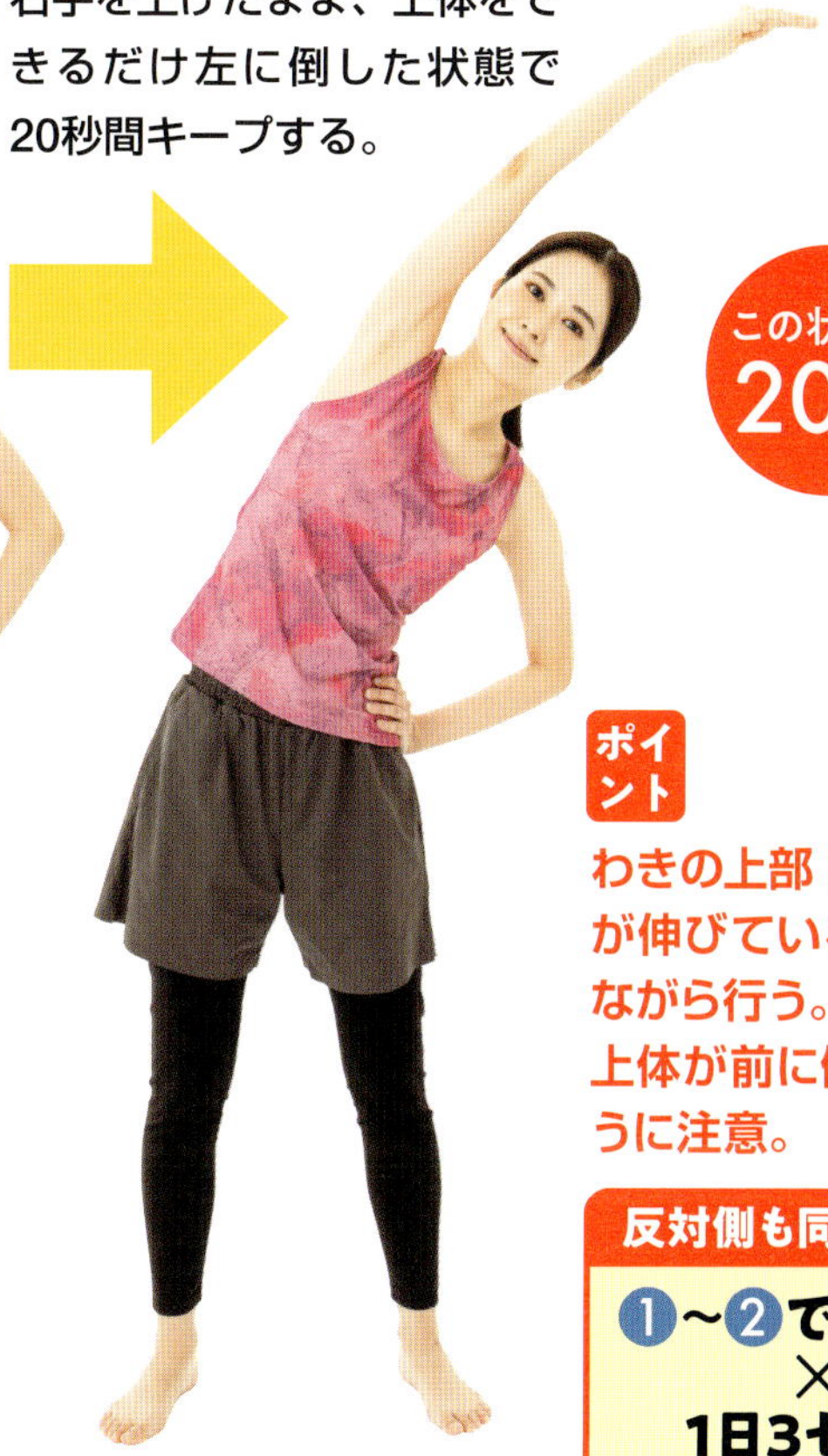

この状態で
20秒

ポイント

わきの上部（胸の側面）が伸びているのを感じながら行う。
上体が前に倒れないように注意。

反対側も同様に行う

❶～❷で1セット
×
1日3セット

とんがり体操

❶ 両手のひらを頭の上で合わせて垂直にピンと伸ばし、同時に左足をできるだけ前に大きく踏み出す。

❷ 踏み出した足のひざを曲げて、腰を落とす。このとき、顔は斜め上に向ける。ひざは踏み出した足の指先あたりまで出し、20秒間キープする。

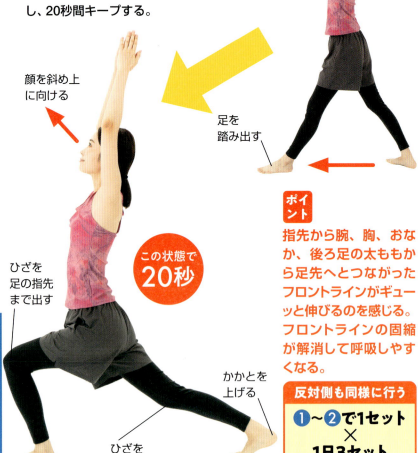

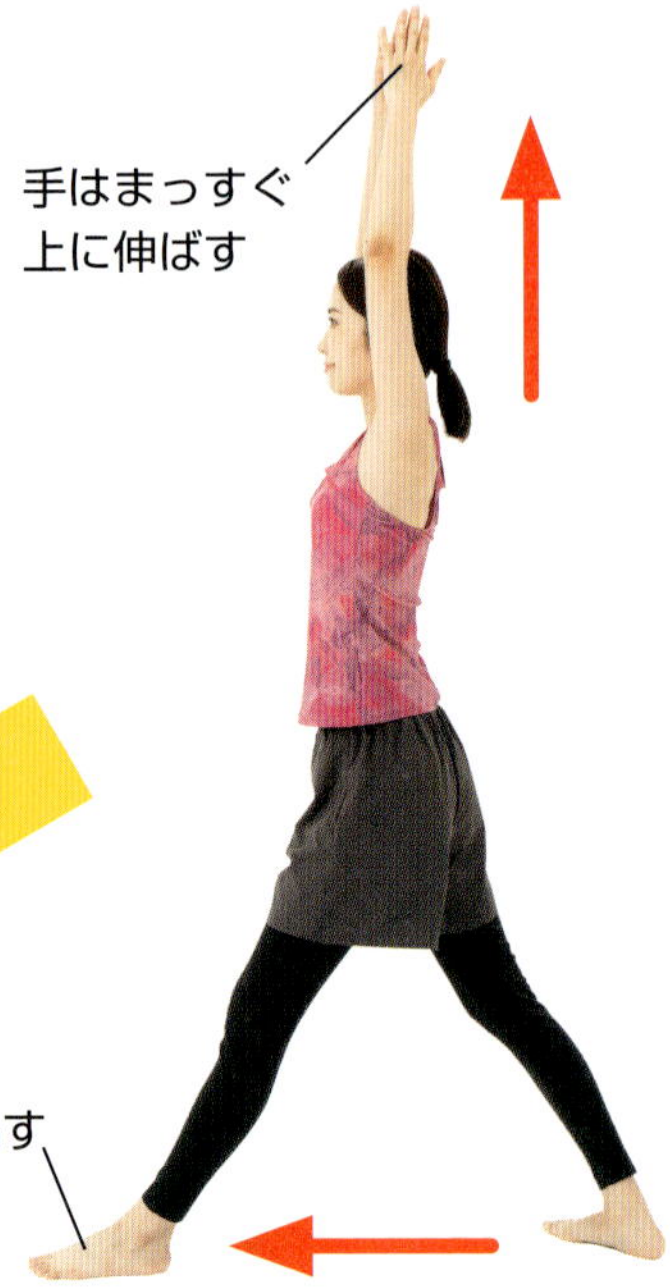
手はまっすぐ
上に伸ばす
足を
踏み出す

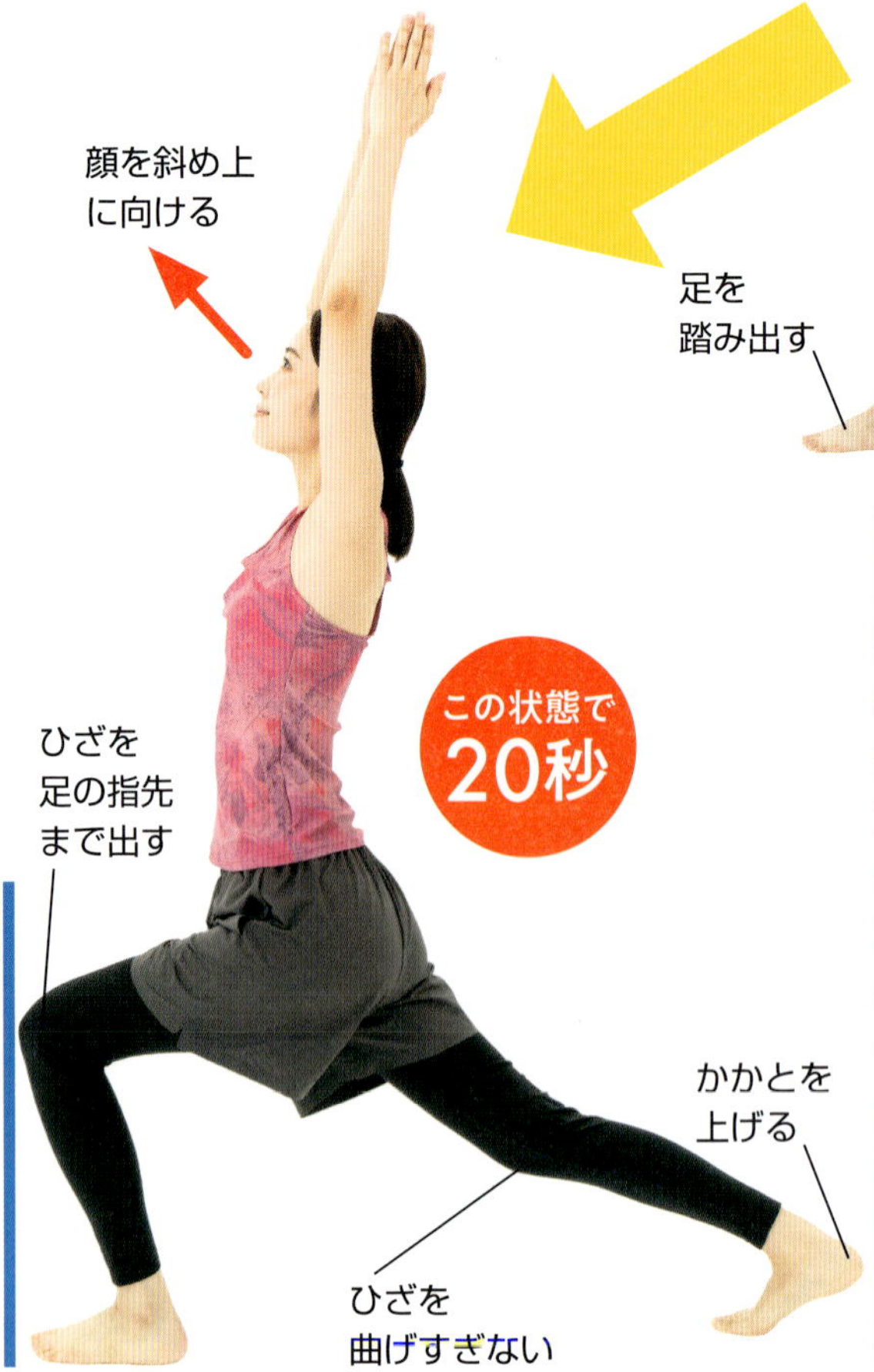
顔を斜め上
に向ける
この状態で
20秒
ひざを
足の指先
まで出す
ひざを
曲げすぎない
かかとを
上げる

ポイント

指先から腕、胸、おなか、後ろ足の太ももから足先へとつながったフロントラインがギューッと伸びるのを感じる。フロントラインの固縮が解消して呼吸しやすくなる。

反対側も同様に行う

❶～❷で1セット
×
1日3セット

背すじがピンと伸びなくなった人に効くストレッチ

背すじの曲がったねこ背の状態が続くと、体の前面にある筋肉が縮こまったまま固縮してしまいます。これを解消するには、フロントラインのストレッチが有効です。さらに「背中の曲げ伸ばし」でバックラインとのバランスも取りましょう。

おなか伸ばし

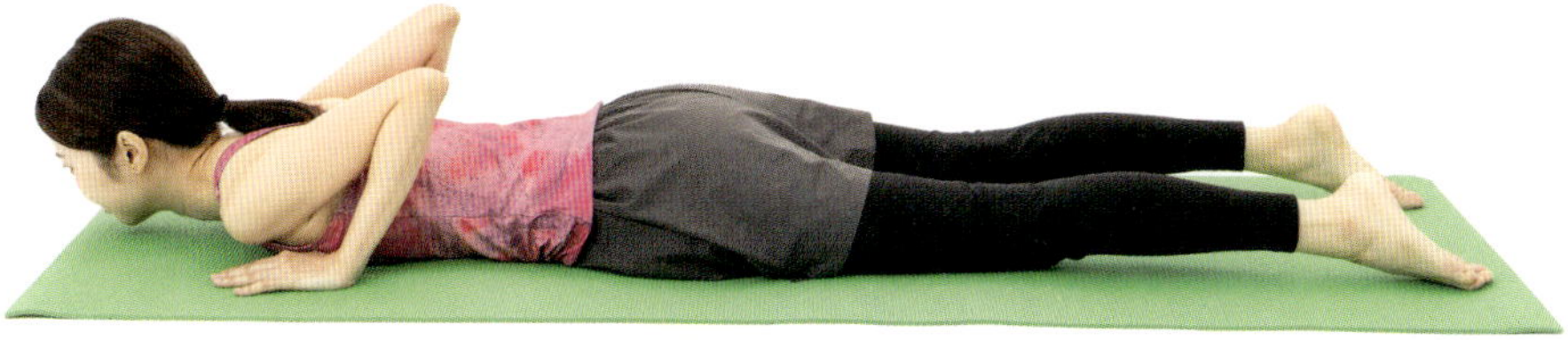

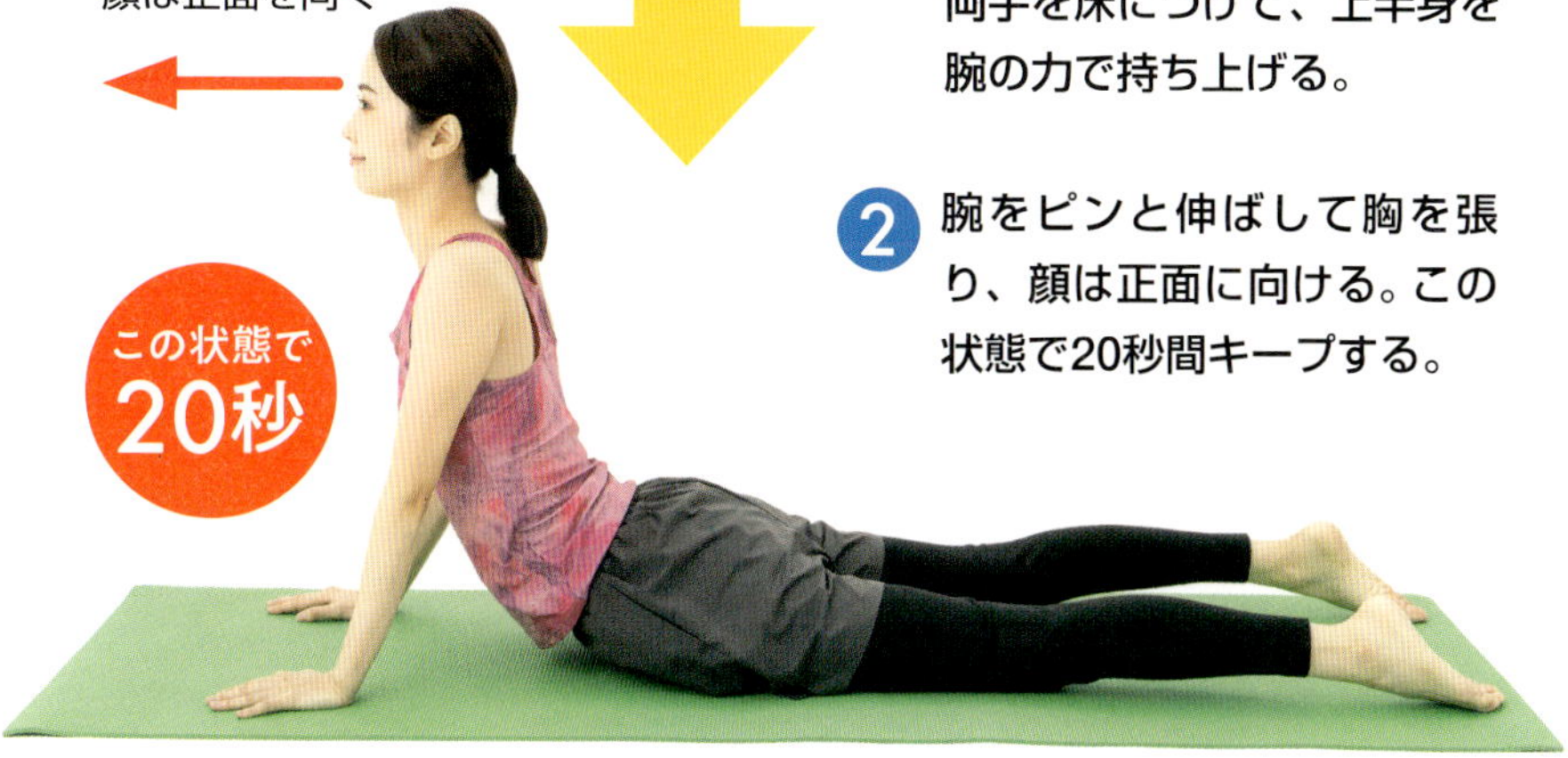
あごを引いて
顔は正面を向く
この状態で
20秒

1. うつぶせになり、足を肩幅に開く。
両手を床につけて、上半身を腕の力で持ち上げる。

2. 腕をピンと伸ばして胸を張り、顔は正面に向ける。この状態で20秒間キープする。

ポイント 初めは腕の力だけで上半身を持ち上げるようにする。慣れてきたら背筋も使って持ち上げるようにすると効果が高まる。

❶～❷で1セット × 1日3セット

背中曲げ伸ばし

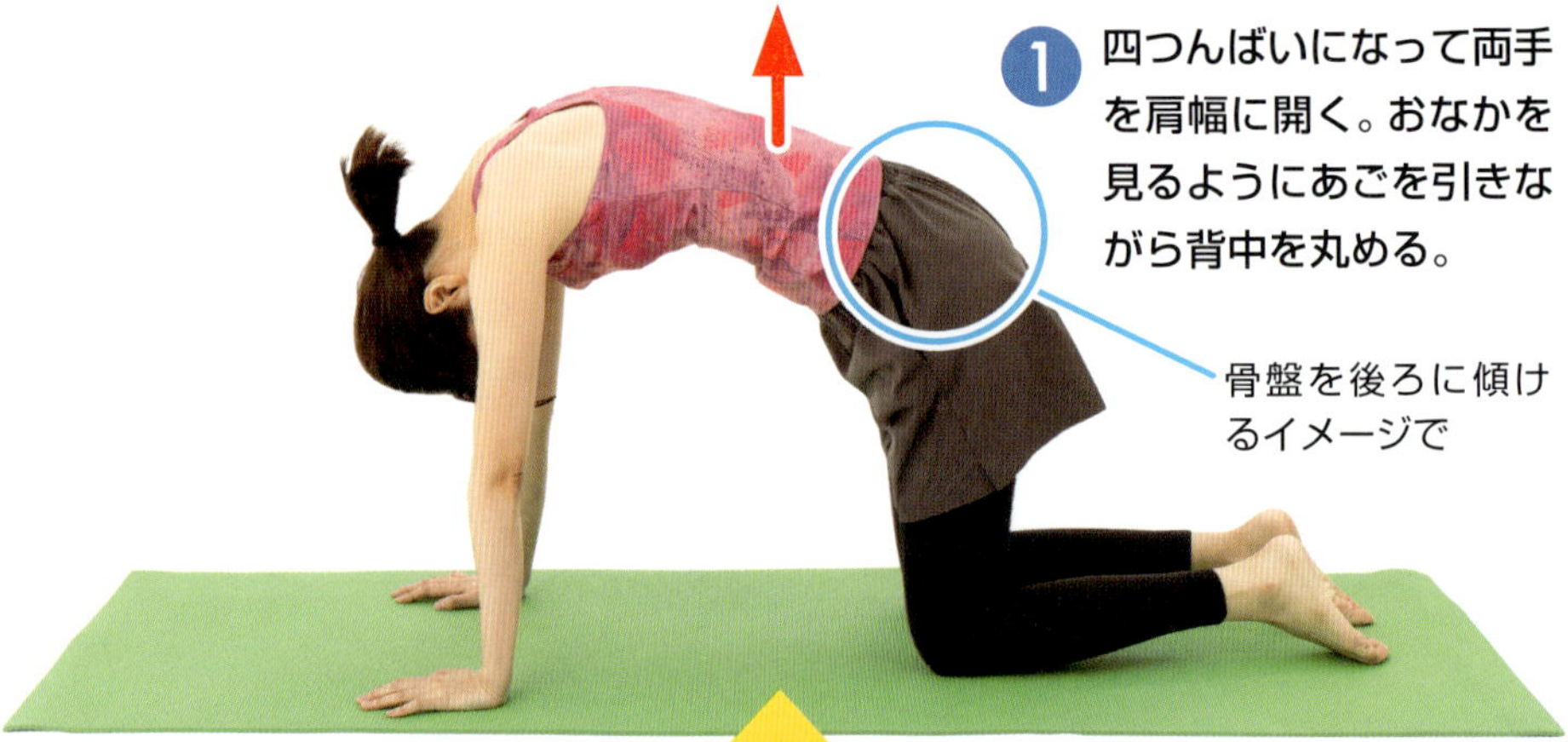
骨盤を後ろに傾けるイメージで

❶ 四つんばいになって両手を肩幅に開く。おなかを見るようにあごを引きながら背中を丸める。

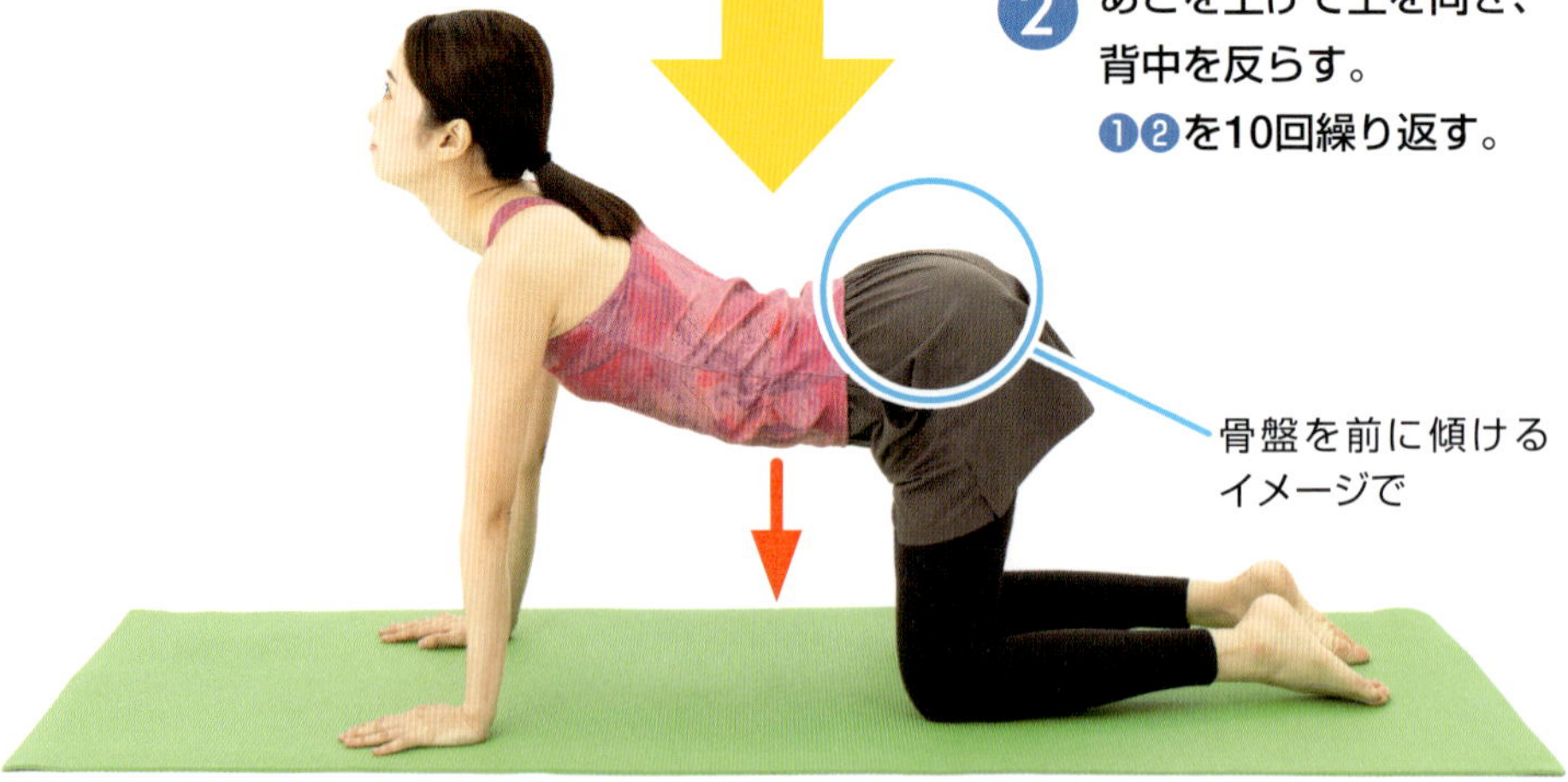
骨盤を前に傾けるイメージで

❷ あごを上げて上を向き、背中を反らす。
❶❷を10回繰り返す。

❶〜❷で1セット
×
1日3セット

ポイント 体の前面を通るフロントラインと背面を通るバックラインの固縮を同時に解消して、ねこ背を改善する。

イスを使ったやり方

❶ イスの背に両手をかけて、足を肩幅に開き、おなかを見るようにあごを引きながら背中を丸める。

❷ あごを上げて上を向き、背中を反らす。
❶❷を10回くり返す。

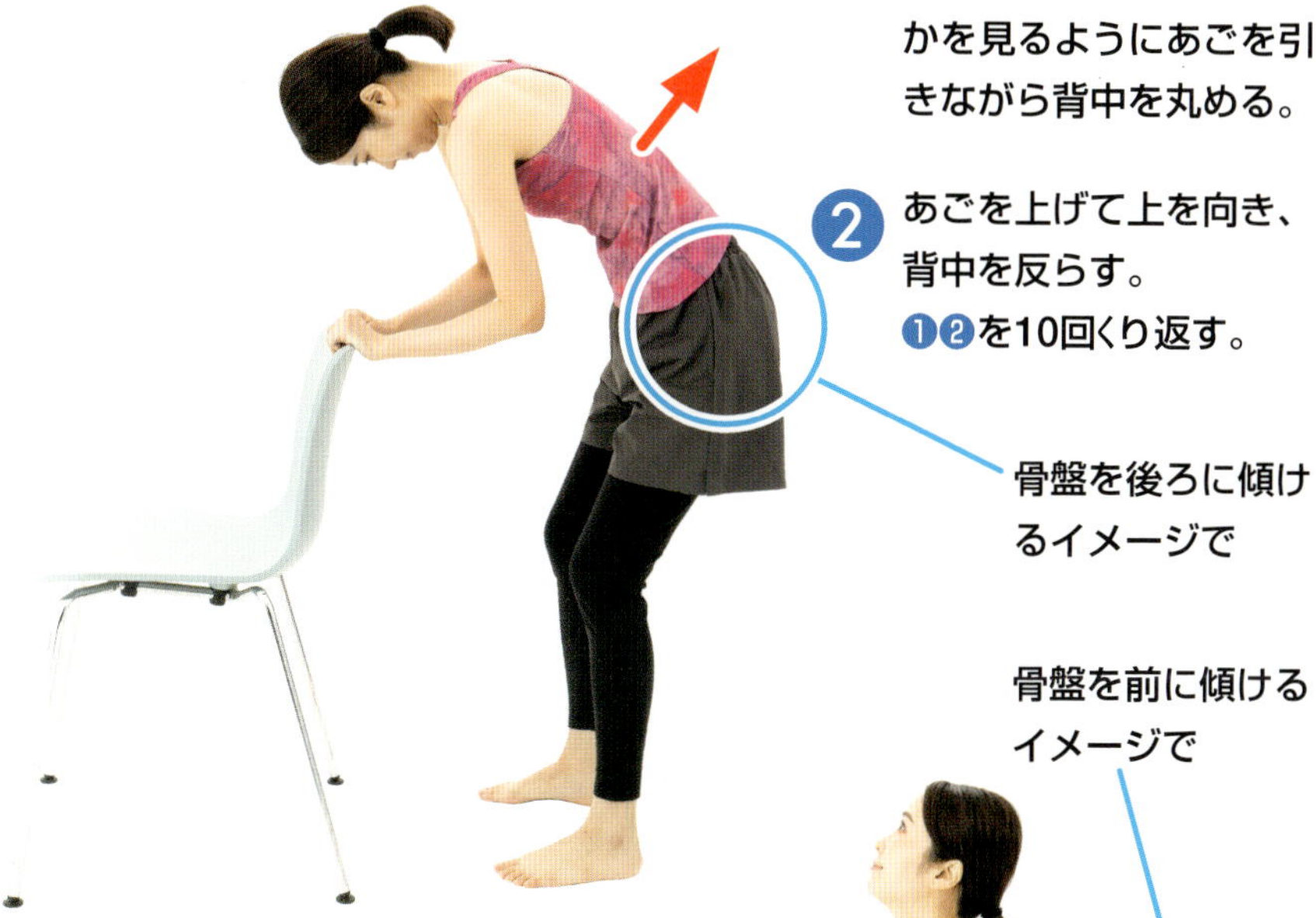
骨盤を後ろに傾けるイメージで

骨盤を前に傾けるイメージで

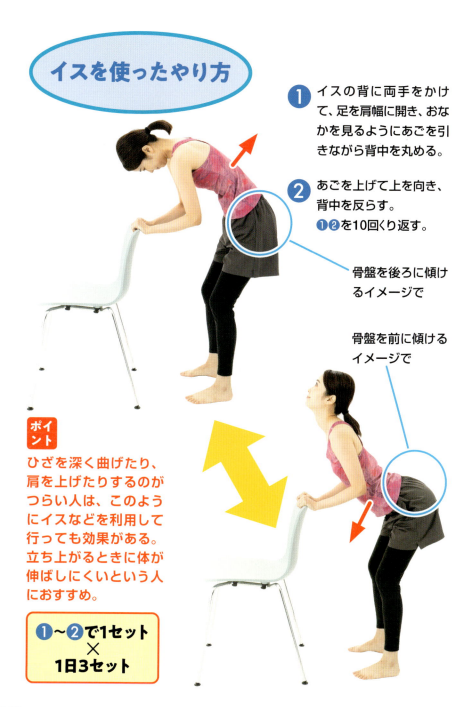

ポイント

ひざを深く曲げたり、肩を上げたりするのがつらい人は、このようにイスなどを利用して行っても効果がある。立ち上がるときに体が伸ばしにくいという人におすすめ。

❶〜❷で1セット
×
1日3セット

買い物やゴミ出しがしんどくなった人に効くストレッチ

物をバランスよく持つには、体の中心から指先まで伸びるアームラインが重要な働きをします。指先にかかる力を体幹にスムーズに伝えられるよう、ストレッチで柔軟性を高めましょう。また、足腰の筋肉を鍛える筋トレには「壁ぎわスクワット」がおすすめです。

両手ねじり

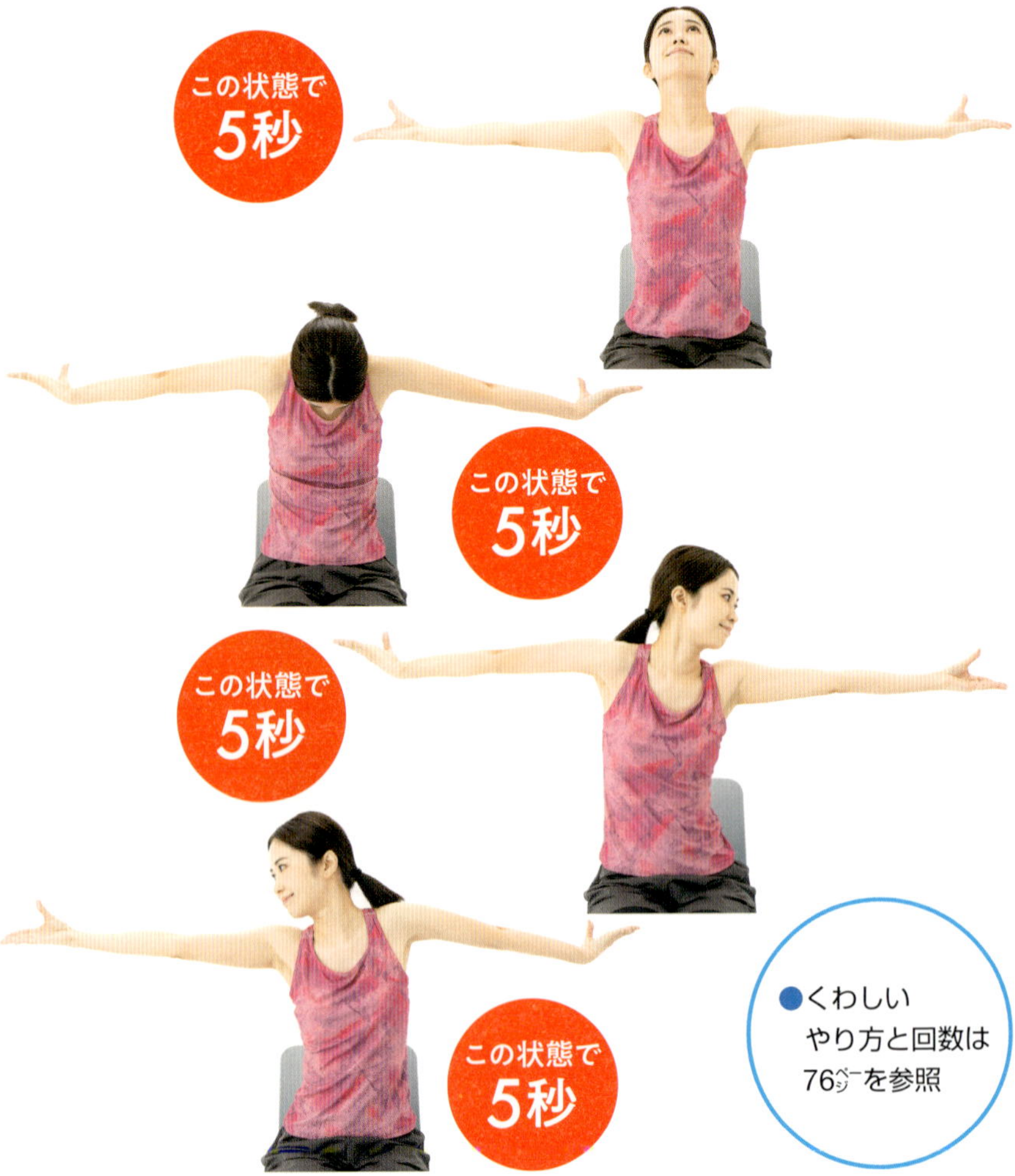

●くわしい
やり方と回数は
76ページを参照

腕伸ばし

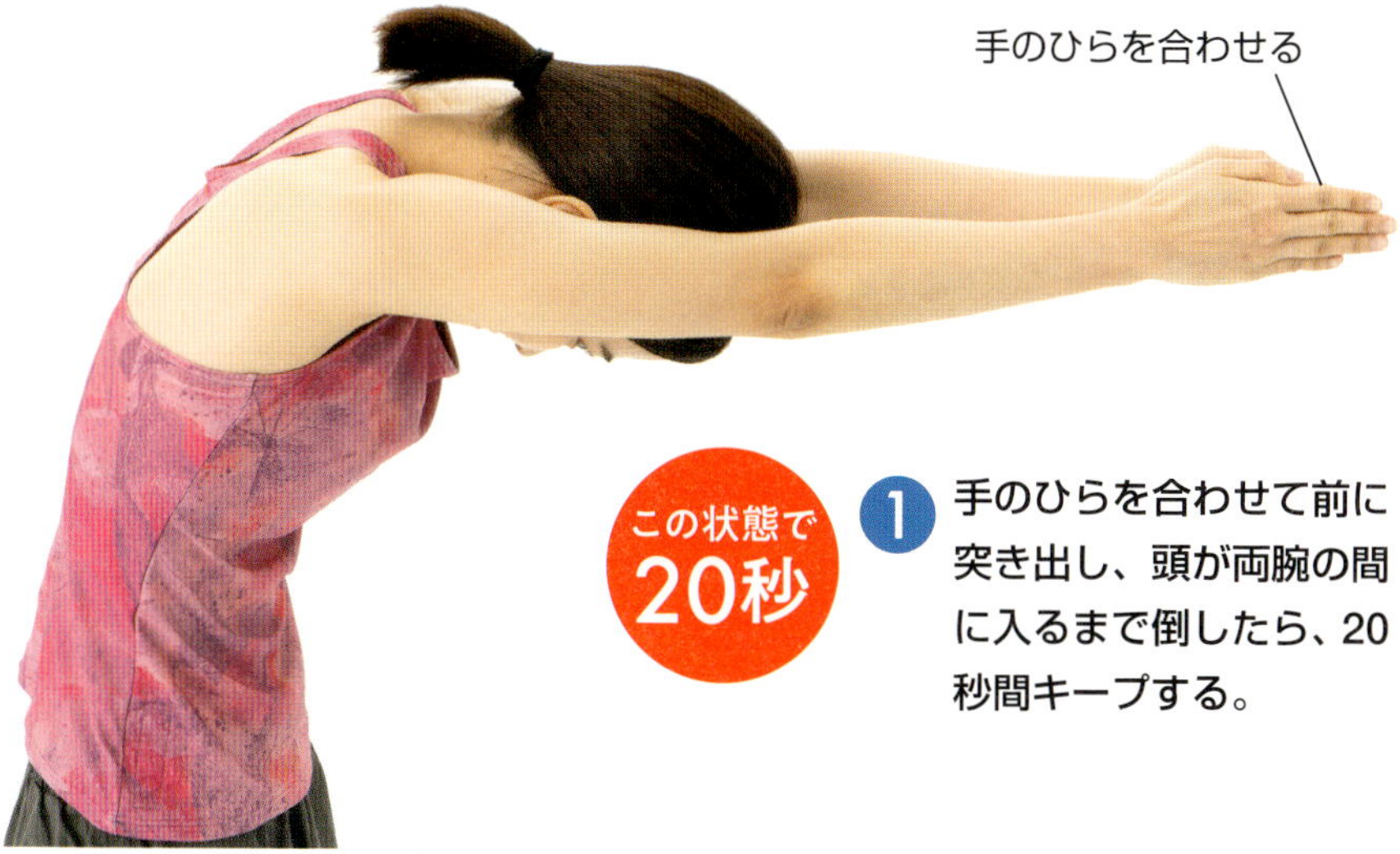

この状態で
20秒

❶ 手のひらを合わせて前に突き出し、頭が両腕の間に入るまで倒したら、20秒間キープする。

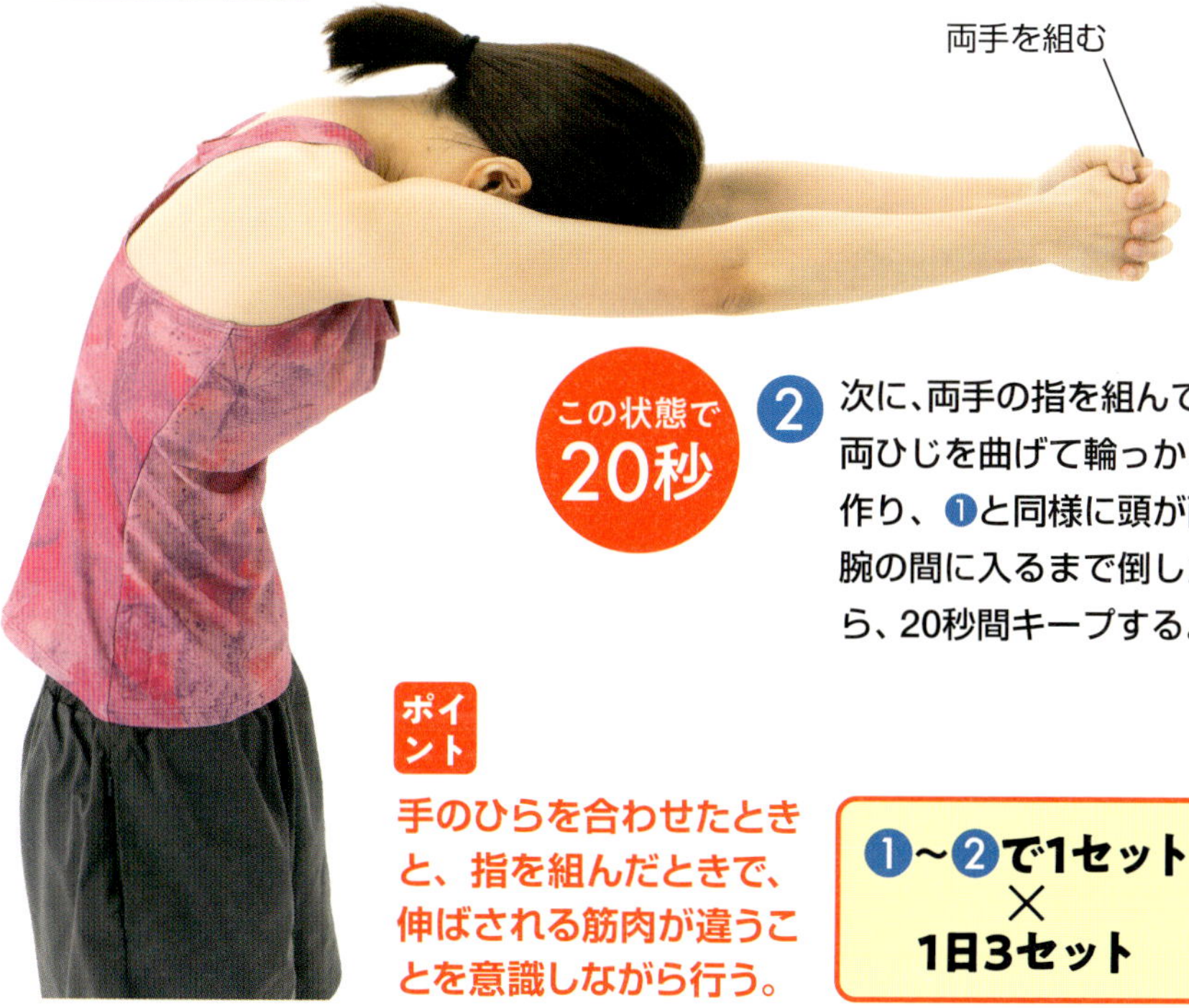

この状態で
20秒

❷ 次に、両手の指を組んで、両ひじを曲げて輪っかを作り、❶と同様に頭が両腕の間に入るまで倒したら、20秒間キープする。

ポイント

手のひらを合わせたときと、指を組んだときで、伸ばされる筋肉が違うことを意識しながら行う。

❶〜❷で1セット
×
1日3セット

効力アップ筋トレ

壁ぎわスクワット

❶ 壁に向かって立ち、足を肩幅に開く。
手は頭の後ろで組む。

❷ 顔とひざが壁にぶつからないように腰を下ろしていく。できるだけ腰を落としたら、❶の姿勢に戻る。これを10回くり返す。

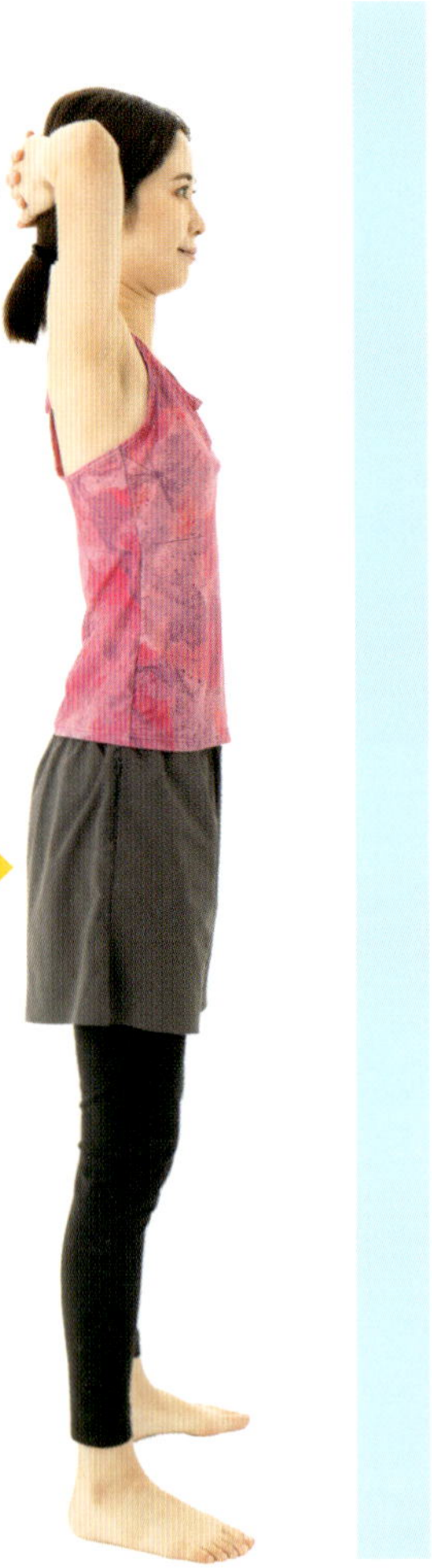

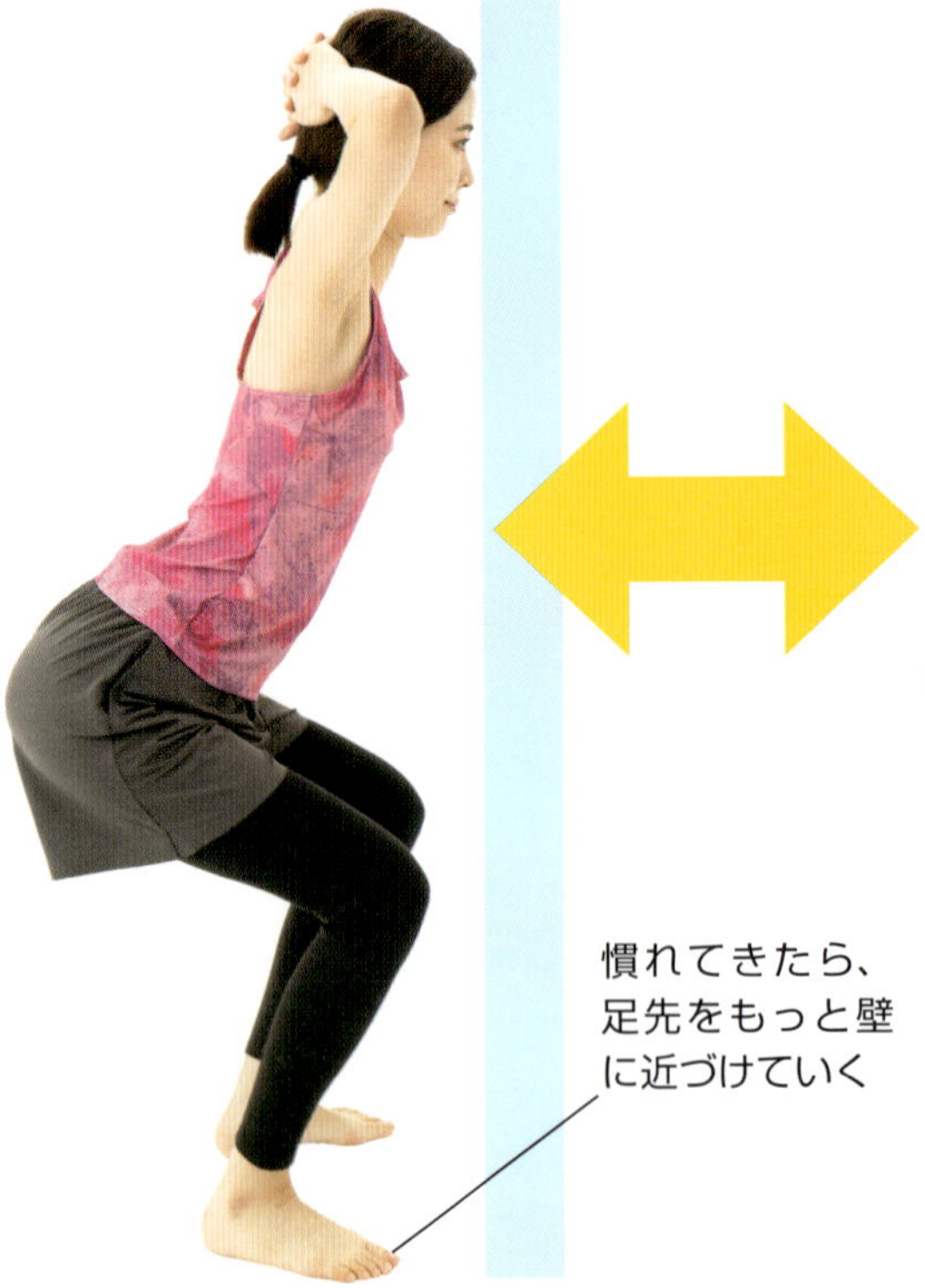
慣れてきたら、
足先をもっと壁
に近づけていく

❶~❷で1セット
×
1日3セット

ポイント つま先をできるだけ壁に近づけると、ひざがつま先より前へ出るのを防ぎ、より正しいスクワット姿勢になる。

高いところの物が取りづらくなった人に効くストレッチ

腕を上げて高いところに手を伸ばすときには、首・胸・おなかの前面（フロントライン・アームライン）や体側（ラテラルライン）の柔軟性が必要です。これらを重点的に伸ばすストレッチを毎日行うようにしましょう。

小胸筋ストレッチ

❶ 背すじを伸ばして立ち、腕を左右に広げ、両手のひらを天井に向ける。

❷ 手のひらの向きを天井と平行に保ちながら、後ろ側に押し出す。できるだけ押し出した状態で20秒間キープする。

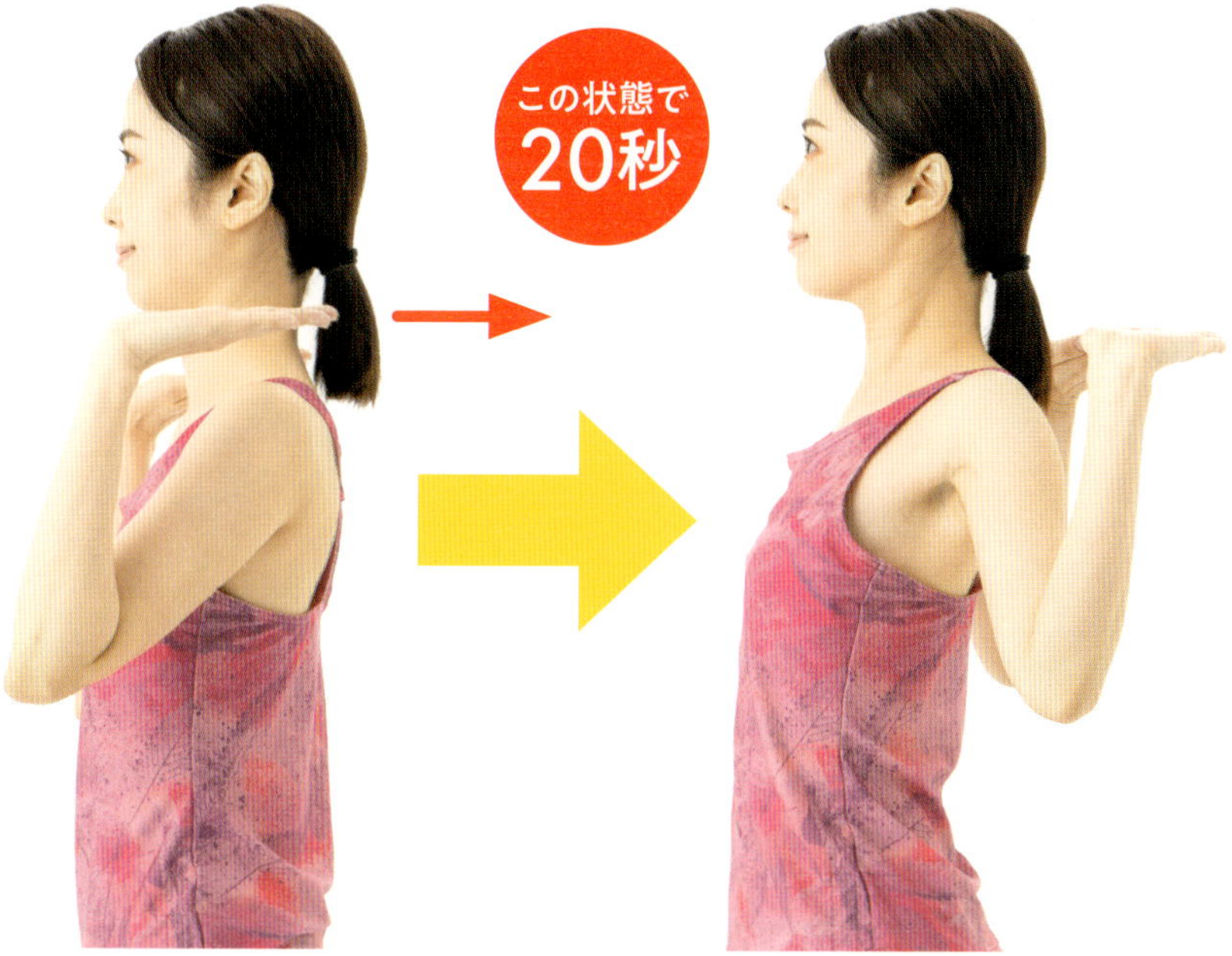

❶～❷で1セット
×
1日3セット

ポイント 肩が前方に出て内側に巻き込む「巻き肩」の人に特によく効くストレッチ。胸から肩のアームラインの固縮を解消する。

体側ストレッチ

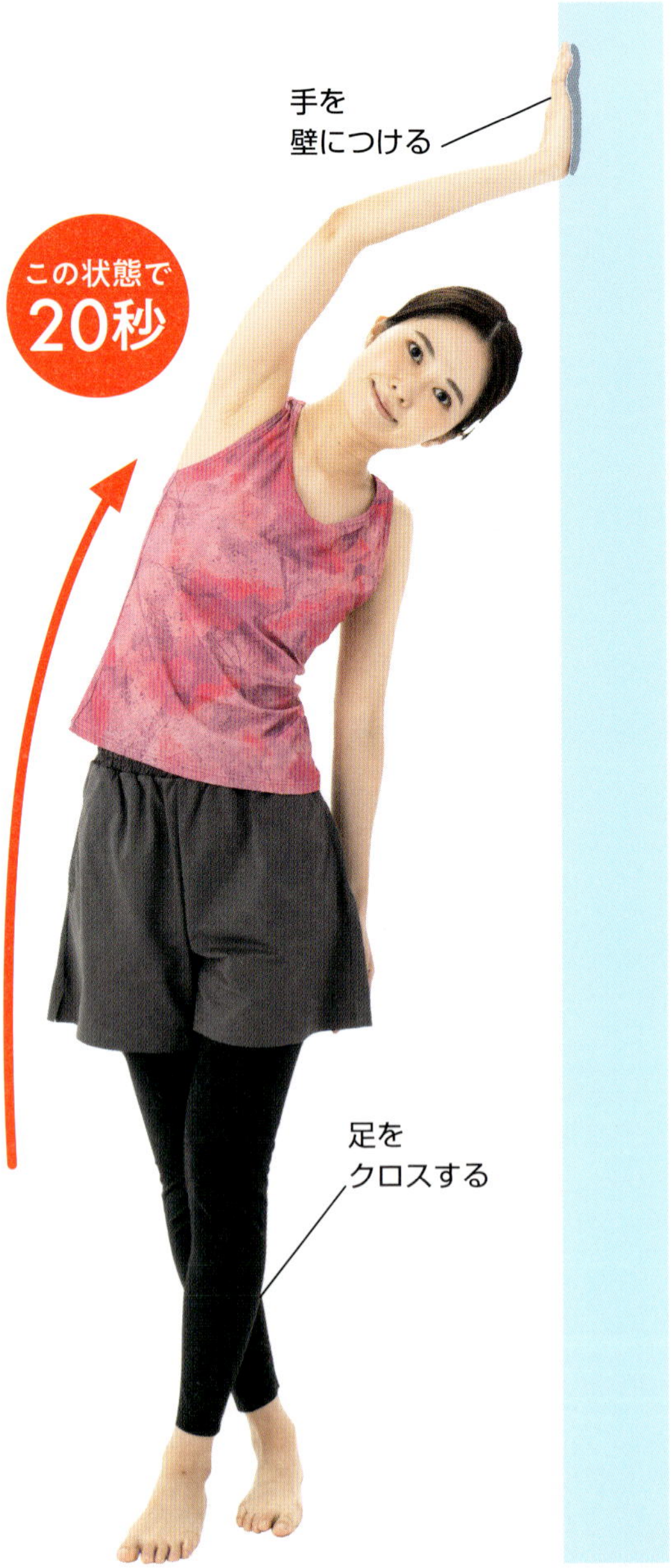
手を
壁につける
この状態で
20秒
足を
クロスする

1. 壁が左側にくるように横向きに立ち、背筋を伸ばす。
2. 次に、左足を前に出し、クロスさせて右側に置く。
3. 右手を上げて、体を弓状に曲げて壁側に傾け、右手を壁につけて20秒間キープする。

ポイント

**首の横側から胸、わき、腰・お尻・太もも・すねの側面につながるラテラルラインがギューッと伸びるのを意識しながら行う。
腕を上に伸ばしやすくなる。**

反対側も同様に行う

**①~③で1セット
×
1日3セット**

首反らし

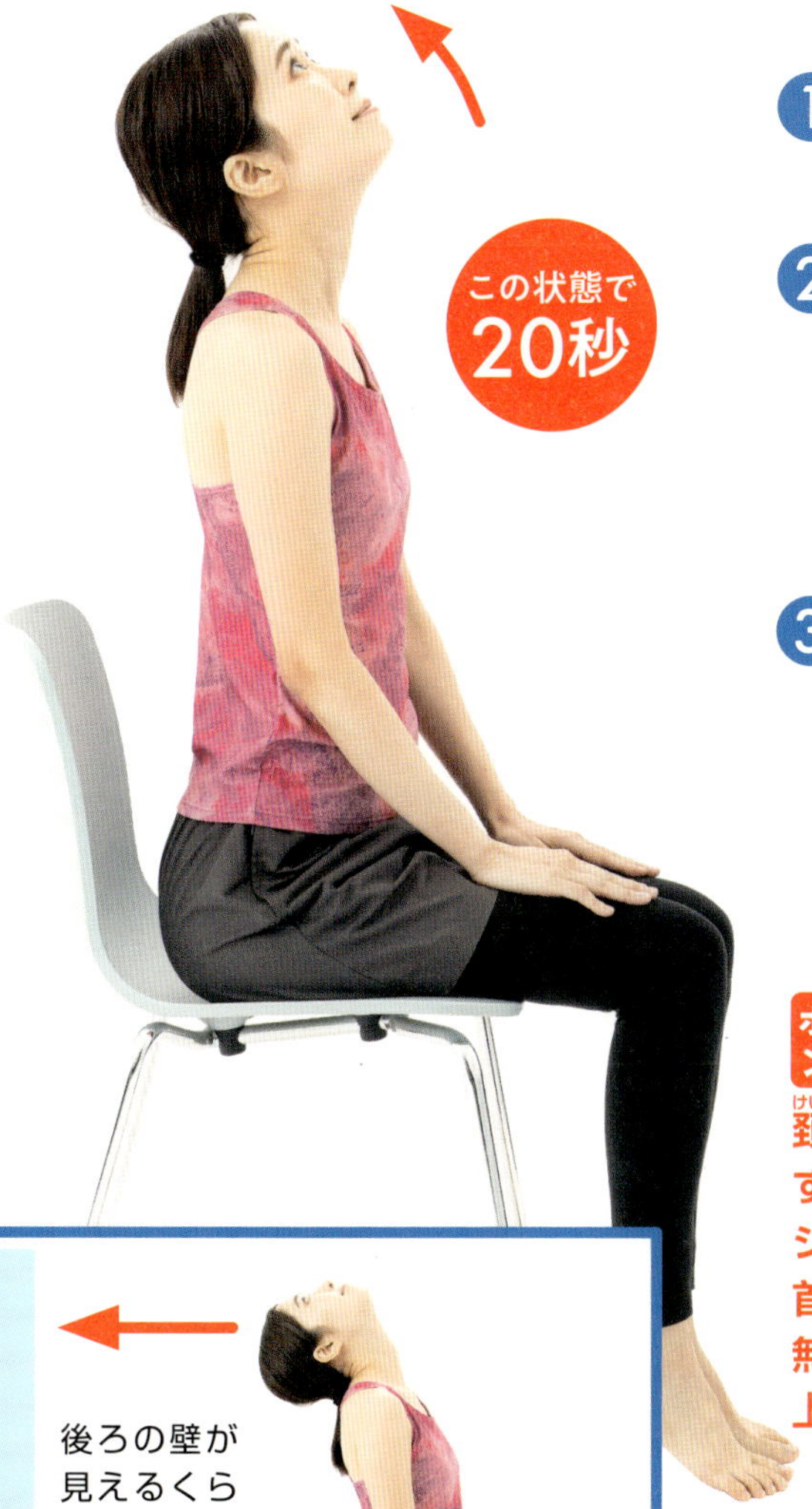

❶ イスに座り、背すじを伸ばす。

❷ 顔をゆっくりと上げていく。重なり合った7個の首の骨を意識しながら、首を少しずつ曲げていく。

❸ めいっぱい上を向いた状態で20秒間キープする。

ポイント

頸《けい》椎《つい》を下から順に1個ずつ倒していくイメージで、ゆっくり動かす。首を反らすと痛い人は無理をしないこと。上を向きやすくなる。

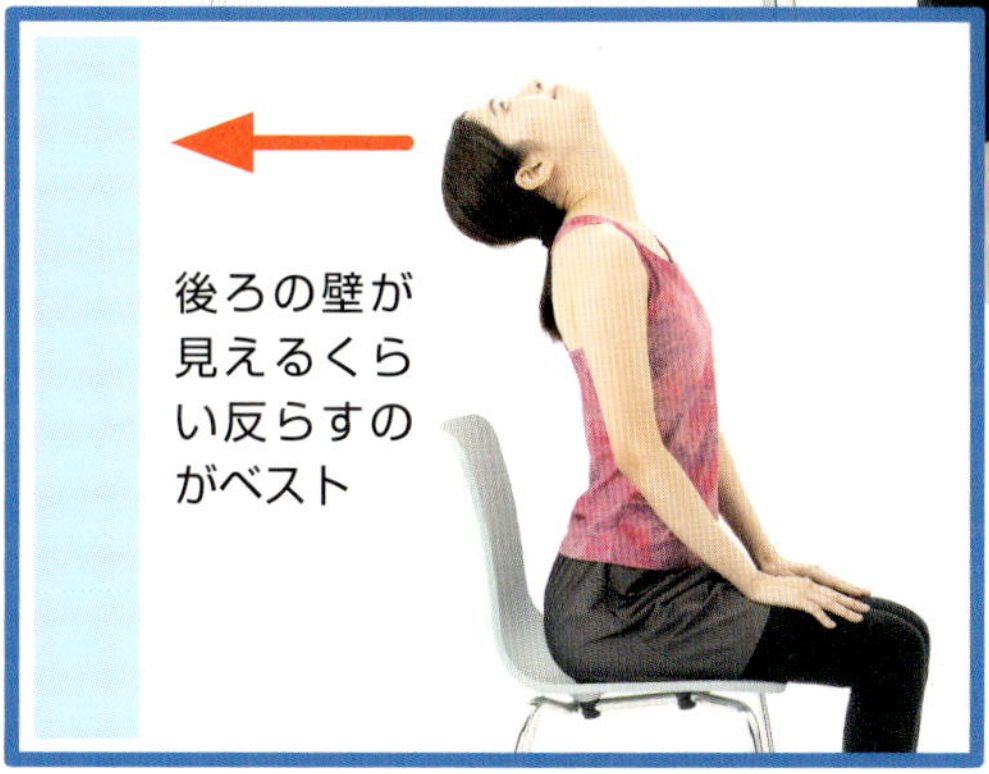

後ろの壁が見えるくらい反らすのがベスト

❶～❸で1セット
×
1日3セット

服を着るときにもたつくようになった人に効くストレッチ

服を着るときには、手を後ろに回したりひねったりするなど複雑な動作をしなければならず、肩や腕の関節の柔軟性が必要になります。そこで、服を着るのにもたつく人のために、肩や腕につながるアームラインの固縮を解消し、柔軟性を取り戻すストレッチを紹介します。

卍《まんじ》回転

❶ イスに座って背すじを伸ばす。両腕を水平に広げ、右手のひじを直角に曲げて下へ向け、左手のひじを直角に曲げて上へ向けて「卍」ポーズを取り５秒間キープする。

❷ ひじを中心に、右手と左手を逆方向に回転させる（右手を上げて左手を下げる）。このポーズで５秒間キープして❶に戻る。❶❷を10回くり返す。

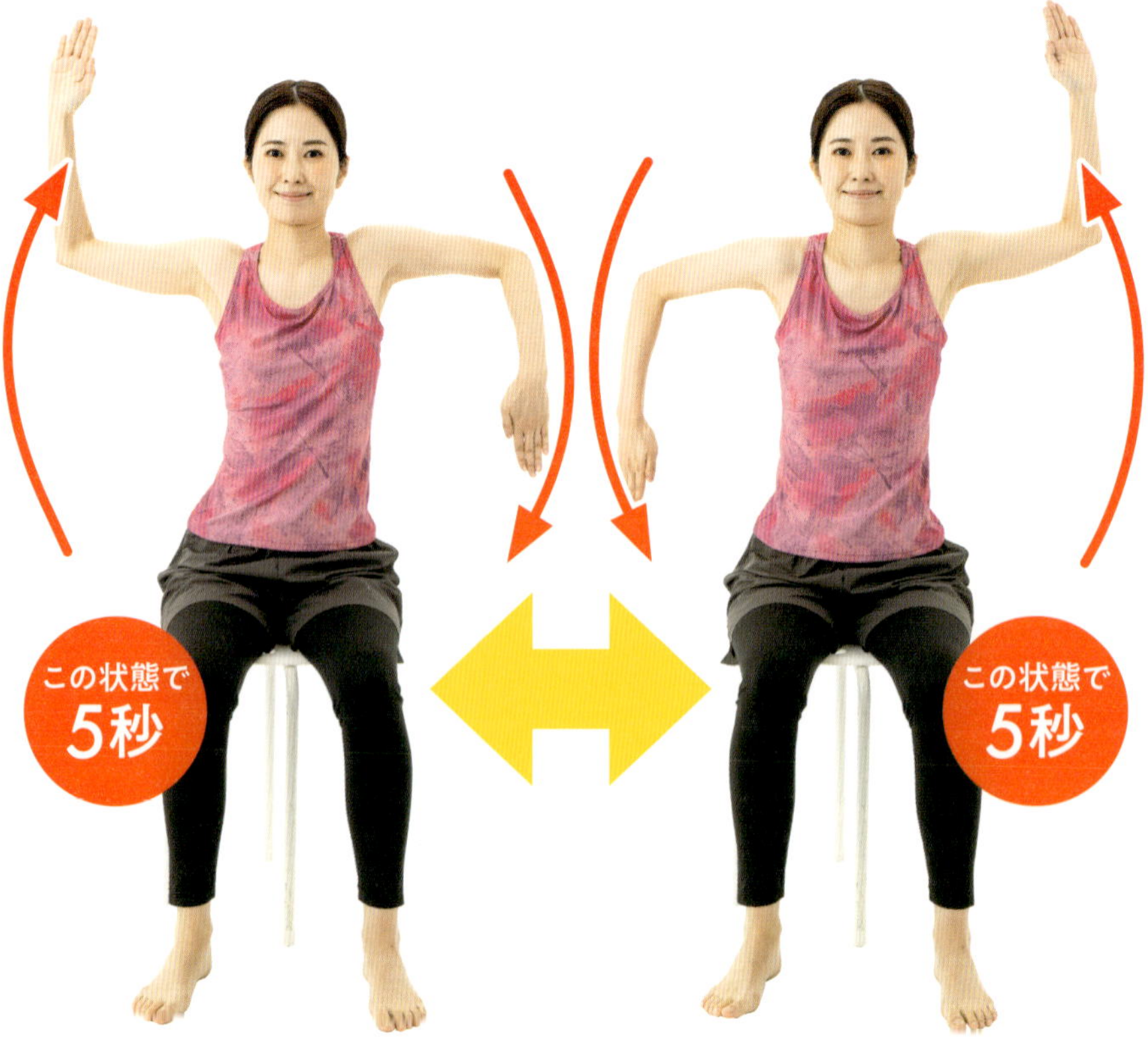

この状態で
5秒

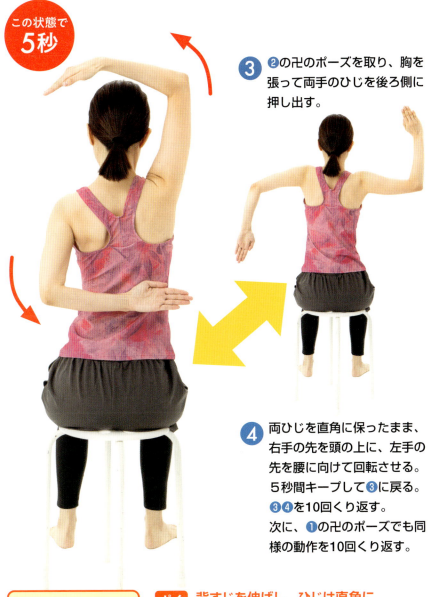

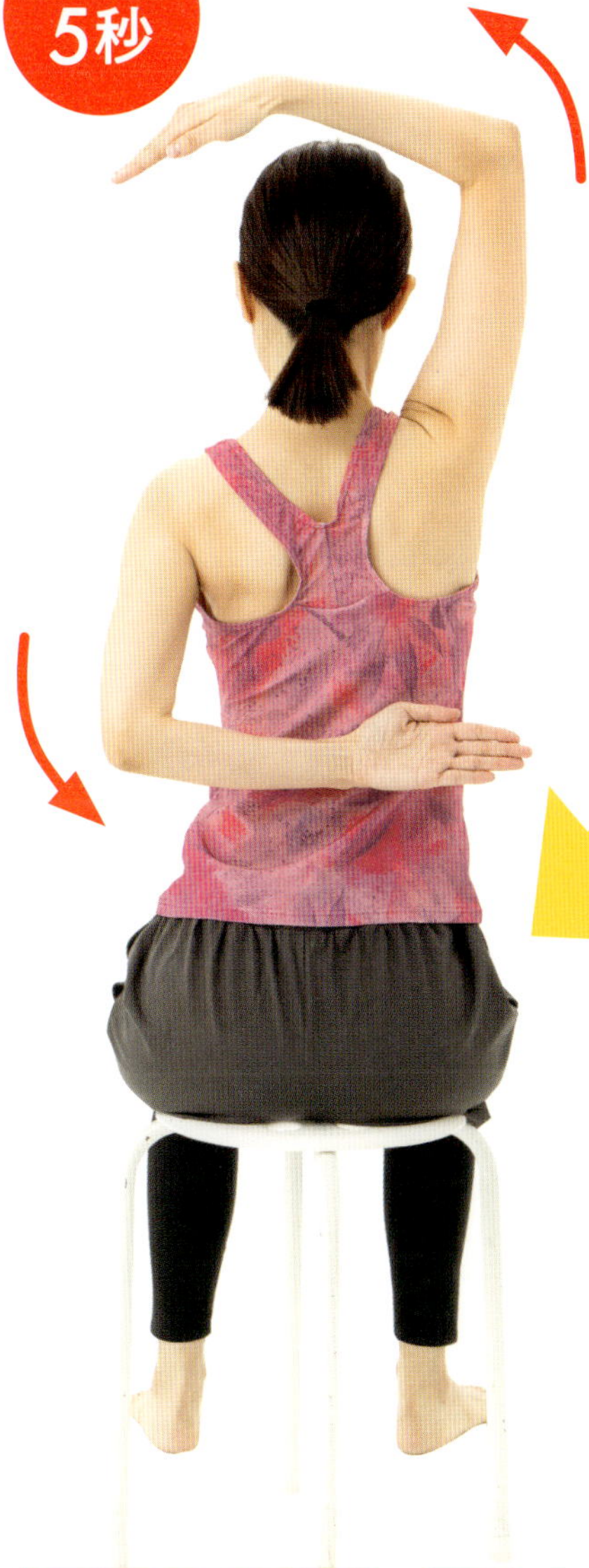

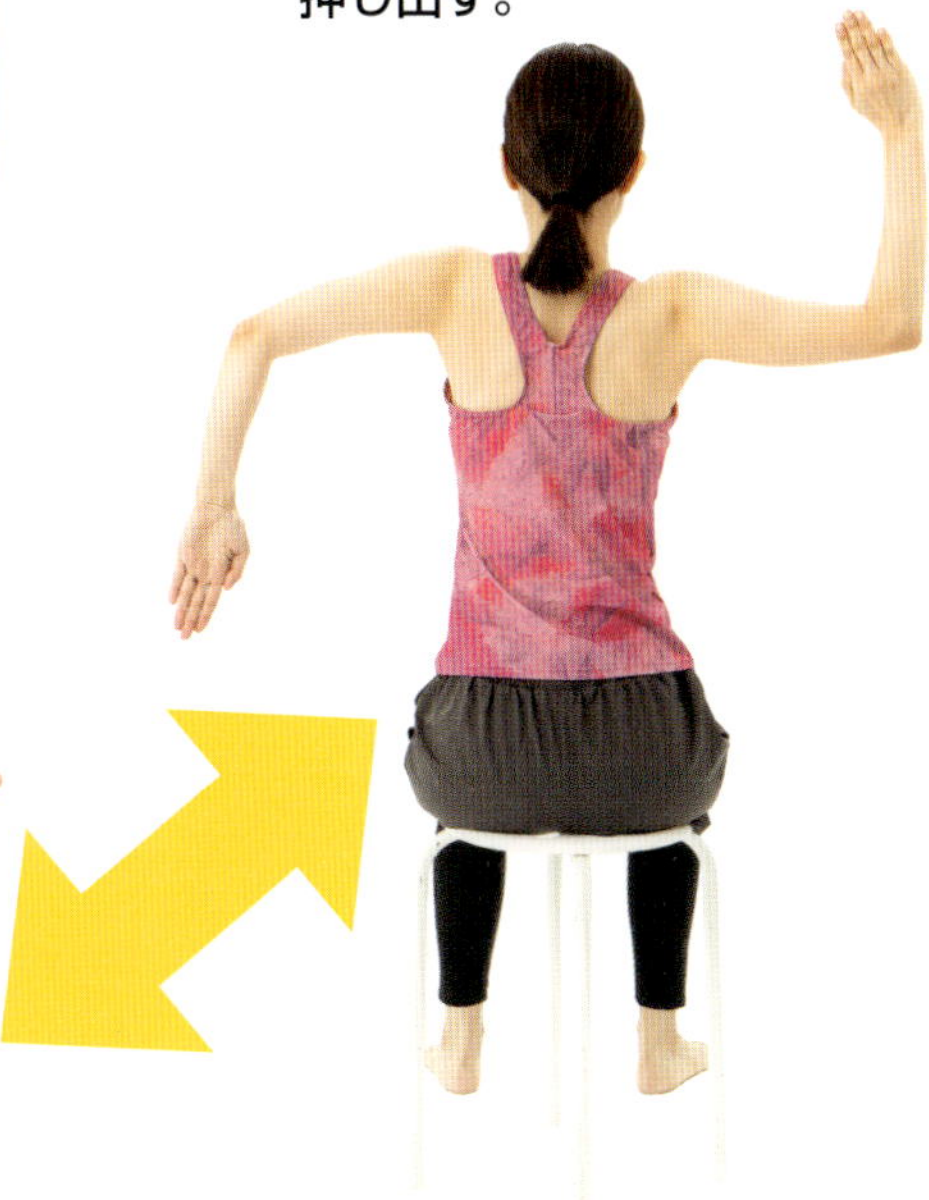

❸ ❷の卍のポーズを取り、胸を張って両手のひじを後ろ側に押し出す。

❹ 両ひじを直角に保ったまま、右手の先を頭の上に、左手の先を腰に向けて回転させる。
５秒間キープして❸に戻る。
❸❹を10回くり返す。
次に、❶の卍のポーズでも同様の動作を10回くり返す。

❶～❹で1セット
×
1日3セット

ポイント 背すじを伸ばし、ひじは直角にして、上腕（肩からひじ）と前腕（ひじから手首）は常に床と垂直になるように注意する。

胸反らし

❶ 壁の横に立ち、肩の高さで壁に手をつく。

❷ 体をひねって胸を伸ばし、20秒間キープする。

この状態で
20秒

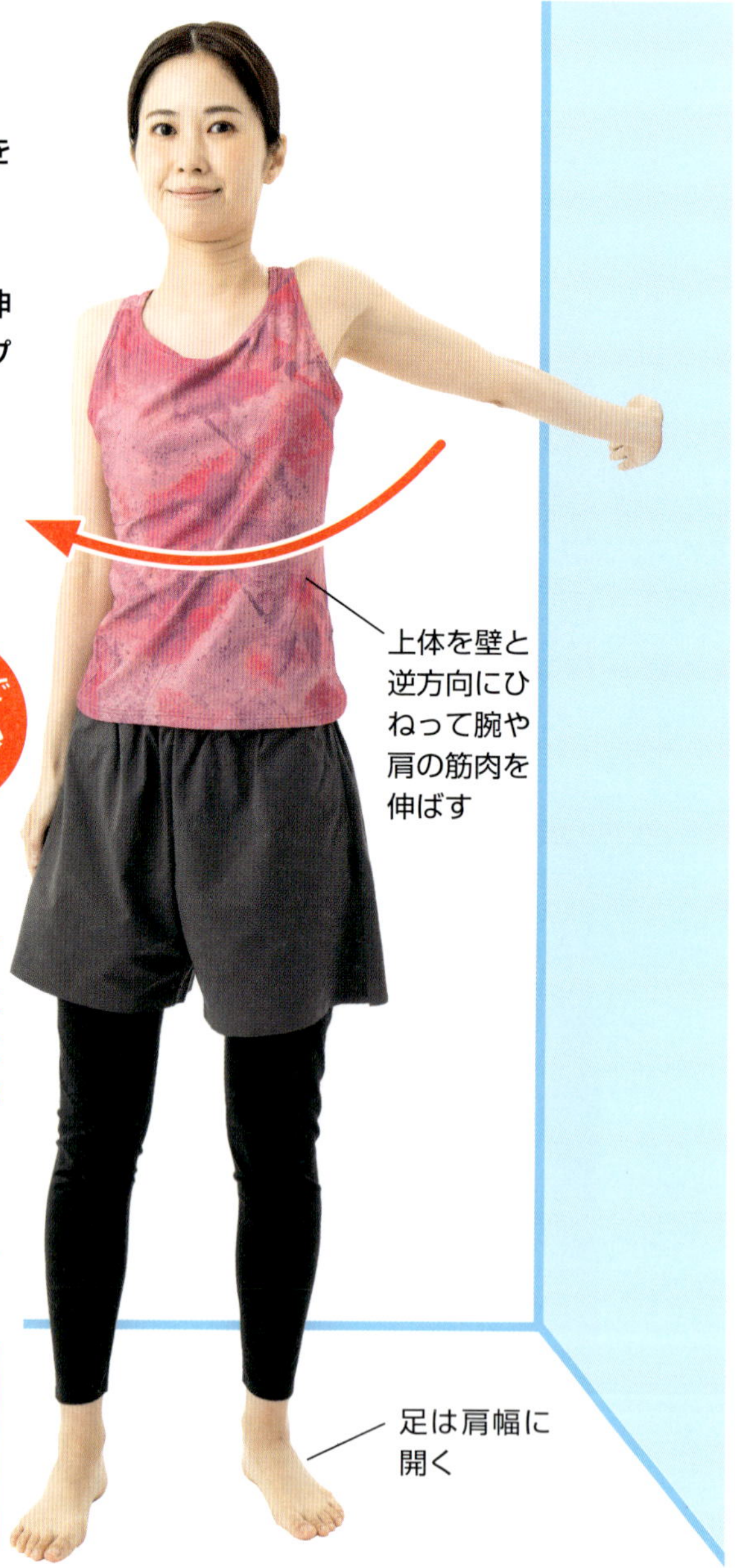
上体を壁と逆方向にひねって腕や肩の筋肉を伸ばす
足は肩幅に開く

ポイント

体幹付近のアームラインの固縮を取る。壁につける手の位置を上にずらすと、前鋸筋《ぜんきょきん》（肩甲骨と肋骨《ろっこつ》をつなぐ筋肉）のストレッチになる。腕を後ろに伸ばしやすくなる。

反対側も同様に行う

❶～❷で1セット
×
1日3セット

腕伸ばし

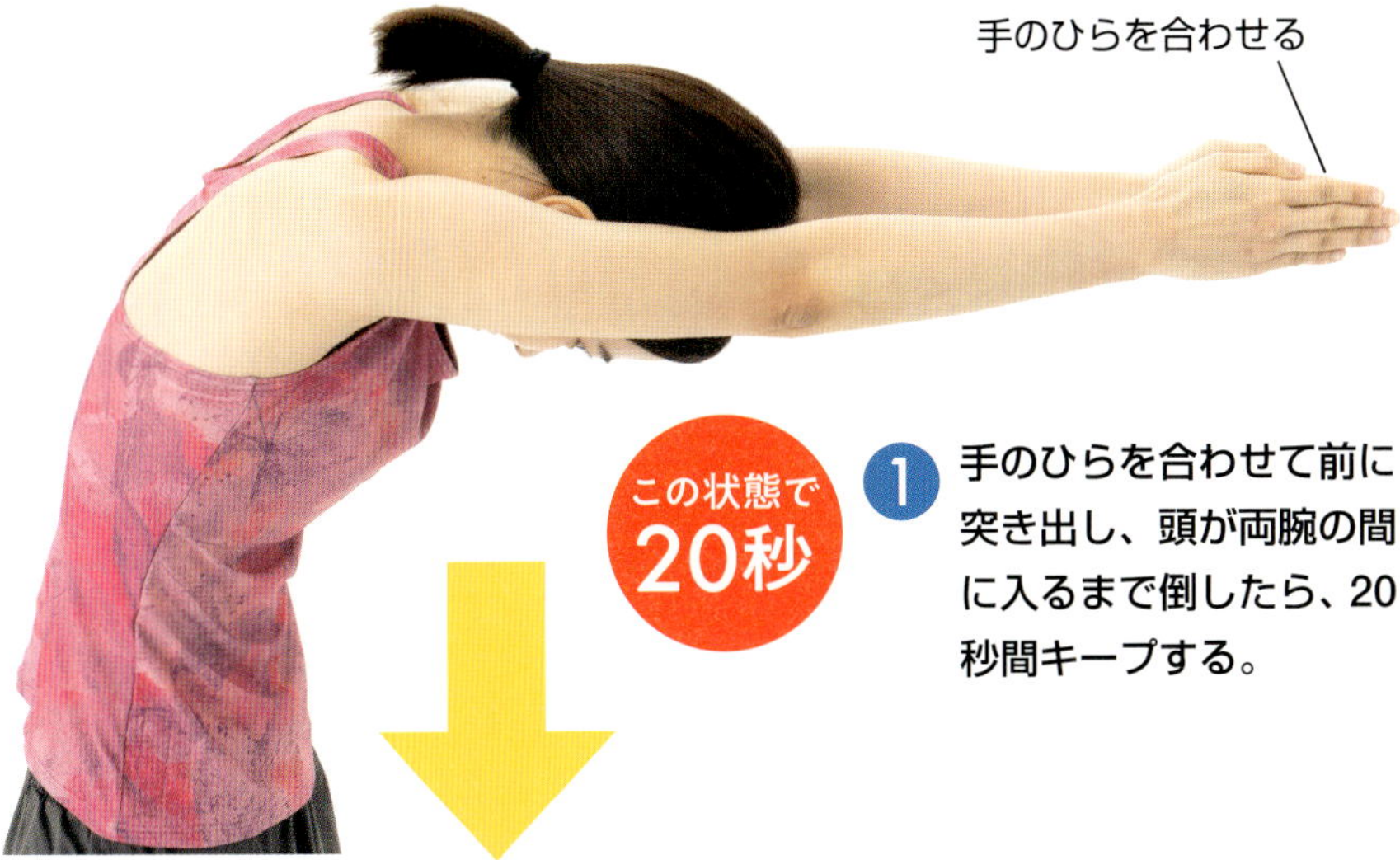

この状態で
20秒

❶ 手のひらを合わせて前に突き出し、頭が両腕の間に入るまで倒したら、20秒間キープする。

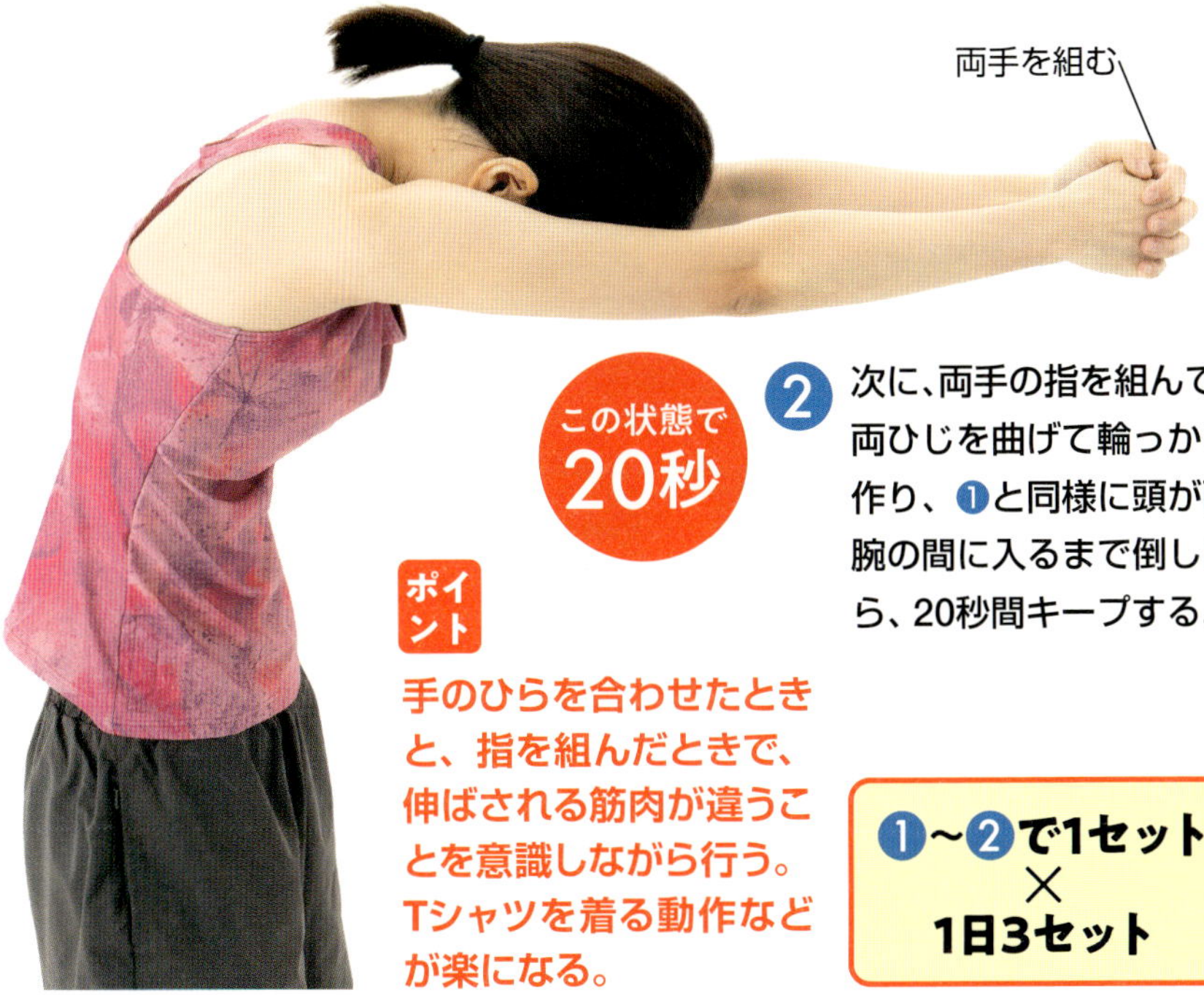

この状態で
20秒

❷ 次に、両手の指を組んで、両ひじを曲げて輪っかを作り、❶と同様に頭が両腕の間に入るまで倒したら、20秒間キープする。

ポイント

手のひらを合わせたときと、指を組んだときで、伸ばされる筋肉が違うことを意識しながら行う。Tシャツを着る動作などが楽になる。

**❶～❷で1セット
×
1日3セット**

靴や靴下を履くときにしんどくなった人に効くストレッチ

靴を履くときには、腰を深く曲げてしゃがむ動作が必要。「片足抱え」は背中やお尻を通るバックラインの固縮を解消して腰を曲げやすくします。また、股関節や太もも裏の柔軟性を高めるストレッチも合わせて行うようにしましょう。

片足抱え

1 イスの座面の前方に浅く腰かけて、ややあおむけの状態でイスの背にもたれかかる。両足はまっすぐ前に伸ばし、リラックスする。

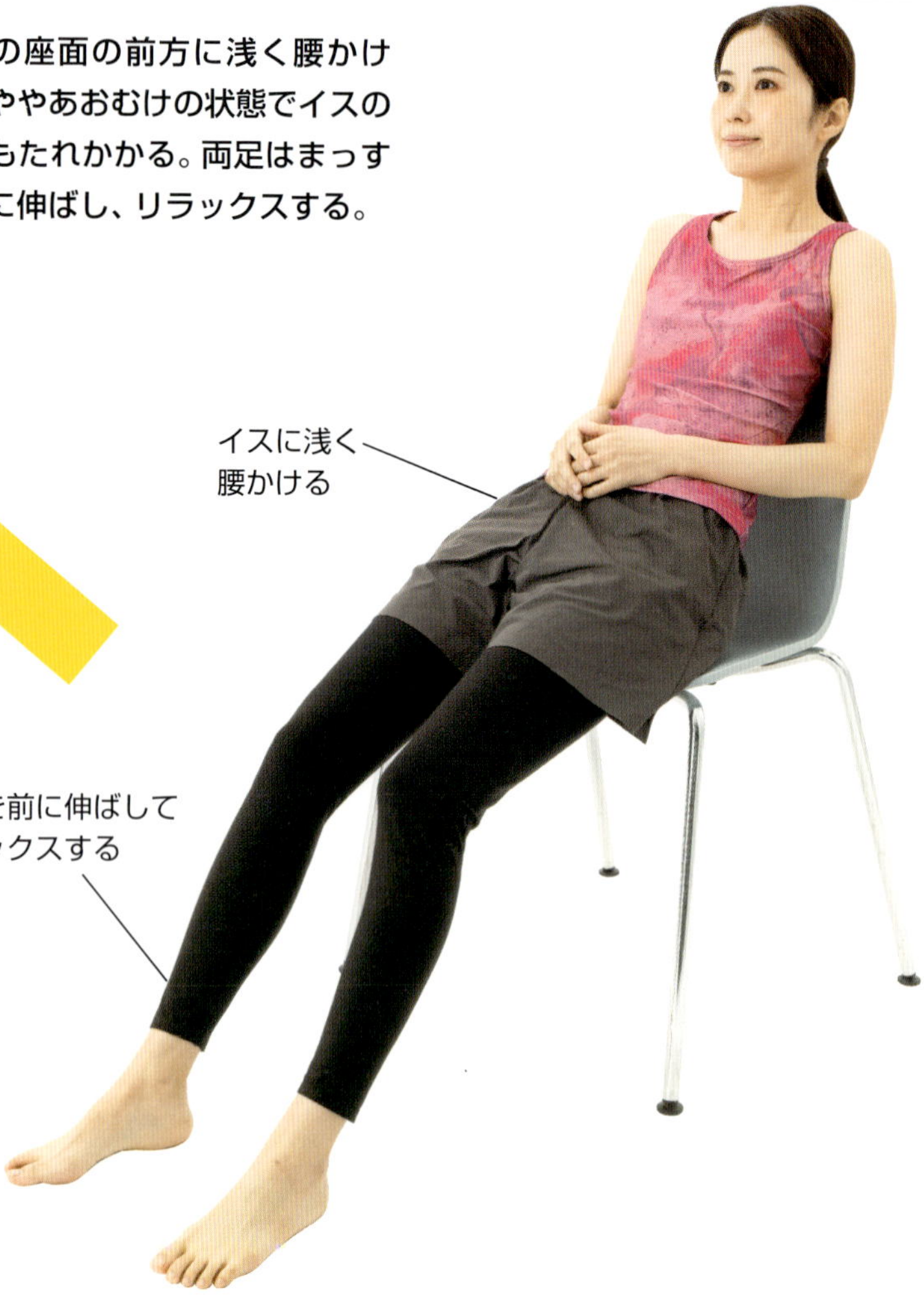
イスに浅く
腰かける
両足を前に伸ばして
リラックスする

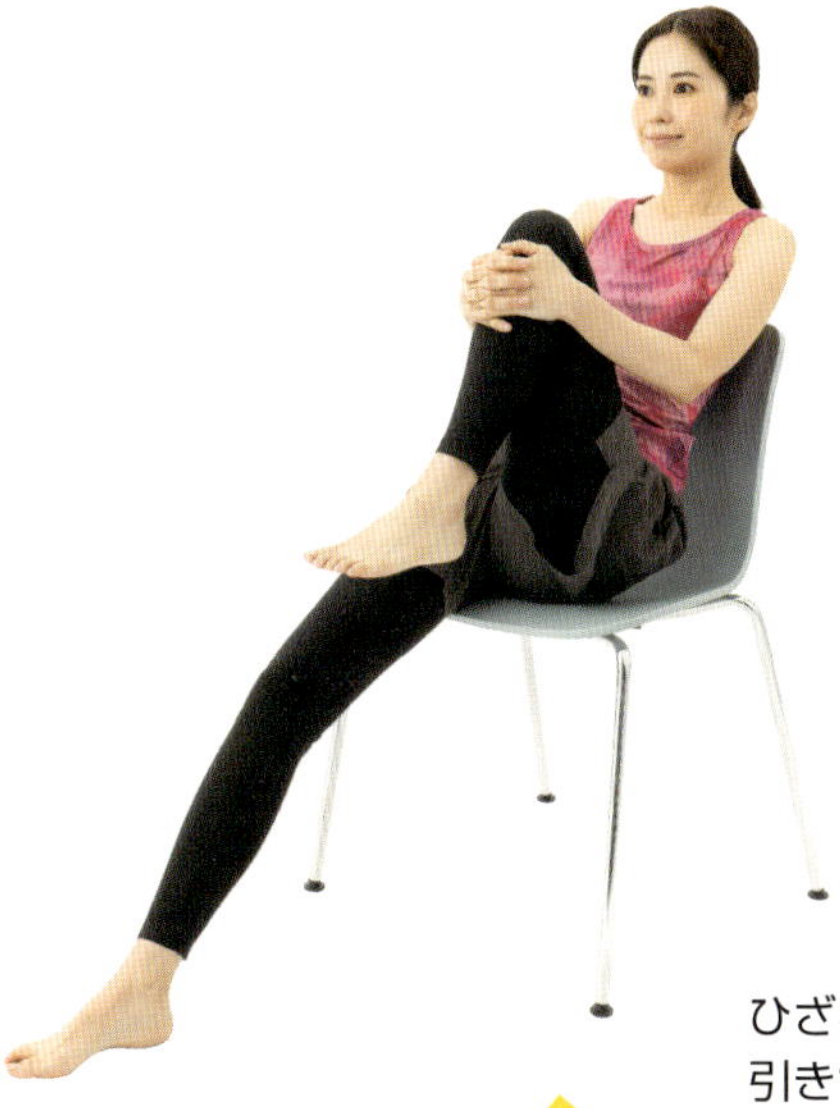

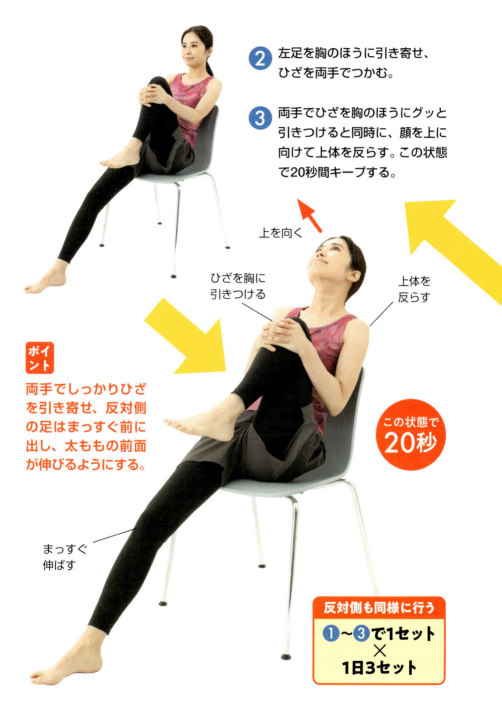

❷ 左足を胸のほうに引き寄せ、ひざを両手でつかむ。

❸ 両手でひざを胸のほうにグッと引きつけると同時に、顔を上に向けて上体を反らす。この状態で20秒間キープする。

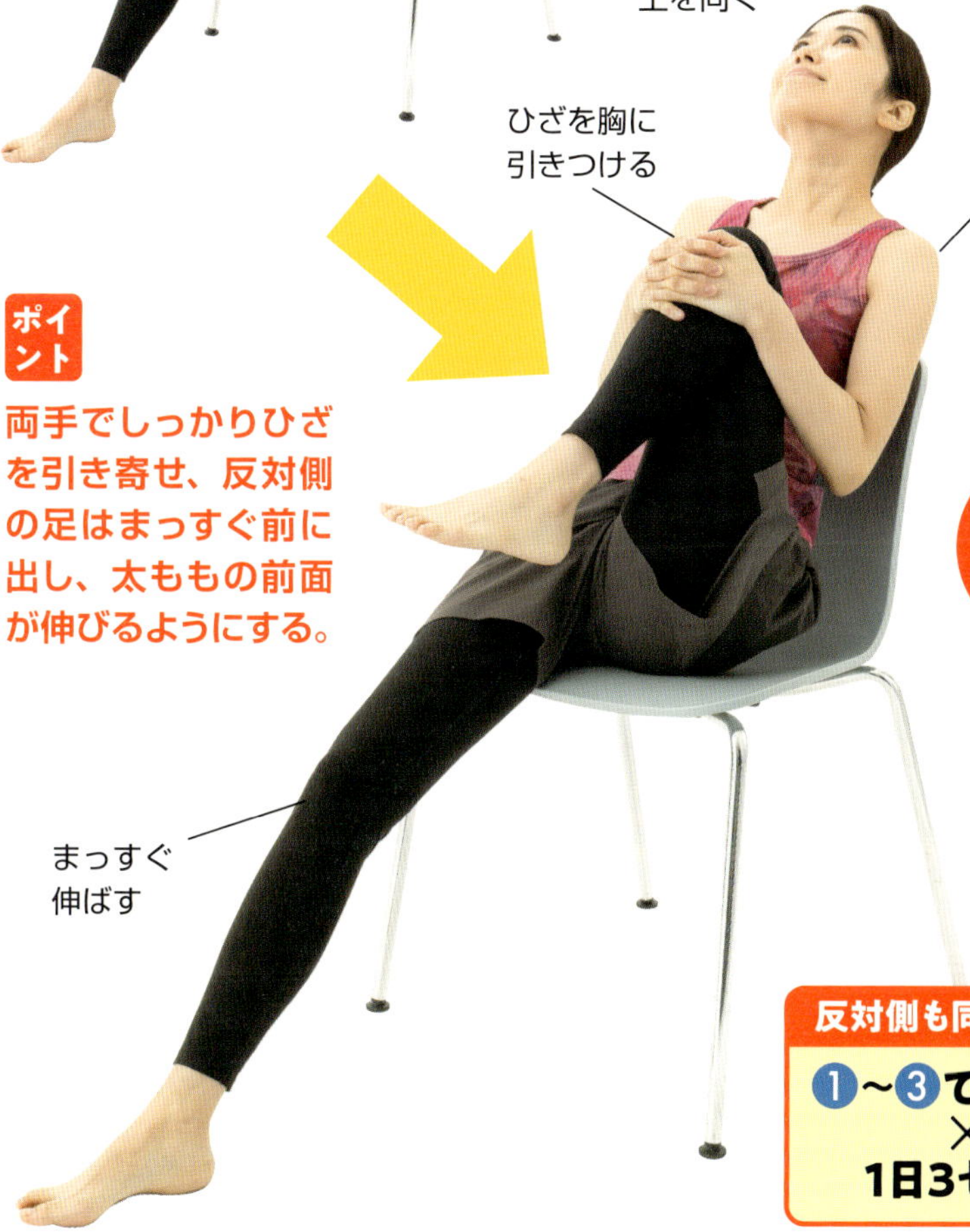
上を向く
ひざを胸に
引きつける
上体を
反らす
まっすぐ
伸ばす

ポイント

両手でしっかりひざを引き寄せ、反対側の足はまっすぐ前に出し、太ももの前面が伸びるようにする。

この状態で20秒

反対側も同様に行う

❶～❸で1セット × 1日3セット

片あぐら

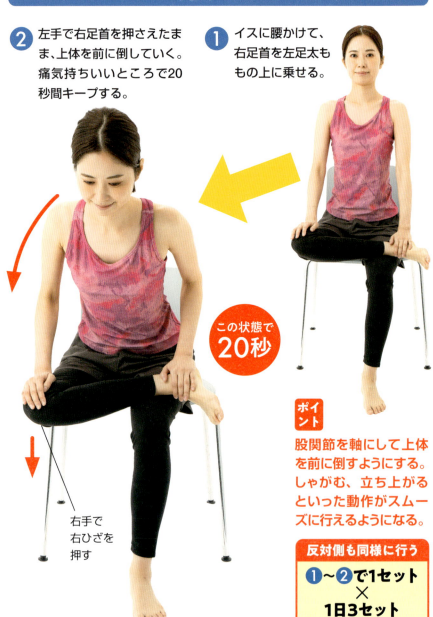

❶ イスに腰かけて、右足首を左足太もも上に乗せる。

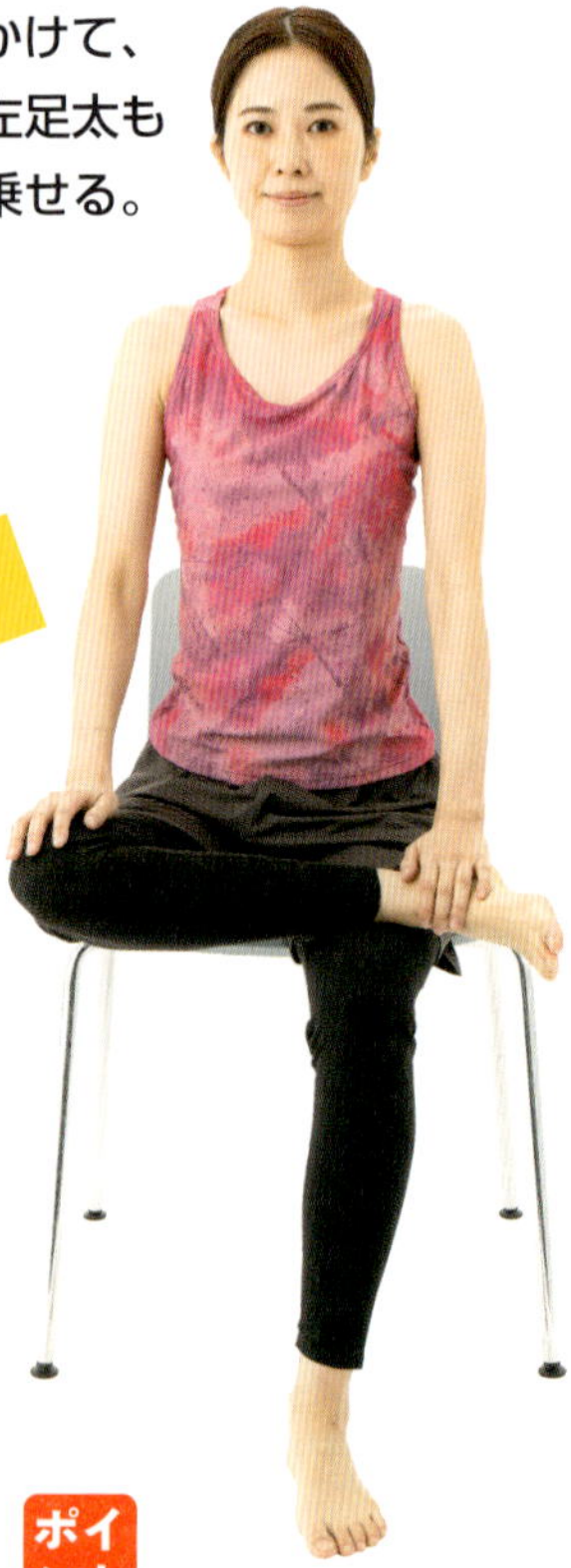

❷ 左手で右足首を押さえたまま、上体を前に倒していく。痛気持ちいいところで20秒間キープする。

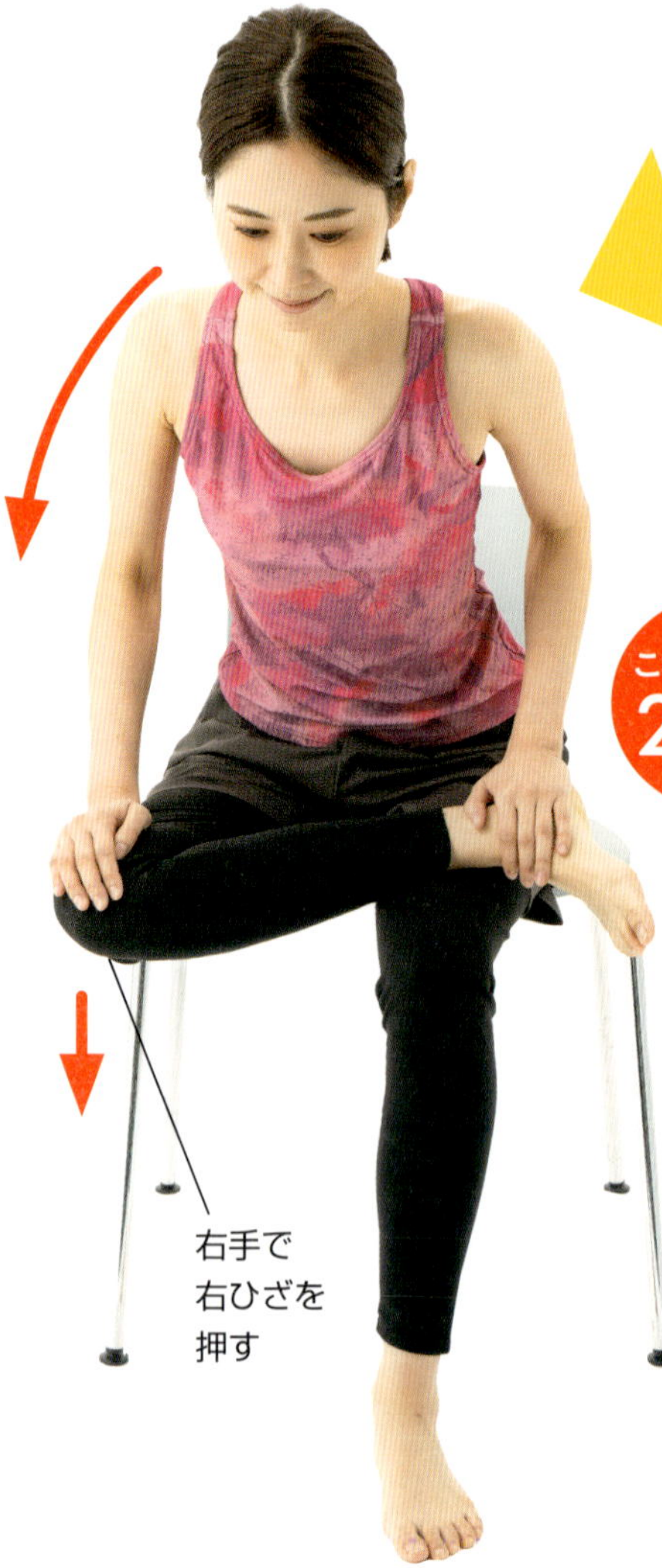

この状態で
20秒

ポイント

股関節を軸にして上体を前に倒すようにする。しゃがむ、立ち上がるといった動作がスムーズに行えるようになる。

反対側も同様に行う

❶〜❷で1セット
×
1日3セット

もも裏伸ばし

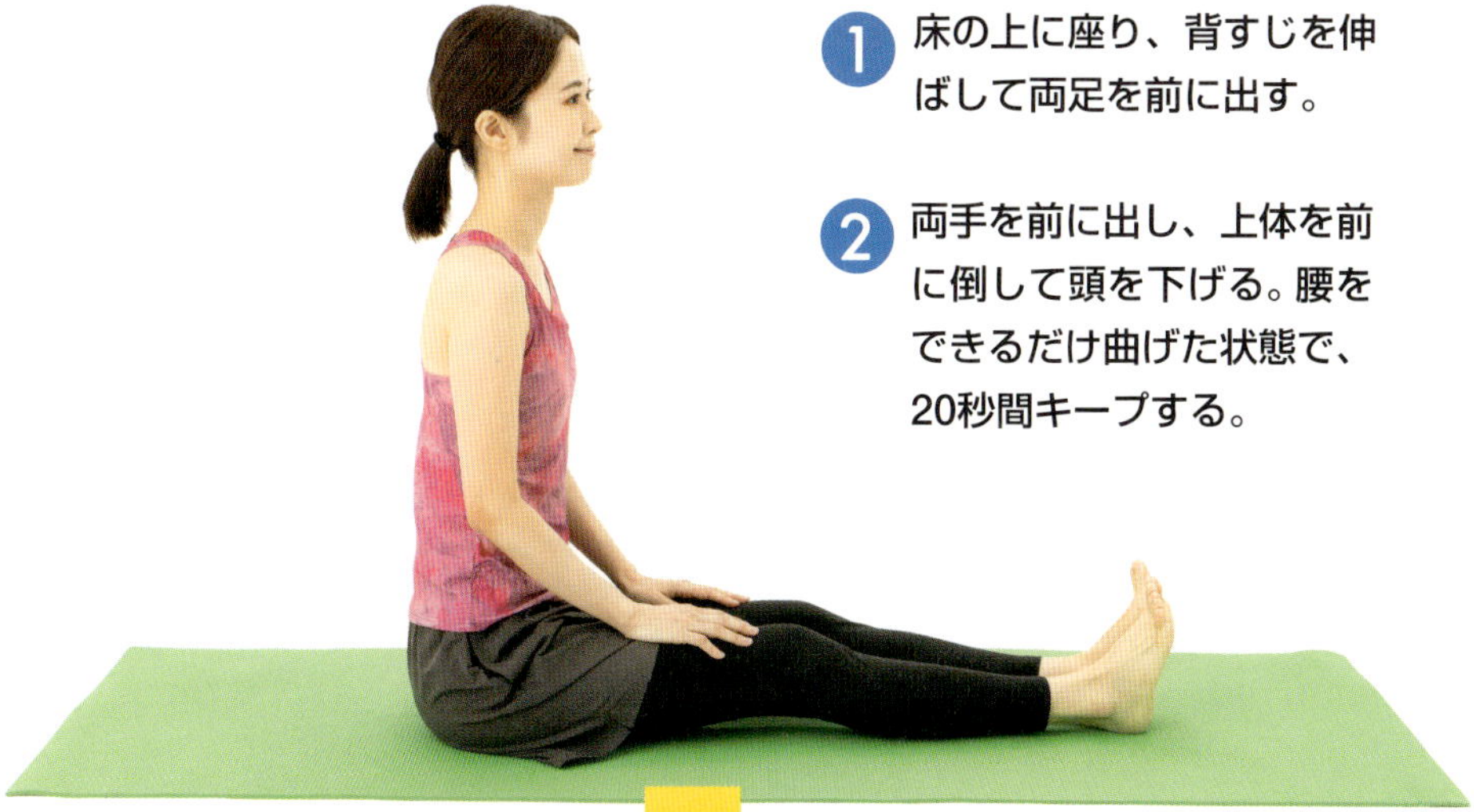

❶ 床の上に座り、背すじを伸ばして両足を前に出す。

❷ 両手を前に出し、上体を前に倒して頭を下げる。腰をできるだけ曲げた状態で、20秒間キープする。

この状態で
20秒

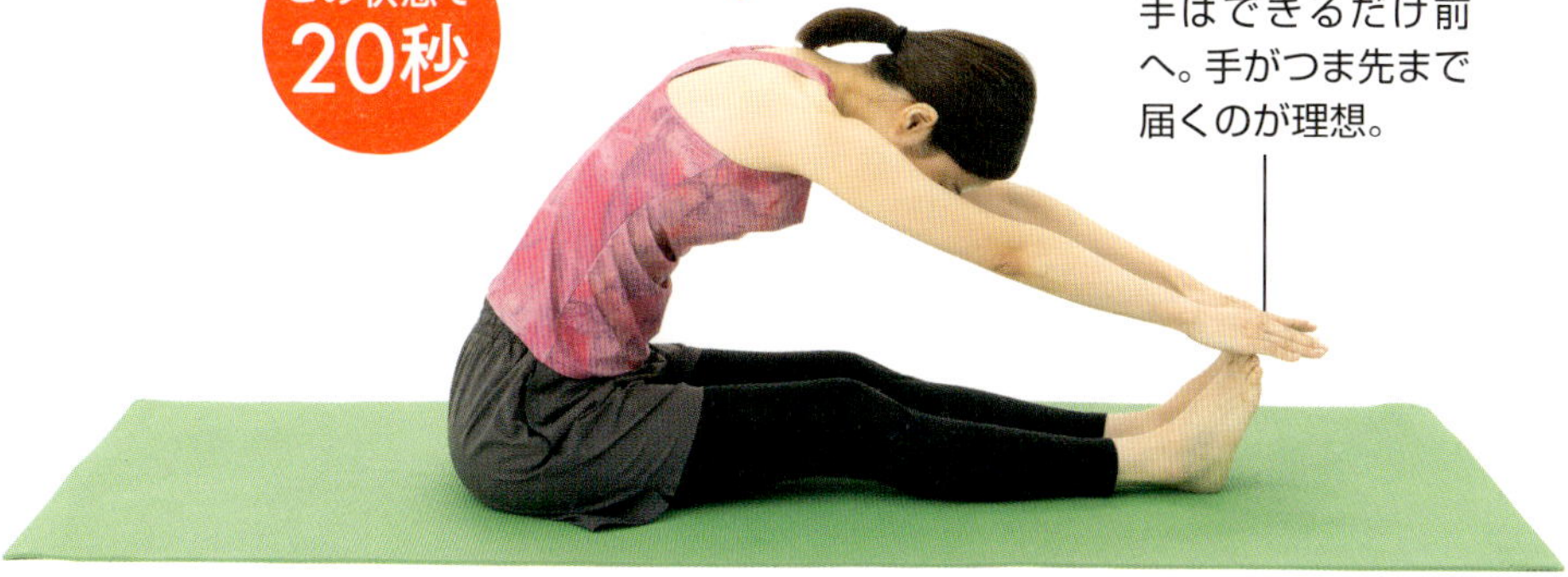
手はできるだけ前へ。手がつま先まで届くのが理想。

❶～❷で1セット
×
1日3セット

ポイント 背中とお尻、太もも裏、ふくらはぎにつながるバックラインがグーッと伸ばされるのを感じながら行う。

著者紹介

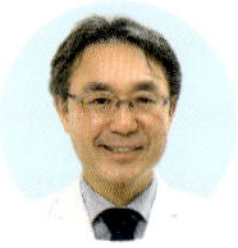

高平尚伸（たかひら なおのぶ）

北里大学大学院医療系研究科整形外科学／スポーツ医学教授
北里大学医療衛生学部リハビリテーション学科教授
北里大学大学院医療系研究科医学専攻主任

北里大学医学部を卒業後、同大学医学部整形外科学講師、同大学医学部整形外科医局長、同大学大学院医療系研究科講師などを経て現職。専門は股関節外科学。変形性股関節症の病態と治療の研究が専門で、最小侵襲手術(MIS)を手がけるなど、この分野のオーソリティとして活躍。リハビリテーション学にも精通し、股関節痛におけるセルフケアの重要性を啓蒙するとともに、患者さん自身が簡単にできる運動療法の指導を治療に取り入れている。

日本整形外科学会専門医、日本人工関節学会認定医、日本スポーツ協会公認スポーツドクター、日本股関節学会理事、日本人工関節学会評議員。日本整形外科学会変形性股関節症診療ガイドライン策定委員会委員、日本整形外科学会学術用語委員会委員長などを歴任。北里大学医学部同窓会会長も務める。柏レイソルのメディカルアドバイザーも務めるほか、テレビや書籍などでも積極的に情報発信している。

どんなに硬い体も柔らかくなる！
名医が教える すごいストレッチ

2025年３月11日　第１刷発行
2025年５月14日　第５刷発行

著　　者　高平尚伸
編 集 人　上野陽之介
編　　集　わかさ出版
編集協力　菅井之生
装　　丁　下村成子
Ｄ Ｔ Ｐ　株式会社ベルノ
　　　　　菅井編集事務所
　　　　　中平都紀子
本文デザイン　株式会社ベルノ
イラスト　前田達彦
撮　　影　文田信基（fort）
モ デ ル　岡本麻里
写真協力　Adobe Stock
発 行 人　山本周嗣
発 行 所　株式会社文響社
　　　　　ホームページ　https://bunkyosha.com
　　　　　メール　info@bunkyosha.com
印刷・製本　株式会社光邦

ISBN978-4-86651-911-1

本書は専門家の監修のもと安全性に配慮して編集していますが、本書の内容を実践して万が一体調が悪化する場合は、すぐに中止して医師にご相談ください。また、体調や疾患の状態には個人差があり、本書の内容がすべての人に当てはまるわけではないことをご承知おきのうえご覧ください。

本書の内容は発行日時点の情報に基づいています。